国医大师提名人医学传承丛书

吴熙治疗不孕症选萃

主编 吴 熙 潘丽贞

中国中医药出版社
·北 京·

图书在版编目（CIP）数据

吴熙治疗不孕症选萃 / 吴熙，潘丽贞主编 . —北京：中国中医药出版社，2015.8

（国医大师提名人医学传承丛书）

ISBN 978-7-5132-2603-5

Ⅰ . ①吴…　Ⅱ . ①吴…　②潘…　Ⅲ . ①不孕症—中医治疗法　Ⅳ . ① R271.14

中国版本图书馆 CIP 数据核字（2015）第 129839 号

中 国 中 医 药 出 版 社 出 版

北京市朝阳区北三环东路 28 号易亨大厦 16 层

邮政编码　100013

传真　01064405750

北京市泰锐印刷有限责任公司印刷

各地新华书店经销

*

开本 880×1230　1/32　印张 14.75　字数 329 千字

2015 年 8 月第 1 版　2015 年 8 月第 1 次印刷

书号　ISBN 978-7-5132-2603-5

*

定价　49.00 元

网址　www.cptcm.com

社长热线　010 64405720

购书热线　010 64065415　010 64065413

微信服务号　zgzyycbs

书店网址　csln.net/qksd/

官方微博　http：//e.weibo.com/cptcm

淘宝天猫网址　http：//zgzyycbs.tmall.com

《吴熙治疗不孕症选萃》
编 委 会

主　　编　吴　熙　潘丽贞

副 主 编　严　炜　王小红　李　红　吴涢婷　吴阿娇
黄熙理　林金妹　黄　玲　魏海茵　吴　岩
王　英

常务编委　（按姓氏笔画顺序）
王　玲　王赞英　王鹭霞　李　健　何朱光
陈晓燕　林　岚　林东红　周淑萍　廖　越

编　　委　（按姓氏笔画顺序）
方玉萍　邓增秀　杨露萁　李吉英　李惠娟
肖坤宁　吴　滢　邱旦林　余再秋　余芳秋
张　玲　张福霖　陈　玲　陈　莹　陈公强
陈再慈　陈妍菲　陈振芙　陈德珠　林　梅
林木庆　林丽平　林泽琛　林俊禄　林康群
林惠贞　官　涵　秦友莲　黄昌慧　黄润琼
游湘云

学术顾问　夏桂成　肖承悰　尤昭玲　罗颂平　韩　冰

主　　审　刘敏如　阮诗玮

主编单位　福建中医药大学附属人民医院
吴熙全国名老中医药专家传承工作室

内容提要

本书是国医大师提名人吴熙教授治疗不孕症的专辑。吴熙教授幼承庭训，擅长诊治妇科疑难症，特别对不孕症有丰富的诊疗经验。全书分为三部分，第一部分是吴熙小传，介绍了吴熙教授的从医经历及学术传承特点。第二部分为专病论治，介绍了吴熙教授治疗不孕症的经验及心得体会。第三部分为典型的不孕症医案。本书可以作为临床医生及不孕症患者的参考书。

弘扬医法
治病救人

平果县岭班秀文

一九九〇岁次庚午年夏于广西中医学院

国医大师班秀文题词

杏林春暖发新枝

橘井流香漂四海

江苏省中医院夏桂成题

一九九〇·三月五日

国医大师夏桂成题词

序

中医妇科专家吴熙邀我为其新著《吴熙治疗不孕症选萃》作序。有虑“图慕虚荣”闲言，欲婉言推之，思之再三，毅然承诺，不仅因能先读受益，更能以此序表达我对本书学术思想的共鸣，表达我对作者的深厚友谊和支持。

书名冠以“选萃”二字，表明了作者对“中医治疗不孕症”目标的求索态度，也是本书的主要特色。目前，学术界对中医治疗不孕症问题十分关注，也有不同理解。应该说任何事物都是发展的，任何学科都有一个跟随时代的问题，中医药学当然也不例外，本是无须争议的。中医治疗不孕症的提出，是基于中医学内涵的科学生命力和防治疾病的发展潜力，而不是因其落后于时代。然而，由于中医药学在历史发展中所构成的独特体系，如何治疗不孕症也就比其他疾病更为深沉，一旦认识有误，方法不对，就有“化掉了中医本色”的可能，这种担忧不是“杞人忧天”，也不无实例。有关研究和著述也着力于这方面的探索。吴熙这部著作中我酌出了他在学术思想上“始于足下”的质朴精神及“溯源疏流”的观点。中医治疗不孕症是吸取现代化科技、保持中医科学内涵按中医药自身规律发展的，而不是其他模式的取代，将来，现代化了的中医仍然是中医。从中医药理论去尝试不孕症治疗，不断研究、积累直至形成中医体系，是我们共同为之奋斗的目标。

本书共分吴熙小传、专病论治及典型医案三部分，庞而不杂，细而不繁。其中，以大量篇幅撰写了中医治疗不孕的临床经验。内容经过作者严密构思，整编融汇，方便读者索取所需，让读者去前后贯通，去寻求启迪。全书重中之重在临床论治、经验，以中医整体观为指导，突出中医专科专病特色，理、法、方、药严谨，为作者58年的经验和理论发挥，集锦于册供读者饱览。

吴熙是中医妇科界专著高产作者，没有学术上的胆识和魄力、没有坚实的专业基础、没有勤奋执着的精神是写不出如此丰硕的作品的。吴熙院长是第二届国医大师提名人、名中医和有突出贡献的拔尖人才，作为他的同道，深感欣慰，深臻敬意。

国医大师　刘敏如

甲午年冬

前　言

不孕症是一个困扰社会、家庭的实际问题。在西方国家，不孕症的诊治队伍相当庞大，几乎所有医学院校及较大医院均设有生殖医学中心，集中诊治不孕症，每年诊治成千上万例不孕症患者。

据欧美、日本统计，不孕症发病率高达10%～15%，尽管我国无精确统计，但发病率也相当高。许多本来称心如意的家庭，因没有子女而苦恼；不少本来和睦的家庭，因没有子女而濒临破裂；还有许多不孕妇女，因不孕而遭歧视、受欺凌、对生活失去希望……因此，医务工作者有责任把千千万万不孕妇女从痛苦的煎熬中解救出来，有责任使每个家庭都能抱上一个可爱、聪明的小宝宝。这是我们编著本书的愿望。

随着医学科学不断发展，许多医务工作者对女性不孕的探讨取得了可喜进展，临床医师为治疗女子不孕症做出了不懈的努力，并积累了许多经验，中医学的“种子”理论和方药也十分丰富。作者通过58年临床实践证明。中医治疗女性不孕症，具有妊娠率高、不良反应少的优势。

生殖学与内分泌学、免疫学、男科学、性医学等学科的关系极为密切，我们参阅了大量的国内外最新资料，并研究了中医学“子嗣门”的古代文献，结合临床实践，以中医药治疗为纲，按中医理论辨病证结合编撰本书——《吴熙治疗不孕症选萃》由本人学术传人、学术继承人和学生50余位组成编委会编写成书，作为国医大师提名人丛书献礼是一种尝试，鉴于笔者水平有限，如有不妥之处，恳请同仁们指出，以便再版时修正。

本书重点在治疗，博采众长，供临床医师参考，可作为医学院校治疗不孕症的工具书。本书力求理论新颖，语言通俗，亦可供不孕症患者一读。医患结合，可望使女子不孕症患者早得贵子。

本书承蒙国医大师刘敏如教授赐序并作主审，国医大师班秀文、夏桂成题词，福建省卫生计生委副主任、福建中医药学会会长阮诗玮教授为主审。在此一并致谢。

福建中医药大学附属人民医院
吴熙全国名老中医药专家传承工作室　吴　熙

乙未年春月

目　录

吴熙小传

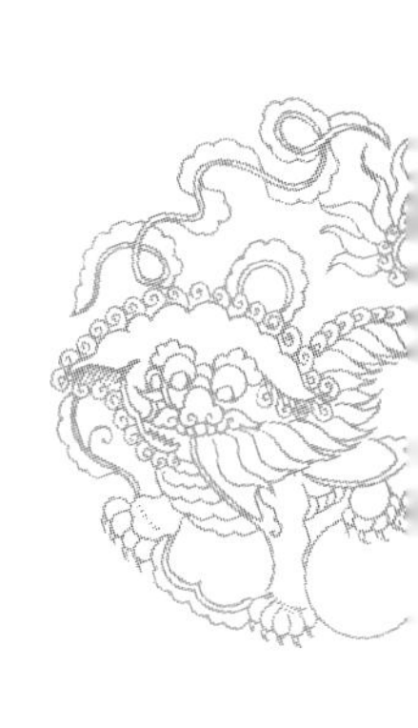

心血＋汗水＋无私奉献＋身先士卒＝共产党员劳动模范，是福州吴熙妇科中医院书记、院长、主任医师、教授、研究员、博导、全国劳模、国家级中医专家、省名中医、省优秀专家吴熙同志的人生加法。从医以来，吴熙同志始终以一名优秀共产党员的标准严格要求自己，在医疗工作岗位上无私奉献，以个人的实际行动感染身边人，带动医院上下形成学习先进、崇尚先进、争当先进的良好风气，获得社会各界和群众的一致好评，被授予全国劳模、全国慈善突出贡献奖、全国首届五好文明家庭、全国计划生育先进工作、两次省优秀共产党员、三次省劳模、省优秀专家等115次市级以上荣誉。

一、妇人病，吴医派，十代揭秘

中医学术流派是中医学在长期历史发展过程中形成的，具有独特学术思想或学术主张及独到临床诊疗技艺，有清晰的学术传承脉络和一定历史影响与公认度的学术派别。各家学派，各有所长，笔者认为只有发动各流派潜在力量，使各派各家的特色充分显示出来，然后博采众长，吸收融化，经过总结，把它概括化、规律化，才能使中医学术水平大大提高，才能为整理发扬中医学遗产做出更大更好的贡献。吴氏从河南迁入厦门同安。自一世医至今已传十一世，吴氏行医传统已绵延242年。聚族繁衍，尽有医名，而尤以七世医吴瑞甫公为著。现将吴氏一派的学术特色及诊疗技艺作简表（表1）如下：

表 1　吴氏医派传承谱系及学术特色

传承辈数	姓名	生卒年	誉称	学术特长和诊疗特色
一世医	吴　忱	1750—1795	草鞋仙誉满同安城	吴忱于1773年起在厦门市同安县悬壶济世，足迹走遍闽南各乡镇。①在临床治疗上，先生从无虚词，能治者则治，不能治者绝不延揽。②常以“人命至重”为训导，诊病不问贵贱贫富，不以衣着取人，问诊颇为详尽。③先生在同安县虽德高望重，但从不摆所谓名老中医派头。吴忱先生从医，既非家传，也非师从，走的是一条自学成才的崎岖之路，却开拓出了吴派医学的康庄大道
二世医	吴　炜	1769—1815	济仙德术传遍鹭岛	先生钻研历代医家论著，遣方用药，远法仲景，近师叶桂，贯通实践，颇具神效。诊疗特色：①学医多读书，多临证，规矩方圆运用灵活。②治法的常、变，应根据病情，因人论治。③诊断疾病重视客观征象。先生临证重视察舌、审脉。六淫为病，尤为重视。④强调临床治病六要。⑤妇科治病强调特色

续表

传承辈数	姓名	生卒年	誉称	学术特长和诊疗特色
三世医	吴　昊	1789—1844	菩萨之心 众人敬仰	先生自幼勤勉好学，严受父教，博览古今中医典籍，深得岐黄之奥妙。他的学术特点：①首重肾在女性生殖盛衰中的重要地位，强调妇女月经、胎孕的生理活动与肾有着密切的关系；②强调整体观，着重调整和恢复全身功能；③重视冲任督带与女性的生理关系；④注重气血在女性生理、病理中的作用
四世医	吴　彪	1810—1866	念经拜佛 普救众生	先生的学术思想形成基于深厚的临床功底：①在病因上重视气、血、痰、湿、郁；四诊合参，功于问诊。②辨证之要，要在枢机；证治结合，证、病双辨，善用探试法；治病首重整体，主张病有标本，治宜兼顾。③喜用成方化裁，用药少而精，爱用双向调节法；胆识兼备，有攻有守；药性平和，不避峻烈；注重调和气血；善于调和脾胃。④治妇科病善于理气开郁，善调冲任，首重冲脉。⑤提出调经五法：治本、治标、调气血、调养脾胃、补肾气

续表

传承辈数	姓名	生卒年	誉称	学术特长和诊疗特色
五世医	吴　汉	1830—1890	赤脚仙串铃走万家	先生强调学有渊源；倡导勤于读书、博采众长，首先要专心，要有献身精神。妇科诊疗特色：先生妇科诊法注重腹诊。指出腹诊是切诊的一个组成部分，因妇女特有的解剖、生理、病理特点，故在妇科方面应给予应有的重视。腹诊在妇科临床对于查知冲任气血的盛衰，以及经、带、胎、产等方面的生理变化，是有其特殊意义的
六世医	吴大满 林　剑	1851—1906 不详	阿南公名扬东南亚 阿南婆手鉴传四方	吴大满秉承祖父训导，到处拜师访友、搜集民间单验方。在随从出诊中学到了吴派的传统经验。深刻领悟到吴氏流派的医学经验特色。并且勤劳朴素，刻苦好学，敬业钻研，以仁术济世。在治疗妇科疑难病有独特之处，很多东南亚患者纷纷不辞万里来同安求诊，被病人誉为“神医”。林剑，幼时天资聪慧，深得吴氏五世医吴汉喜爱，获得吴氏流派之真传。在诊治妇女病中：①她认为提高中华民族的身体素质应从提高女性体质着手；②她认真总结编写妇女病的保健知识和治疗妇女常见病的单验方；③常用药对配伍，常注意三个方面：刚柔相济、畅气调络、顾护中焦

续表

传承辈数	姓名	生卒年	誉称	学术特长和诊疗特色
七世医	吴瑞水	1868—1929	废寝忘食 不辞辛苦	先生颇具大家风范，德高素著，待人接物平易谦和；对待后学循循善诱，培养吴氏门下不遗余力，尽心尽责，堪称闽南之异宝，杏苑之奇葩。其绩有三：①收学徒、传医脉，不畏艰难收学徒20余人，挽闽南人脉于狂澜，立国学砥柱中流，此其功也；②治学术，创名流；③施仁术，惠社会，妇科病证，不只关系生命，且牵涉嗣出，尤为百姓所重
七世医	吴瑞兴	1870—1925	门庭若市 不畏艰辛	先生继承吴氏前人有关妇科诊治的理论和经验，并有所发展，逐渐形成独立流派，即后世所称之“闽南吴氏妇科流派代表性传承人”。先生专治妇科疾病30余载，积累了丰富的医疗经验，见解颇多独到之处：①扶持正气为本；②妇人以调治血分为要；③妇人杂病以调肝为中心环节

续表

传承辈数	姓名	生卒年	誉称	学术特长和诊疗特色
七世医	吴瑞甫	1871—1952	民国名医 誉满全国	先生致力于中医事业，从事中医学术研究工作，先后编著《校正圣济总录》《评注陈无择三因方》《国医旬刊》《厦门医药月刊》等书。吴瑞甫为近代福建名医，毕生致力于中医事业，对中医理论、临床和教学，均颇有建树。数十年来他的足迹遍及闽南、上海、新加坡等地，声名远播，为中医学的振兴和发展，备历艰辛，奋斗终生，至老不倦。学术特点：①精研岐黄之术，行医济世；②汇通中西医学派，取长补短；③弘扬中医学术，奋斗不息
八世医	吴永康	1920—1978	发扬国医 精研细读	先生自幼随父学医，并积极参加社会各种义务活动。临床上灵活巧用四物汤，创出加减100首方，概括分为八大类：①理气化瘀类；②活血化瘀类；③清热化瘀类；④温热化瘀类；⑤破血化瘀类；⑥除湿化瘀类；⑦气虚血瘀类；⑧养阴化瘀类。先生对孩子和学生严格要求和教导，带领出一批优秀的中医后人

续表

传承辈数	姓名	生卒年	誉称	学术特长和诊疗特色
九世医	吴　熙	1940—	送子观音 德术双馨	吴熙师从父亲吴永康学习吴派家传学术经验，又拜游书元、俞慎初、俞长荣、姜春华、哈荔田学习医史、文献、经典著作、妇科等知识来充实吴派学术的体系。医事传略：①承家学，行仁术，济世活人；②为人民，满腔情，无私奉献；③重科研，结硕果，创新学科；④育新人，出国门，誉满中外。吴熙医师不仅是我国著名的中医妇科学家，致力于中医妇科临床、教学、科研工作58年，为振兴中医妇科事业做出了杰出贡献，让中医走向世界，让世界了解中医，这对推动中医国际化，以及促进当今世界传统医药学的发展做出了卓著成绩
十世医	吴　岩	1962—	吴派传人 继承发扬	吴岩医师出身吴氏流派世家，经过30年的临床磨炼和中医理论的精研，在吴氏妇科流派的真传学术上造诣较深。学术特色：①提出中医妇科生殖轴理论；②发挥中医调经优势，创造研制吴氏系列调经方剂治疗月经不调；③注重辨病辨证相结合。学术观点：①肾虚血瘀是崩漏的基本病机；②血瘀是子宫内膜异位症之本；③调经种子注重肾肝脾；④运用综合疗法治疗慢性盆腔炎；⑤吴氏药膳治疗妇科病

二、承祖辈，研经典，志在岐黄

吴熙先生出身于延陵吴氏中医世家，为昔日同安大族，自吴氏一世医以后，及至吴熙已历九代，皆业中医。

曾祖父吴大满是清代同治时名医，曾祖父哥哥筠谷公名噪延陵。叔祖父瑞甫先生是近代中医学大师之一，他一生从事中医医疗。1939 年 5 月日本侵华时，携爱子树潭、树桢漂洋过海，避居新加坡。在新加坡，他除致力于中医研究外，还创办中医学会（即中医师公会前身），被推为主席。次年，中医师公会成立，吴瑞甫先生被推为理事长，蝉联六载，并发刊《医粹》及《医统先声》，以提高中医学术水准。瑞甫老先生使中医药继续在新加坡发扬光大。抗日时期吴瑞甫老先生爱子及其学术继承人树潭被日本人暗杀，1950 年，吴瑞甫老先准备回国报效祖国之时不幸仙逝。中华人民共和国成立后，吴熙与吴瑞甫老先生次子树桢一直保持书信联系，并于 1991 年、1994 年、1997 年与其相会在新加坡。

曾祖母林剑偕祖父瑞兴于 1873 年从鹭岛移居榕城，悬壶南台坞里，因其医术高超，学验俱丰，被群众称为“阿南婆”，每日清晨伏案均需过午，甚而深夜尚要处理急诊或出诊。被誉为“南台医林女杰”，远近驰名，很多人只知道她的外号，原来的姓名反而没人记得，她专治妇人产后病，留下很多手抄本治验。中华人民共和国成立前福胜春茶行印发的妇女病单验方大部选自“阿南婆”的手抄本。

父亲吴永康以医为业，自幼因耳濡目染酷爱中医，抗战时期为了学习传统医学又拜印度名医学习传统医学两年，嗣后，吴永康自力创办的“永康诊所”应运而生。先后在连江、琯头、坞里、坞尾街等地开业，诊所为当地人民诊病，不分贫富贵贱，一视同仁，深为患者称赞。中华人民共和国成立后当选福州市卫生工作者协会常委、台江区卫生工作者协会副主任、台江区除害灭病办公室副主任、保健院院长、卫生站站长等职。是台江区第2～5届人民代表大会委员、福州市政治协商委员会委员。

吴熙医师自幼聪颖，17岁随父习医，苦读吴瑞甫老先生遗作，又拜福州名医郑泽丞高徒游书元为师，寒窗苦读，精勤不倦，继承先业，精研岐黄。20岁悬壶应诊，20世纪70年代建立了福建省首家不孕症专科；80年代编著全国首部《现代中医不育症治疗学》300万字；90年代建立福建省首家市级妇科重点专科。从医58年来，勤求古训，孜孜以求，为求医之精深，先后又受中国及福建省名老中医姜春华、哈荔田、俞慎初、俞长荣等指教。在名师谆谆教诲之下力求知变而达变。因治愈不少妇科疑难症、不孕症、子宫肌瘤，声名鹊起，不少患者不远万里慕名前来求治。吴熙先生学习勤奋，待人诚挚谦逊，尊师爱友。他常说："我在学术上有所成就，多归功于老师的耐心教导。"

三、勤钻研，善总结，著书立说

救死扶伤重德，治学研术重勤。白天，吴熙坐堂接诊，夜晚，他在家苦学，日积月累，他摘录的医学卡片、剪贴及复印资料近5万份。丰富的积累和辛勤的探索，使得吴熙的医术不断进步，从医50多年来他夜以继日著书立说。他善于总结临床经验，先后编著出版医学书籍53本（其中29本为中医科普书）。《中医妇科学》《吴熙妇科溯洄》《现代不孕症治疗学》三部医书获中华中医药学会图书科技一、二、三等奖。代表性著作《吴熙中医妇科学》《吴熙妇科传心录》(2部)(科学出版社出版);《吴熙妇科溯洄》(3部)(厦门大学出版社出版);《吴熙治疗不孕症心法》(科学技术文献出版社)。“开发生产妇女保健裤”“吴熙养生保健中医专家电脑软件”分别获1995、1996年度福建省金桥工程三等奖。

吴熙先后撰写发表中医学术论文256篇，出版医学书籍53本，撰写医学科普文章近500篇，累计已超过2800多万字，学术成就多次得到国家和省专业权威人士的充分肯定。他在出席美国召开的第三届世界传统医学大会上被授予“世界百名民族医药之星”，他的《吴熙妇科溯洄》等专著及科研项目获得该届世界传统医药大奖赛金杯一等奖。

由于他在中医方面取得突出成就，被评为全市有突出贡献的专业技术拔尖人才、福建省优秀专家、福州市优秀人才、全国名老中医专家，享受国务院有突出贡献专家的政府特殊津贴，并被推荐为国家药品审评专家，是全国郭春园式好医生。

四、重科研，结硕果，创新学科

吴熙十分注重科学研究。开展中医妇科科学研究，既要有满腔热情，还要有正确的思路，也就是要把握验证、发展和掌握规律等几个环节。因为中医妇科学在数千年的漫长发展过程中，形成了它的独特理论体系，积累了大量的实践经验，治疗常见妇科临床疾病，仍然是以前人的经验为基础。要把前人的宝贵经验挖掘出来，加以验证，并利用新的科技手段使其发展提高，从而掌握其运用规律，攻克目前医学难以解决的许多妇科疑难病证。著成了我国第一部《现代中医不育症治疗学》，发展成为不育症创新学科。

吴熙的医学造诣日深，其学术成就亦丰，现将其主要学术思想及临床经验简述如下：

（一）溯本求真，言简意赅

吴熙习业始于临床，临证之余，广涉医卷，从不少懈。凡经其手之卷、册常见批注。一些深学奥理经他口出，言简意赅，真伪可辨。如说虚实错杂之证："虚则好辨，实则易查，唯虚实夹杂证候较难。临证当别其主次，用攻补兼施之法，勿忘'独处藏奸''必有彰效'。"又说："虚实有真假，与虚实错杂不同，辨其真假，参之脉理，慎察舌候，望其薄厚，细考原由而治之。"吴熙临证特别强调辨证，认为辨证的目的是为了认证治病。他说："探其病因，析其病机，辨其部位，知其转归，才有所获。"并言及："世传以六经、卫气营血、三焦、病因、脏腑经络辨证，各有所主，兼有利弊。当别类细究，临证应互为参照，不可孤注一掷。症有因，病有位，证候虽多，偏移不得。"寥寥数语，无不体现吴老"审察内外"的整体思想。他告诫学生，对古人经典应该认真考究，做到师古不泥，灵活应用，对疾病要具体分析，溯本求源，善于在繁杂的证候中抽丝剥茧，不得有半点偏误。吴熙对历代中医妇科学说从不机械照搬，既不立异以矜奇，亦不苟同而随俗，尤能注重临证活用，有时师其法而异其方，切合实用，疗效卓著。对拟方投药自有一番见识。他说："经方古方，不可不用，贵在中病；百家之言，不可不信，贵以验证；药性配伍，应当熟记，贵在出新。"中病，说出了经方、古方的实用价值和对证的临床效果，充分肯定了先贤留于后世的宝贵遗产；验证，告诫后人不可盲目照搬，要通过临床实践，去伪存真，变为已有；出新，是鼓励医者要不断进取，有所发展。

（二）用药精当，效专力宏

用药精当是吴熙一生的执着追求。对“精当”二字，他别有见解，即“精熟药学”“选药于精”“配伍确切”“恰当实用”。吴熙习业，曾数年在中药厂学习中药及草药千余种的采收、产地、气味、归经、属性等，对药物的炮制更有很深的造诣。

吴熙临床用药，既对症，又审药。他说:“方不对症，如无的放矢；药不精良，似薄水载舟。”又说:“不仅要长于时方，用药轻灵圆滑，也应善用古方。即使民间单方、验方，亦应乐于吸收和应用。”故临证时，做到辨证无误，立法严明，用方确切，入药精良。特别对妇产科危症患者，更要从严把关。每拟方后，总嘱其家属拿药来开包查对，逐个核验，若见缺味一一指出，并将不实之药挑拣剔除，嘱其重配。

在用药配伍方面，吴熙十分注重“恰当实用”。常说:“千方易得，继于前人；一效难求，出自亲手。方不在大小，有效则贵；药不分贵贱，专病为良。关键在于精当。”这是他在临床上的又一指导思想。

（三）妇科临床，重视肺脏

五脏学说中，强调肝、脾、肾与妇科关系的著述颇多，唯论及肺者极少，吴熙在查阅大量古今名著后，结合本人实践，撰写了“浅谈月经病从肺治”一文，至为精辟。他认为，“肺主全身之气，朝百脉”，与妇女月经是否正常、胎儿的营养、胎的得载、带之固摄、产之逆顺等息息相关。他在妇科许多病证的治疗上，从肺入手，收到显著疗效。宋·陈自明治疗血枯经闭用“补中益气汤”与“归脾汤”。明·薛立斋认为悲则伤肺，思则伤脾，故常用“补中益气汤”加桔梗、贝母、知母，以及“归脾汤”送地黄丸治疗胃气虚弱，经水不行伴吐血咳嗽，发热盗汗的妇人。薛立斋认为色白者属肺，用“补中益气汤”加山栀治疗久崩不愈。他认为肺脾胃亏损之患，可用“八珍汤”“乌骨鸡丸”培土生金，益气止崩，诚为妇科良方。吴熙在临床实践中，一面学习先贤良方，一面探索新意，灵活运用。如他在治疗妇女小便不畅时，用“人参丸”（人参、当归、大黄、桂心、瞿麦、赤芍、茯苓、葶苈等）以温肺益气、通调水道；孕妇咳嗽则用“知母茯苓汤”“参苏饮”“人参补肺汤”治疗。其他如妊娠小便不利用“黄芩清肺汤”；妊娠水肿用“茯苓导水汤”；产后褥劳用“白茯苓汤”，“补中益气汤”加麦冬、五味；产后咳嗽用“二味参苏饮”；产后鼻衄属肺寒者用“二味参苏汤”加附子；产后小便失禁用“补中益气汤”。诸如此类，皆从肺入手诊治，疗效甚佳。

（四）妇科重点，冲任二脉

吴熙在妇科诊疗中重视冲、任二脉的作用，他重点阐述妇女三十六病皆由冲任二脉劳损所致，其重要性可见一斑。冲脉为气血汇聚之所，水谷精微、气血、肾气等无不经之输聚；任脉有总司人身阴脉之功能，凡精、血、津、液皆为任脉总司，月经、孕育与之息息相关。毋庸置疑，此皆临床实践之见解，决非任何虚构所可比拟。

冲、任二脉与脾、胃、肝、肾休戚相关，就肝之功能而言，肝藏血，冲为血海，血属阴，而任脉总司人身之阴；再就肝之性质而言，肝喜条达而恶抑郁，故情志抑郁可导致冲、任为病；以经脉言，冲、任脉起于胞中，属足厥阴肝经；经本于肾，旺于冲、任二脉。经、带、胎、产诸症皆受制于冲、任，其病理机制均系冲、任不调所致。唯此关键，诚是妇科病变辨证施治之纲领。

（五）治疗不孕，随证适用

吴熙以 50 余年临床经验，治疗不孕症胆大心细、智圆行方、辨证明确、用药灵活、推崇经方、广搜博采、顺病而施、立法考究、佐使明分、效果显著。他独到之处是组方法度严谨、置药精当、临证当务、审探细微、循其异同、察其所偏、晓其所理、依法不泥、遣方活用。不孕分为带下不孕，月经不调不孕，习惯性流产后引起不孕，输卵管不通不孕，子宫、卵巢、输卵管畸形不孕，子宫内膜异位性不孕，子宫肌瘤不孕，免疫性不孕等。

现举临床经验如下，吴熙曾治愈同胞三姐妹不孕症，在治疗不孕症史上实属奇迹，闽省传为佳话。二姐黄英某，女，1992 年 2 月初诊，婚后 12 年夫妇性生活正常而不孕。自述 18 岁月经初期，因冒雨涉水，经行 10 余日方止。之后，经常闭经，需注射黄体酮方可行经。婚后 3 年，经中西医治疗，然至今日经如故。月经周期 1 ～ 6 个月一行，经行 10 ～ 15 天，血多色黑有块，腰腹痛甚，坐卧不安，平素腰膝乏力，腹冷喜温。妇科检查示正常盆腔，四次卵巢功能测定示均为激素水平轻度影响。脉沉细涩，舌淡边暗，苔薄白稍滑。证属肾虚宫寒，血瘀经迟不孕。吴医师用自拟吴氏调冲散2号合吴氏助孕饮2号等治疗，先后服药150剂后，月经未至，但感头晕乏力，进食脘闷，基础体温出现变相。高温期达16天。经B超检查：子宫体增大，内有胎囊和胎芽组织，胎心活动（+）。结论：早孕活胎。1998年4月生一男孩。

大姐黄辉某，女，1997年12月初诊。结婚13年不孕，18岁月经初潮，月经1天而止。近两年经水未行，经妇科检查，B超报告为幼稚型子宫，西医用乙烯雌酚、安宫黄体酮行人工周期治疗。在用药期间，多数时间无月经来潮，基础体温测定无出现双相。做卵巢功能检查达20余次，雌激素水平均为轻度影响，有时甚为轻度低落。求西医调治8年，未见一次自然行经，后改用中医治疗亦未效。1997年12月求诊于吴熙医师。经检查发现身体矮小瘦弱，乳房、臀部发育极差，阴毛腋毛稀疏短小，阴道干涩，性欲淡漠，脉沉细无力，舌淡苔白。证属先天不足，精血亏损。拟补肾健脾、调理冲任，以吴氏调冲散1号合吴氏助孕饮1号方，经过一年的治疗后，月经维持两月一行，经色、量已转正常，而且肌肤丰满，身无不适。B超检查提示子宫大小正常，5.2cm×4.2cm×4.1cm，宫内光点回声均匀，内膜回声不清，左侧卵巢2.0cm×1.9cm×1.6cm，右侧卵巢3.1cm×2.0cm×1.9cm，改服吴氏调冲散2号合吴氏助孕饮2号，服药3个月后，B超证实早孕。1999年6月，黄氏生一男婴。先天子宫发育不良，属不孕症中难治之症，有些妇科医师认为是不治之症，但吴熙先治子宫发育不良，促使子宫发育正常则经自调，后用养肾气以安血室，以使经脉气血流通，月经正常，方言孕育为妥。

三妹黄春某，女。1999年3月初诊，婚后8年不孕。月经周期26～28天，经行4天，色黑有块，小腹牵扯样疼痛，经前烦躁易怒，乳房胀痛而硬，触之疼甚，白带不多，末次月经2月9日。婚后经多次医治无效，诊断病理报告：子宫内膜属早期分泌期变化，三次输卵管通液、通气检查均示双侧输卵管闭塞不通。治之无效。在本院检查为右侧附件炎，原发性不孕症。B超检查：子宫大小约4.3cm×5.3cm×3.6cm，宫内光点回声尚均匀，内膜回声不清；左侧卵巢大小约2.2cm×1.7cm×2.0cm，右侧卵巢大小约2.5cm×1.4cm×2.3cm。提示子宫正常。脉象沉弦，舌紫暗，边尖有瘀点。证属气滞血瘀，络脉不通。拟柴胡疏肝散合吴氏调冲散，脐部外敷安坤生化带，服药半年后做输卵管造影（正位片）示子宫位置大小充盈大致正常，双侧输卵管过细长弯曲，充盈不佳，密度不均，左侧通，右侧不通。继服上药2个月，B超监测排卵检查，左侧卵巢滤泡直径为2.0cm，右侧滤泡直径为1.2cm。改服吴氏调冲散2号合吴氏助孕饮2号两个月后，嘱其可以同房。再诊时，B超、尿妊娠检验证实早孕。

由于吴熙治疗不孕症遵照种子三法的调经理论，注重妇女在一个月经周期中四个不同阶段气血阴阳盛衰的不同变化。采用中医周期疗法，拟定不同的治疗原则和方药，疗效卓著，享誉国内外。国外及中国香港、澳门、台湾等地来求诊的不孕症患者占四分之一。

（六）子宫肌瘤，制方特色

在长期的临床实践中，吴熙医师拟定了诊疗子宫肌瘤之基本方，名曰“吴氏肌瘤丸”，然后随患者不同情况而加减，气滞者加香附、紫苏、乌药、枳壳、青皮；血瘀者加三棱、鸡血藤、刘寄奴；小腹寒者加小茴香、川楝子、炮姜、制附片；湿热带下者加鱼腥草、鸡冠花、马齿苋；脾虚气弱者加黄芪、当参、红参、升麻、白术、扁豆；浮肿者加猪苓、五加皮、防己、二丑、车前子；阴虚内热者加生地黄、女贞子、玉竹、石斛、龟板、沙参；血热出血者加炒黄芩、地榆炭、紫草根、苎麻根、阿胶；阳虚出血者加炮姜、五味子、焦艾叶、鹿角霜；并发卵巢囊肿者加海藻、甘草、丁香、蒲公英。吴熙医师治疗子宫肌瘤疗效显著，总有效率 85%，痊愈 51%，其中 2cm 左右大小的肌瘤经 3 ～ 6 个月治疗，绝大多数可彻底消失。被广大患者称为“子宫肌瘤神医妙手”。

吴熙虽已逾 75 高龄仍老当益壮，具有“老骥伏枥，志在千里”之精神。他淡泊名利，无欲无求，一生为人谦恭敦厚，作风正派，严于律己，明断是非，始终视病人为亲人，孜孜不倦，默默无闻地为解除病人的疾病辛勤工作。对学生之爱，对同志之友情，对同道的经验，也能取其所长，补己之短，从不骄傲自满。他虽声誉日著，但不抬高身价，处处体现了坦荡的胸怀，火样的热情。

五、育新人，出国门，誉满中外

中医学有着数千年悠久历史，是一份宝贵的文化遗产。作为传播这门医学科学知识的教育基础——学校，历代以来，虽曾出现过像唐高祖时候的太医署来传授医学知识，和宋庆历年间的武成王庙解《素问》《难经》等类似学校的教育形式，但毕竟不同于现代医学教育制度。国民党统治时期，对中医采取消灭政策，自然就更谈不上正规的中医教育制度了。所以个别的、分散的师带徒的方式一直是传授中医的主要形式。20世纪50年代中期，党的教育方针和中医政策得到大力贯彻，创立了高、中级中医院校，形成了正规的中医教育制度。这是我国中医史上的崭新的一页，是一个创举。但“文化大革命”期间中医院校遭受严重摧残，中医院校停办，中医教师下放到农村，造成中医事业无法发展。“文化大革命”后，振兴中医事业是一项刻不容缓的大事，吴熙医师主动向卫生主管部门建议举办中医培训班，得到上级领导支持。这时尚无比较成熟的办学方案、教学计划、教学大纲和教科书，更没有系统的办学、教学经验。一切都要白手起家，要办好学、教好书，办学之艰辛是可想而知的。而吴医师以饱满的治学热情、忘我的工作精神、严谨的治学作风，专心投入于中医培训班各项工作之中。从制订教学方案、教学计划，到字斟句酌地编写教学大纲，多少个日日夜夜，吴医师焚膏继晷，不以为劳，不收分文报酬。为中医教育专业呕心沥血，无私奉献。

学生要获得专业知识和技能，必须经过教师传授。也就是说，在教学中起主导作用的是教师。没有高水平的师资，就培养不出高质量的学生。吴医师从医58年积累了丰富的教学经验。吴医师讲课带教，不仅有条不紊，循序渐进，而且深入浅出，生动活泼。凡有幸亲耳聆听吴医师讲课的人，无不交口称赞。数十年来，吴医师不为名，不为利，不拿报酬，在课堂、在医院、在农村、在部队，无论是集体讲授还是个别指导。无论是大专生、本科生和研究生，他均一丝不苟，认真传授。他积近58年教学经验，摸索总结出一整套妇科教学法，分别适用于各级各类中医妇科教学，为国家培养了大批大专生、本科生、硕士生。作为全国名老中医专家，1997年、2001年、2008年吴教授又承担了人事部、原卫生部、国家中医药管理局组织开展的全国老中医药专家师带徒工作，是全国第二批临床优秀人才导师、博士生导师。为培养新一代跨世纪学科带头人做出了新的贡献。50多年来他临床带教15位博士和硕士学位研究生，65位大专生，还担任6个中医班班主任和中医教学工作。目前，他的学生已有13位被评为主任医师、26位被评为副主任医师，168位被评为主治医师。每当吴熙的学生相聚在一起，回忆起在吴熙身边聆听教诲的情景，都禁不住心潮起伏，久久不能平静。从心底由衷地赞叹："桃李满天下，师恩似海深。"

吴医师还是普及中医教育的热心人，有心人。数十年来，他亲自回复了大量来自全国各地的中医自学者求医、求教的信件。还为普及和提高成人高等教育做出了一定贡献。

吴医师由于医术精湛，医德高尚，曾多次应邀去日本、泰国、新加坡、马来西亚、菲律宾等国家和中国香港、澳门、台湾等地区讲学、治病和考察。他不但爱他的病人，爱他的职业，更爱我们的祖国。他对姑姑劝说他出国定居赚大钱的提议一笑置之；他对一位外国医生出巨资买他治病秘方毫不动心。他说：我的医术属于祖国，别说十万，就是一百万也不答应。短短数语，爱国之心跃然纸上。

由于他在中医妇科学术上的成就，使其医名远播海外。1990年以来曾先后到38个国家和地区进行学术交流，受到当地中医界人士的热烈欢迎。1995年应邀去新加坡访问，向新加坡中医界同仁讲授中医治疗不孕症，引起轰动，新加坡新闻界做了10多次专题报道。1997年再次应邀赴新加坡做中医治疗子宫肌瘤和不孕症的学术讲座，再次引起巨大反响。吴熙先后被美国诺贝尔医学研究院聘为院士、东方医学博士，世界传统医学科技大学妇科客座教授，国际卫生医学研究院一级教授、博士生导师，世界中医药学会联合会常务理事、世界中医药学会联合会妇科专业委员会副会长，美国东方医学会常务理事。美国中华医学会会员，加拿大传统医学会国际医事顾问，新加坡康亦寿保健协会顾问，马来西亚传统医学会高级顾问，日本东西方医学会学术顾问，泰国世界传统医学研究会医事顾问，印度尼西亚妇女不育医疗院名誉院长，澳洲悉尼欧盟妇科学会医疗顾问，香港国际医学院（原皇家香港医学院）教授、博士生导师，兼任《世界中医妇科杂志》总编辑等职务。获得“世界名人证书”“紫荆花医学发展成就奖”，还被邀请担任福州市中医院、陈修园医院、罗源县中医院、连江县中医院和浙江省嘉善县中医院名誉院长或顾问。

六、为人民，满腔情，无私奉献

在台江中选路南公农贸市场深处，有一家毫不起眼却美誉远播的小医院。每天，众多的患者从四面八方涌向这里，其中百分之七八十来自福州地区以外的国内各省市，还有的来自东南亚乃至欧美一些国家。

许多病人说：“进了这家医院，病未看先好了三分！”

短短27年间，这家小医院连获省文明单位、廉政廉医及军民共建标兵单位、“两德”建设先进单位等市级以上荣誉80多次。

作为这家医院的院长，共产党员吴熙因精湛的医术和受人称道的医德，连续多次被评为全国劳动模范，省、市优秀共产党员，省、市优秀党务工作者，并多次荣获省、市劳动模范，省道德模范，省医德标兵，省五一劳动奖章，市十佳个人标兵，市文明市民标兵称号。他一家也连续荣获市、省、全国五好文明家庭称号。

（一）“为人解除痛苦是我的最大幸福”

俗话说“有病才求医”。踏进医院大门的病人哪个不是愁眉苦脸？陪同而来的亲属哪个不是心情烦闷？然而，许多病家却反映，进了吴熙妇科中医院，病情先减了三分。

这家医院是怎样令患者一进门就病好了三分呢？

为了解开这个谜，许多记者多次走访了这个医院。事实告诉群众，这家小医院确有其独到之处：病人一进入该院，佩戴鲜明标志的“学雷锋导医天使”便热情地迎上来，引导和回答询问；来到科室，医生在醒目的“不吃请受礼”的牌子下认真诊治，语言和祥，态度诚挚；划价结账，收费公平合理；治疗不育症、子宫肌瘤症、脱发症、小儿厌食症等专科水平上乘……

如此良好的医德医风是怎样树立起来的呢？医生和护士们不约而同地说：吴熙为我们树立了榜样。他对待病人比亲人还亲，感染着职工满腔热忱地为病人服务。

吴熙，这个被群众誉为“送子观音”的妇科病专家，长年累月在自己平凡的工作岗位上为千万个病人送上春天般的温暖。

前几年一个元宵节前夕，三位妇女携夫抱子，满面笑容地来到吴熙妇科中医院，求见吴熙来表示感谢。原来，这黄姓三姐妹均患不孕症，年龄都超过 30 岁，老大、老二更在 35 岁以上，而且病因不同。按医理，35 岁以上妇女生育属高危范围。三姐妹跑了许多医院都失望而回，最后，她们抱着一线希望来到这家中医院。吴熙热情地接待了她们，并耐心予以施治，使三姐妹先后正常生育了健康的孩子。

“吴医生，请您一定救救我的家庭！”1995 年底的一天，美籍华人曾太太一跨进吴熙医生诊室就这样哀求说。原来，曾太太和其丈夫都是美籍华人，结婚十几年了仍未生育。为了医治不孕之疾，她不惜重金，寻访了世界各国名医，但每次都满怀希望而去，失望而归。曾先生一度灰心，萌发了离婚的念头。一次偶然的机会，曾太太在一张华文报纸上看到有关“送子神医”吴熙的报道，便远涉重洋前来求医。经吴熙精心调治一年多，曾太太在 1998 年 9 月生下一个活泼可爱的小千金。

从医以来，吴熙亲手治好像黄氏三姐妹、曾太太这样的不孕妇女近万人。

对待病人，不分贵贱，不论是哪家医院收治的，吴熙都一视同仁一样施治。

1997 年寒冬的一个深夜，正在梦乡中的吴熙被一阵急促的电话铃声吵醒。电话是正在区妇幼保健院值夜班的爱人打来的，说有位白天刚出院的产妇突然大出血，因院里还有产妇即将分娩无法出诊，让他迅速赶往现场抢救。吴熙急忙骑上自行车往住在十多公里外鼓山脚下洋里村的产妇家里奔。半路上猛然下起了大雨，吴熙心里惦记着病人的安危，不顾一切地冒着大雨往前赶，到产妇家时已是全身湿透。吴熙顾不上拧干身上的衣服，马上为产妇扎针抢救……血止了，产妇慢慢地苏醒了，脱离了险境。这时，产妇婆婆煮了一碗热腾腾的红糖姜枣汤要吴熙喝了御寒。吴熙说，你媳妇在寒冷天大出血，正好喝汤补补身体。他一边说，一边拿起汤匙一口一口给产妇喂汤。此情此景让婆媳俩感动得热泪长流。

吴医师继承家风，非常重视医德修养，以“济世活人”为医者之宗旨，医德乃医生做人之本。吴熙医生热心肠是出了名的。从医以来，有的病人没带够钱，他常常先为其垫上。几十年来，他收到海内外的求医信不下三万封，但再忙他都及时亲自一一答复。新村内的邻居，只要有求援，他也从不推辞。他说：“为人解除痛苦是我的最大幸福。”

南公园所在地区有多位孤寡老人，有的老人行走不便，上医院看病很困难，吴熙主动上门为他们看病。吴医师常以孙思邈之医德思想自省：“人命至重，有贵千金，一方济之，德逾于此。”“凡大医治病，必当安神定志，无欲无求，先发大慈恻隐之心，誓愿普救含灵之苦。”“所以医人不得恃己所长，专心经略财物。”对患者不问贫富，不图报酬，举止庄重，作风正派，对来诊者，均细心诊治，一丝不苟。遇到穷苦病人就诊时，则给予免费诊治，甚则免收药费。他首创为孤寡老人和特困户看病不收医药费。每年为全市最贫困工人发疾病治疗助贫卡一万张，向不孕症患者发治疗优惠卡两千五百张，配合全省助老中心为离退休干部和农民工、困难老人发四万五千张诊病优惠卡，还经常冒着酷暑或严寒出诊抢救病人，将上级奖金和稿酬二万八千余元献给福利事业。吴医师以“不贪为实”为处世准则，几年来共将自己应得奖金 60 多万元作为院长基金奖给职工和为职工办理六项保险。

建海新村孤寡老人林依美，从 20 世纪 60 年代开始就一直得到吴熙的照顾。前些年，她患中风卧床不起。吴熙利用业余时间数年如一日上门义诊，风雨无阻，分文不收。老太婆大小便失禁，进门臭气扑鼻，吴熙不怕臭，耐心地为老人看病扎针。他还经常叫爱人替老人擦洗身子，整理床铺。“这样好的医生太难得了！”多少邻里见了都这样说。

担任院长期间，拒收“红包”数十万元，所得奖金也分文不取；对于国外许多社团高薪聘请，他都一一谢绝。

（二）“当医生要有医德，我们眼睛不能只盯着钱”

“滴水之恩，当涌泉相报。”这是中华民族的一大传统美德。吴熙老师为许许多多病人解除了痛苦，不少病人出于感激之情，给吴熙送来了“红包”。面对金钱诱惑，吴熙表现出了一个共产党员的高贵品质。他对医院员工说：“病人为看病已经花了不少钱。当医生要有医德，我们的眼睛不能只盯着钱。”他要求医院所有人员都不收“红包”。

吴熙是这样说的，也是带头这样做的。

“吴医生的医德没说的！”建海新村从事小本经营的林师傅一提起吴熙不收“红包”之事便激动不已。他的二闺女患不孕症，经吴熙施治，30多岁生了一个小宝贝。为表示谢意，他从“老本”里掏出数千元作为“红包”送给吴医生。但反复送了几次，吴熙都婉言谢绝了。

经吴熙老师治好不孕症的黄氏三姐妹，前几年元宵节前夕原本要到吴熙家致谢，吴熙婉拒不过，最后只好“约法三章”：不送礼物，在医院见面，与三个家庭合影共同留作永久纪念。

旅美华侨曾太太为感谢吴熙治好其不孕症，挽救了濒临破碎的家庭，决意要送给吴熙1万美元。吴熙坚决不收，曾太太十分感动，后来向中医院赠送了一台价值十万元港币的美国电脑治疗仪以表谢意。

送上门的“红包”不收，一些外地病人便改寄土特产。东西不好寄还，吴熙便按市价汇款给对方，东西则转送给孤寡老人。

据不完全统计，吴熙当院长以来拒收“红包”、礼物约30万元。在吴熙老师的带动下，拒收、上交“红包”和礼物在这家中医院蔚然成风。

按照医院的规定，除工资外，每个职工每月可按门诊量的大小及对医院做出的贡献提取效益奖金。吴熙名气大，病人多，效益奖金每月少则五六千元，多则一万多元。但他只领取工资，所有奖金都转为院长基金奖励给职工。

吴熙荣获过省、市优秀共产党员和劳动模范等115项荣誉，多少会领到一些奖金。这些钱他或是上交医院，或是交了党费，或是捐给残疾人基金会、希望工程、长乐国际机场建设等。还用稿费资助了8位贫困女童上小学、中学、大学读书。在他的办公室里有一个荣誉证书陈列橱，里面有六张中组部的党费收据，金额共计一万多元。吴熙总是说:“荣誉不属于我个人，它属于整个集体。”

“回家自己开诊所，一年就能成富翁。”有人这样劝吴熙。吴熙不为所动。

吴熙多次被邀请参加新加坡、马来西亚、菲律宾和中国香港等地的学术交流活动，回回都引起轰动。许多社团和诊所想用高薪聘请他，有的提出为他办理国外永久居住证，吴熙老师一一谢绝。一位新加坡医生找上门来，提出用十万元新币向吴熙买治疗不育症和子宫肌瘤的秘方，结果碰壁而回。吴熙说，我的医术属于祖国和人民。

吴熙推出五个特色服务，千方百计为患者服务；小医院创出大奇迹，人均门诊量、人均收入连续10年居全省同级中医院之首。

（三）“医院有良好的医德医风，牌子才会亮起来”

一花独放不是春。吴熙老师深深感到，一个人的医术医德再好，接待的病人毕竟有限。只有全院人员都有良好的医德医术，医院的牌子才会亮起来。

这家在原新港卫生院旧址上改建的台江区中医院，周围已有五家大医院，四家中药商店，十多家个体诊所。该院以“医疗质量第一，群众利益第一，社会效益第一，医院声誉第一”作为医院精神，声誉鹊起。

在全国同行业中率先推出一系列特色服务：

1. 千方百计为患者提供方便。该院建立了专家门诊、函诊咨询、导医天使、电话问诊等。仅函诊一项，平均每月收到的海内外来信达一百多封，该院均做到有问必答、有求必应。对于有些疾病本院缺乏治疗手段或不精于此道者，中医院便花钱请有关专家代为释疑诊治。

2. 看病之前先签合同，治不好如数退款。这种看病形式全国尚不多见。但吴熙妇科中医院治疗子宫肌瘤、脱发和痔疮实行的就是合同制就医。该项制度使患者全无后顾之忧，也使医生增加了责任感。迄今只有一位安徽脱发病人因治疗效果不佳而退款。

3. 低价服务。时下一些医院给患者多开药，患者对此颇有微词。吴熙医院郑重承诺，凡药价超过其他医疗单位，除退款外还免费赠送药品。这一特色，使该院成为全省医院系统执行“物价、计量、质量最佳单位”。

4. 全区五保户、特困户看病不收费。该院每年为此减少收入四五十万元。个别医生对此颇有看法。吴熙对大家说，造福社会是每个公民的义务。作为医务工作者，为五保户、特困户尽义务更是责无旁贷。在吴熙老师的带动下，如今义务为五保户、特困户看病已成为全院员工的自觉行动。

5“优惠服务”（节假日和下班后看病不必挂急诊且随到随诊）和“一样服务”（不分本地外地、国内国外，收费标准一个样）。这两个服务更使该院美名远播。

特色服务使名不见经传的吴熙妇科中医院声誉鹊起，求医的患者从四面八方慕名而来，尤其是开院之初，这些特色服务使该院仅半年多时间即偿还了借以起家的六千万元借款。虽然没有一家实行公费医疗的单位与之挂钩，虽然有些单位明文规定不得报销区级医院的医药费，但许多患者还是近悦远来。他们说：“就算自费也愿意到这里看病。”从 2002 年起，吴熙妇科中医院医生的人均门诊量、人均收入开始跃居全国同类中医院的前列，并夺得全省优秀中医院十连冠。实现了社会效益、经济效益的双丰收。

（四）“妇科医生办图书馆，八年免费发放 6000 张借书证”

柜子里，有着泛黄的康熙年间《本草纲目》；书架上，法律、诗歌、社会等方面的书籍琳琅满目；屋子的右侧，整齐陈列着一排又一排的电子书籍……这不是什么大型的图书馆，而是藏身于福州中选北路一家妇科中医院五楼的“吴熙树德图书馆”，创办人正是这家医院的院长吴熙。

说起创办图书馆，吴熙说这还要追溯到 2006 年首届全民读书月的时候。“当年读书月有评选‘十大读书明星’活动，其中一条要求是个人藏书超一万册。我们全家那时的藏书比较多，约有30万册。”吴熙介绍，评选结束后，他发现青少年看书比较快，图书的利用率较低，想到既然自家有这么多书，不如建立一个图书馆，为附近的孩子创造一个良好的读书环境，让这些书发挥更大作用。“刚开馆的时候，有人说缺些适合青少年的书，我就又购置了1.8万册青少年读物。”八年来，吴熙用自己的积蓄增添图书（包括电子书籍）12万册，加上爱心人士的捐赠，图书馆现共有藏书43万余册。图书馆也随着扩展的需要，从最初的三层搬到了现在的五层。如今，吴熙妇科中医院的五楼，除了一小间是办公室外，其余的空间都留给了图书馆。目前，图书馆开放的时间为双休日和节假日，馆内的义工由志愿者轮流担任。

八年来，吴熙树德图书馆已经免费发放了6000多张借书证。

图书馆的经费主要来自于吴熙这八年来所获的奖金以及各种补贴收入。一个公益图书馆，图书的管理经常是一大难题，其中又以借书不还的现象为甚。但在吴熙树德图书馆，开馆八年未有一例借书不还的案例。吴熙介绍，这除了借书的人爱惜书籍外，与读者建立良好关系也是重要原因。

七、传帮带，建团体，发扬光大

吴熙是第二、三、四批全国老中医药专家学术经验继承工作指导老师，第二批全国临床项目优秀人才导师。2012年建立全国名老中医专家传承工作室，国家中医药管理局授予全国名老中医专家学术继承工作优秀指导老师。为了弘扬中医国粹，50多年来先后带教博士、硕士、学士、国外进修生、培训生535人次。现附吴氏中医妇科人才传承录如下（表2）：

表2　吴氏中医妇科人才传承录

工作单位	姓名	职称	学术团体职务	学位	学术地位	学术成果	备注
南平市人民医院	潘丽贞	教授主任医师	“世中联”妇科专业委员会副会长，中华中医药学会妇科分会常委，福建省中医药学会妇科分会主任委员	学士	第二批全国优秀人才（导师吴熙），硕士生导师	全国中医妇科重点专科（三甲中医院）	福建省老中医药专家学术经验继承工作指导老师
福建省人民医院	严炜	主任医师副教授	“世界中联”妇科专业委员会常务理事，中华中医药学会妇科分会常务委员，福建省中医药学会妇科分会副主任委员	博士	全国第四批老中医药专家吴熙继承人，硕士生导师	福建省中医妇科重点专科（三甲中医院）	
福建省人民医院	王小红	主任医师副教授	“世中联”妇科专业委员会理事，中华中医药学会妇科分会委员，福建省中医药学会妇科分会常委	博士	吴熙学生，硕士生导师	福建省中医妇科重点专科（三甲中医院）	福建中医药大学妇科硕士点主任

续表

工作单位	姓名	职称	学术团体职务	学位	学术地位	学术成果	备注
福建省立医院	李红	主任医师	“世中联”妇科专业委员会理事，中华中医药学会妇科分会委员，福建省中医药学会妇科分会副主任	双博士	吴熙学生，硕士生导师	三甲医院	
厦门计划生育指导所	吴阿娇	主任医师	福建省中医药学会妇科分会常委				
福建省中医药研究院	魏海茵	主任医师	福建省中医药学会妇科分会常委		第二批全国老中医药专家吴熙学术继承人		
永泰县中医院	黄玲	主任医师	福建省中医药学会妇科分会常委	学士	第三批全国老中医药专家吴熙学术继承人	二甲中医院	
福清市中医院	何朱光	副主任医师		学士	第三批全国老中医药专家吴熙学术继承人	二甲中医院	

续表

工作单位	姓名	职称	学术团体职务	学位	学术地位	学术成果	备注
平潭县中医院	林金妹	主任医师	福建省中医药学会妇科分会常委	学士	全国第四批老中医药专家吴熙继承人	二甲中医院	
厦门市中医院	王鹭霞	主任医师	“世中联”妇科专业委员会常务理事，中华中医药学会妇科分会委员，福建省中医药学会妇科分会副主任委员		吴熙学生，硕士生导师	福建省中医妇科重点专科，三甲中医院	
漳州市中医院	黄熙理	主任医师	“世中联”妇科专业委员会常务理事，中华中医药学会妇科分会委员，福建省中医药学会妇科分会副主任委员		吴熙学生，硕士生导师	全国中医妇科重点专科，三甲中医院	
厦门市中医院	吴涢婷	副主任医师	“世中联”妇科专业委员会常务理事，福建省中医药学会妇科分会副主任委员	博士	吴熙学生	福建省中医妇科重点专科，三甲中医院	

续表

工作单位	姓名	职称	学术团体职务	学位	学术地位	学术成果	备注
南平市人民医院	王英	副主任医师	福建省中医药学会妇科分会常委	硕士	吴熙学生	全国中医妇科重点专科，三甲中医院	
福州吴熙妇科中医院	张青蓉	主治医师		博士	吴熙学生		
福州吴熙妇科中医院	王赞英	副主任医师			吴熙学生		
福州吴熙妇科中医院	许悦	主治医师			吴熙学生		
福州市中医院	李健	主治医师		硕士	吴熙学生		
嘉兴市中医院	张玲	住院医师		硕士	吴熙学生		
福清市妇幼保健院	林梅	住院医师		硕士	吴熙学生		
福清市医院	林泽琛	住院医师		硕士	吴熙学生		
福州市妇幼保健院	杨露荑	住院医师		硕士	吴熙学生		

续表

工作单位	姓名	职称	学术团体职务	学位	学术地位	学术成果	备注
福建省人民医院	官涵	住院医师		硕士	吴熙学生	福建省中医妇科重点专科，三甲中医院	
福建省立医院	陈莹	住院医师		硕士	吴熙学生	三甲医院	

吴熙医师是我国著名的中医妇科学家，致力于中医妇科临床、教学、科研工作58年，为振兴中医妇科事业做出了杰出贡献，让中医走向世界，让世界了解中医，这对推动中医国际化，以及促进当今世界传统医药学的发展做出了卓著贡献。

专病论治

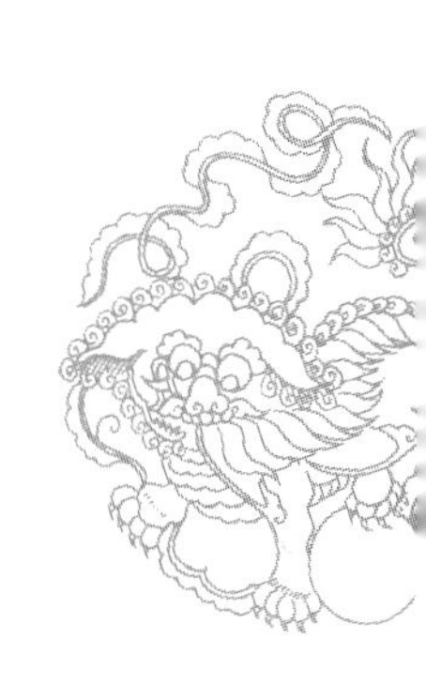

一、傅山论治不孕症探讨

傅山，字青主，明末清初著名医家，长于妇科及内科杂症。《傅青主女科》为其代表作之一，该书分两卷10门7篇，精论妇科经、带、胎、产诸疾，其“种子”一门载10篇10方。兹就其“不孕症”辨证施治做一探讨。

傅氏认为“种子”以脾、肾（包括命门）二脏为主，兼与心、肝、胃、膀胱、督脉、任脉、带脉有关。脾为后天之本、气血生化之源，输布精微以养胞胎，“血足则子宫易于容物”。肾为先天之本，藏精，主生殖。《素问·奇病论》曰：“胞络者，系于肾。”《傅青主女科》也谓：“经水出诸肾。”“精满则子宫易于摄精。”肾气虚，冲任不固；肾阴亏损，精血不足，冲任失养；命门火衰，胞宫失于温煦，均不能“种子”。心为五脏六腑之大主，与肾中命门同属火脏，“心肾之火衰则脾胃失生化之权，即不能消水谷以化精微矣，即不能化水谷之精微，自无津液灌溉于胞胎之中，欲胞胎有温暖之气以养胚胎，必不可得。”诚如该书所示：“妇人之有子也，必然心脉流利而滑，脾脉舒徐而和，肾脉旺大而鼓指，始称喜脉。”心气旺盛，脾胃健运，肾精充盈，阴阳平和，是为受孕的基本条件。肝主疏泄，乙癸同源，肝火旺则伤阴精；木土相克，肝郁乘于脾胃，脾失健运，均有碍于受孕。胃者，仓廪之官，主受纳腐熟。膀胱者，州都之官，主司气化；精微化生以养胞胎，胞胎失养则不孕。督脉，为阳脉之海；任“主胞胎”任脉为妇女妊养之本；带脉约束诸经。三脉相合，气血揆其常度。“女经调而受孕”。傅氏曰：“盖胞胎为五脏外之一脏耳，以其不阴不阳所以不列于五脏之中。所谓不阴不阳者，以胞胎上系于心包下系于命门。系心包者通于心，心者，阳也；系命门者通于肾，肾者，阴也，是阴中之有阳，阳中之有阴……然必阴阳协和，不偏不枯始能变化生人。”不孕之症，终因阴阳不相协和，病分虚实二端，脾胃虚弱，肾精不足，阴血亏损，或阳气衰弱，胞胎失于濡养、温煦而不孕；肝郁克于脾土，脾失运化，湿停下焦，水、湿、痰、血互结，或癥瘕之症，碍于胞胎而不孕。其治虚者补之，即“形不足者，温之以气，精不足者，补之以味”。木郁达之，湿者燥之，结者散之，然不孕之症，终以虚为主，即使实证也多虚实并存，本虚标实，故治当处处顾护正气，祛邪不宜过猛，衰其大半而止。另外，傅氏还提到房劳过度伤精不易种子，服药期间总以节欲为是。

《傅青主女科》“种子”一门共载10证10方，机圆活法，用药精当。若为心肾阳衰，胞宫虚寒者，症见崩漏，经行泄泻，带下清稀，少腹冰冷作痛，形寒怕冷，尿意频频，性欲减退，面色皖白或晦暗，舌淡胖，苔白滑，脉沉微。治以补心益肾，壮阳散寒。方用温胞饮：

白术30g　芡实9g　菟丝子9g　肉桂6g
人参9g　巴戟天30g　补骨脂6g　附子1g
山药9g　杜仲9g

方中巴戟天、杜仲、菟丝子、补骨脂补肾填精壮阳；白术、人参、山药健脾胃后天之本以养先天；肉桂、附子温阳散寒；芡实补肾涩精。

若是脾胃虚寒，肾阳不足之证，症见月经后期，量少色淡或月经稀发，闭经，素性恬淡，纳谷不馨，胸膈胀满，食多难受或嗳气，四肢欠温，便溏肢倦，舌质淡，苔白滑，脉沉迟无力。治以温补脾肾。方用温土毓麟汤：

巴戟天 30g　白术 15g　山药 15g　神曲 10g
覆盆子 30g　人参 9g

方中巴戟天、覆盆子温补肾阳；白术、人参、山药健脾益气；神曲助脾运。

肾气不足，脾胃虚弱之证者，症见经期先后不定，经量时多时少，胸膈满闷，倦怠思睡，不思饮食，夜尿频多，面白神疲，舌淡苔白，脉沉弱。治以补肾健脾。方用升提汤：

熟地黄 30g　山萸肉 9g　白术 30g　生黄芪 15g
巴戟天 30g　枸杞子 15g　人参 15g　柴胡 2g

方中熟地黄、枸杞子、山萸肉补肾填精；巴戟天温肾壮阳；白术、人参、黄芪健脾益气；少佐柴胡升提阳气。

脾胃虚弱，气血不足证，临证可见月经后期，量少，少腹拘急作痛，急迫不舒，头晕目眩，少气懒言，面色淡白或萎黄，舌淡而嫩，脉细弱。治以补脾益气养血。方用宽带汤：

白术 30g　补骨脂 10g　熟地黄 10g　白芍 10g
人参 9g　杜仲 9g　当归 10g　莲子 30g
巴戟天 15g　肉苁蓉 10g

方中肉苁蓉补火生土，生脉饮益气养阴，白术健脾，熟地黄、当归、白芍养血，莲子补肾健脾涩精。

肝肾亏虚，阴血不足者，症见月经先期，量少色红，经闭或见崩漏，脉细。治以补肾养肝，滋养阴血。方用养精种玉汤：

熟地黄 30g　　当归 15g　　白芍 15g　　山茱萸 15g

方中熟地黄滋肾填精，养肝生血，佐山茱萸补肾益阳，当归、白芍养肝血。

若为阴虚火旺者，症见月经先期量多，崩漏，骨蒸潮热盗汗，五心烦热，心烦易怒，口干舌燥，干咳少痰吐涎沫，舌红少津，脉细数。治以滋阴清热。方用清骨滋肾汤：

地骨皮 30g　　玄参 15g　　麦冬 15g　　石斛 6g

丹皮 15g　　沙参 15g　　五味子 12g　　白术 9g

方中沙参、麦冬、五味子、石斛滋阴，“壮水之主以制阳光”；地骨皮、丹皮、玄参清虚热；少佐白术健脾以助运化，津液敷布其热自除。

气虚湿盛所致者，症见经行延后，甚或闭经，带下量多，质黏稠，形体肥胖，胸闷泛恶，痰多，舌质淡，苔白腻，脉滑或缓滑。治以补脾益气，除湿化痰。方用加味补中益气汤：

人参 9g　　茯苓 15g　　柴胡 3g　　升麻 5g

黄芪 9g　　当归 9g　　陈皮 5g　　甘草 3g

白术 15g　　半夏 9g

补中益气汤健脾以绝生痰之源，合二陈汤化痰燥湿。

气化不利，水湿泛滥之证，症见经行泄泻，带下黄白，腹胀，泛恶欲吐，头身困重，小便不利，双下肢浮肿，舌淡胖，苔白腻，脉濡缓。治以补肾健脾，化气利湿。方用化水种子汤：

巴戟天 30g　　茯苓 15g　　菟丝子 15g　　车前子 6g

白术 30g　　人参 15g　　芡实 15g　　肉桂 3g

方中巴戟天、菟丝子补肾温阳，佐肉桂以助气化；白术、茯苓、人参健脾以运水湿；车前子分利小便；芡实健脾补肾固精。

若气虚瘀结所致者，症见月经淋漓不断，或经闭，腰背酸痛，胸满腹胀，倦怠欲卧，舌淡暗或有紫斑，脉沉涩。治以益气健脾，散结化积。方用升带汤：

白术 30g　半夏 3g　荸荠粉 9g　沙参 15g
人参 9g　神曲 3g　鳖甲 9g　肉桂 3g
茯苓 9g

方中白术、人参、茯苓健脾益气，半夏化痰，肉桂散寒，荸荠化积，鳖甲攻坚，沙参主“血积”（《神农本草经》），五药同用，共奏软坚散结之功。

气滞不舒者，症见月经不调，经行乳房胀痛，素性抑郁，烦躁易怒，舌苔薄白，脉弦。治以舒肝解郁。方用开郁种玉汤：

白芍 30g　香附 9g　天花粉 6g

方中香附疏肝理气，为“气病之总司”；当归、白芍柔肝养肝，体阴用阳；丹皮、天花粉以清郁热；白术，茯苓以运脾土。正如仲景所言：“见肝之病，知肝传脾，当先实脾也。”

概上所述，傅氏治疗不孕症，总以扶正为主，其用药特点为：

其一，顾护后天脾胃。10 方之中有 9 方皆用白术，以健脾燥湿。《神农本草经》谓之除湿益燥、消痰利水，治风寒湿痹，死肌痉疸，散腰脐间血，及冲脉为病，逆气里急之功。其他健脾药还常用人参、黄芪、茯苓、山药等。

其二，补益先天肾精。用药不偏温燥，多以巴戟天为主药，性质柔润，温肾助阳。《神农本草经》谓之“主大风邪气，阳痿不起。强筋骨，安五脏，补中，增志益气”。《本草纲目》谓之“补血海”。其他补肾药偏于补肾填精者有熟地黄、山萸肉、枸杞子；偏于壮阳者有杜仲、补骨脂、菟丝子、覆盆子、肉苁蓉、肉桂；偏于滋阴者有石斛、麦冬、五味子、莲子等。

其三，化坚散结用荸荠、鳖甲、沙参；清虚热用地骨皮、丹皮、玄参、天花粉等；舒肝解郁用香附。

傅氏论治“不孕症”10证10方，多偏于虚证，对瘀血阻于胞脉所致不孕症论述较少，仅用荸荠、鳖甲、沙参三药化积。可参见王清任《医林改错·少腹逐瘀汤》以及近贤有关论著，以获其全貌。

二、不孕症分型论治体会

笔者自1985年至1994年，临床辨证治疗不孕症44例。其中年龄最大者37岁，最小者23岁；原发不孕症42例，继发不孕症2例；病程最长者婚后17年，最短者婚后3年；男方精液常规检查属正常范围，性生活正常。妇科检查：幼稚型子宫5例，宫颈上唇肿块1例，双侧输卵管不通11例，双侧输卵管狭窄2例，子宫内膜炎4例，子宫功能性出血3例，月经36个月1至6例，未明确诊断者12例。治疗结果：39例怀孕并正常分娩健康婴儿；2例怀孕后，其中1例早孕死胎，1例中孕死胎；3例无效。现将辨证论治情况介绍如下。

（一）肝肾阴虚型

此型多见子宫内膜炎及子宫功能性出血患者。种子之道，贵在养精血，精血匮乏，故而不孕。症见头昏耳鸣，目花，腰痛骶痛，筋脉拘急，四肢麻木，潮热盗汗，手足心热，经色鲜红，舌少苔，脉象弦细而数。治宜滋养肝肾。药用：生地黄、熟地黄、山药、山萸肉、桑寄生、枸杞子、川续断、当归、白芍等。心悸者，酌加五味子；四肢麻木者，加川牛膝、木瓜；虚热者，加黄柏、知母。

例 1 叶某，37 岁。1988 年 5 月 2 日就诊。患者 20 岁结婚，17 年未孕，形体消瘦，头昏，耳鸣，腰痛骶痛，潮热盗汗，月经先期、量少、色红，舌红苔少，脉象弦细而数。经妇科检查后，临床诊断为“子宫内膜炎”。此属肝肾阴虚，虚火内生。治当滋阴清热，调补冲任。处方：

生地黄 15g　山萸肉 15g　川续断 10g　黄柏 10g
山药 15g　桑寄生 10g　当归 10g　败酱草 20g
枸杞子 15g

隔日 1 剂，服药 3 个月。1989 年元月 3 日，停经两月余，查尿妊娠试验（+）。同年 8 月，正常分娩一健康女婴。

（二）脾肾阳虚型

此型多见于幼稚型子宫患者。女子体阴而用阳，脾肾阳虚，气化失常，精气不足，则冲任虚寒，胞脉失之濡养，故而不孕。症见眼睑浮肿，腰骶冷痛，四肢不温，少腹冷痛，喜温喜按，纳差便溏，经色淡红，带下清稀，舌苔薄白，舌质淡胖，边有齿印，脉象沉细。治宜温肾扶脾。药用：附子、肉桂、菟丝子、巴戟天、熟地黄、山药、白术、茯苓、芡实等。偏于肾阳虚者，加仙茅、鹿角胶；偏脾阳虚者，加党参、陈皮等。月经过多者，加炒地榆；月经过少者，加王不留行、川牛膝、甲珠。

例 2 芮某，28 岁。1988 年 4 月 3 日就诊。患者婚后 4 年未孕，妇科检查诊断为幼稚性子宫。月经后期，常常 2 ～ 3 个月一潮，经量少，经色淡，带下清稀，伴有纳差便溏，四肢不温，腰膝冷痛，少腹发凉，舌质偏淡，苔薄白，脉沉细。此为脾肾阳虚，冲任虚寒。治宜补脾肾，温冲任。处方：

熟地黄 15g	山药 15g	仙茅 10g	茯苓 10g
菟丝子 15g	王不留行 15g	淫羊藿 10g	川牛膝 10g
附片 10g	炒白术 10g	肉桂 5g	

鹿角胶 15g（另烊）

月经干净后开始服药，隔日 1 剂，连服 12 天。待第 2 个月月经干净后，再服 6 剂，共 12 天。第 3 个月月经干净后，再服 6 剂。1988 年 12 月 20 日复诊，停经两个月，查尿妊娠试验（+）。1989 年 7 月，分娩一健康女婴。

（三）肝郁气滞型

此型多见于输卵管不通、输卵管狭窄等患者。忧思郁怒，疏泄失常，致而肝郁气滞，终致气滞血瘀，胞脉受阻，阴阳不能媾合，故而不孕。症见：面色青暗，胸胁胀满，心烦多怒，经前乳房胀痛，或性情抑郁，时有叹息，四肢麻木，少腹胀痛，经色紫暗有块或闭经，唇舌紫暗，脉沉涩。治宜疏肝理气，化瘀通络。药用：当归、枳壳、白芍、川楝子、柴胡、郁金、香附子、瓜蒌皮、丹皮等。肝郁血瘀者，加丹参、甲珠、王不留行、桃仁、红花等；肝郁肾虚者，加川牛膝、川续断、桑寄生；肝郁脾虚者，加山药、茯苓、陈皮；输卵管不通者，加丹参、三棱、莪术等。

例 3 洪某，26 岁。1990 年 12 月 5 日就诊。患者结婚 3 年未孕，每次性交后，即见阴道流血。妇科检查：宫颈上唇约鸽蛋大小一质硬肿块（考虑息肉）直接压迫宫颈口，诊断为阻塞性不孕症。刻下：唇口紫暗，心烦易怒，月经先后不定期，经行不畅，经色紫暗有块，经行乳房胀痛，舌质边尖红，苔薄微黄。脉象弦涩。此为肝郁气滞，瘀阻胞络。治宜疏肝理气，活血通络，化瘀软坚。处方：

当归 10g	丹皮 10g	甲珠 10g	桃仁 15g
赤芍 10g	延胡索 10g	丹参 15g	牡蛎 15g
柴胡 10g	红花 10g	川牛膝 15g	枳壳 12g
郁金 10g			

月经干净后开始服药，隔日 1 剂，共服 12 剂，待下个月月经干净后再继续服 12 剂，连服 3 个月。1991 年 10 月 15 日妇科检查示：原宫颈上唇肿块缩小至原来之 1/3 大小。同年 5 月，停经 50 天，复查尿妊娠试验（+）。1992 年 7 月，剖宫（因考虑宫颈上唇肿块病史）分娩一健康男婴。

（四）脾血虚型

此型多为临床上未明确诊断的患者，多数表现为贫血症状。女子受孕，以血为本，又以血为用。脾血虚，则胞脉失之濡养。另则血少不足以摄精，故而不孕。症见：头昏，目花，心悸，失眠，健忘，食欲不振，四肢麻木，倦怠乏力，月经后期、量少色淡或闭经，舌质淡红，脉象细弱。治宜健脾、滋阴、养血。药用：当归、白芍、白术、山药、熟地黄、枸杞子、女贞子、茯苓等。月经量少或闭经者，加人参、阿胶等。四肢麻木者，加木瓜、阿胶等。

例 4　潘某，26 岁。1989 年 3 月 12 日就诊。患者结婚 3 年未孕。症见：面色萎黄，头昏，目眩，失眠，健忘，纳差，倦怠。月经后期，常常2～3个月一潮，经量少，经色淡。舌质淡红，苔薄白，脉细弱。此乃脾血亏虚，胞脉失之濡养，血少不能摄精。治宜健脾、滋阴、养血。处方：

当归 10g　山药 15g　枸杞子 15g　党参 15g

白芍 10g　熟地黄 15g　女贞子 15g　阿胶 15g

茯苓 10g

月经干净后开始服药，隔日1剂，连服3个月（月经期停服），共服45剂。1989年8月25日复诊，停经两个月，查尿妊娠试验（+）。1990年3月，正常分娩一健康女婴。

（五）痰湿阻络型

此型多为临床上未明确诊断的患者。脾气虚衰，运化失常，则水谷代谢障碍；水湿凝聚而为痰湿内郁，痰湿阻络，气血失畅，阴阳失调，故而不孕。症见：面色虚浮，形体肥胖，胸闷痰多，头昏心悸，头重如裹，食欲不振，神疲嗜睡，四肢乏力，腹胀便溏，月经量少，舌质胖嫩，舌苔滑腻，脉象沉滑。治宜健脾化湿，化痰通络。药用：苍术、山药、法半夏、陈皮、厚朴、茯苓、白术等。胸闷加瓜蒌皮；输卵管不通或子宫内膜增厚者，加通草、三棱、莪术、丹参等。

例5　沈某，27岁。1989年3月2日就诊。患者为继发性不孕症，曾诊断为子宫内膜增厚症，经刮宫后怀孕一胎（死胎），其后又再刮宫一次，未再怀孕。症见：面色㿠白，形体肥胖，头昏心悸，神疲嗜睡，纳差，便溏，月经量少，带下色白量多，舌质胖嫩，边有齿印，舌苔滑腻，脉沉滑。此为湿痰内生，胞脉受阻。治宜健脾化湿，化痰通络。处方：

炒苍术 10g	炒白术 10g	莪术 10g	川牛膝 15g
法半夏 10g	茯苓 10g	枳壳 15g	怀山药 15g
陈皮 10g	三棱 10g	丹参 15g	甘草 5g
厚朴 10g			

月经干净后开始服药，隔日 1 剂，共服 6 剂。后月经未至，查尿妊娠试验（+）。1990 年足月顺产一健康男婴。

（六）体会

女子不孕，一是肾气损伤，阴精不化，膏脂不生，阴阳失衡而致不孕；二是脾不健运，气血不能化生，胞脉失之濡养，以及水液代谢失常，痰湿阻碍气机而不孕；三是肝失条达，疏泄失常，气滞血瘀，胞脉失畅而不孕。因此，不孕症的主要原因，与肝、脾、肾三脏息息相关。如一脏功能失常，都会影响孕育。一般来说，属肝肾阴虚者，应补阴养血以助胞胎之孕育；属子宫发育不良者，多因冲任虚寒，子宫发育迟缓，应使用温补法助其发育正常；属双侧输卵管不通等阻塞性不孕症者，多为气滞血瘀，气机失畅，瘀阻胞络，以致阴阳不能媾合，当采用化瘀通络法，促其通畅；属于脾虚而致痰湿壅滞血络者，当健脾化湿通络；至于生化之源不足，以致精血不能充养胞胎者，当采用益气补脾、助脾健运法治疗。因此，抓住肝、脾、肾三脏，补其不足，泻其有余，调畅气血，平衡阴阳，是治疗不孕症的关键。

三、不孕症分期论治体会

不孕症的治疗，中医大多从分型论治入手。如《中医妇科学》将不孕症分为肾虚、肝郁、痰湿、血瘀四型;《中医大辞典·妇科儿科分册》将本病分为肝郁、血虚、痰湿、肾虚、胞寒、血瘀六型，各自按其分型，立法治之。我们在多年的临床实践中，依据女性特有的周期性生殖生理，从临床治疗的需要出发，把不孕症患者的月经周期划分为排卵前期、排卵期和排卵后期三期，相应地采用不同的治则、治法，取得了较好的疗效。现具体介绍如下：

（一）分期的依据与方法

按照现代医学对女子生殖生理的认识，月经周期一般为28～30天，排卵多数位于周期的中间。排卵前月经周期的主要特征为子宫内膜的脱落与修复的开始，以及卵泡的成熟，以雌激素的分泌为主。排卵期以卵子的排出及向输卵管伞端的运动为特征。排卵后的月经周期则以黄体的形成，分泌大量的孕激素与雌激素，以及子宫内膜的进一步增生成熟为特征。不孕症即为以上正常功能的某一环节发生障碍或紊乱所致。因此，我们根据月经周期中不同阶段的生理特征对不孕症患者采用相应的治法，以恢复其正常生殖生理，达到妊娠的目的。

据此，把月经周期划分为排卵前期、排卵期及排卵后期，即根据基础体温推算的排卵日为准（一般为同期中间体温最低的那天）。排卵日前4天，后2天（共6天）为排卵期，月经第1天开始至排卵期均划归排卵前期，排卵期结束至下次月经来潮为排卵后期。当患者基础体温单相，不能得出准确排卵日期时，可按平均周期天数的中间日为假定排卵日进行以上划分。必须指出，以上的分期是以临床治疗为出发点，以排卵为中心，按照促排卵治疗的需要，把排卵期扩展至7天，为促排卵治疗留出了时间，从而使促排卵的治疗更为有效。

（二）治疗与方药

在排卵前期，由于行经，气血受到损耗，而子宫内膜的修复与卵泡的生长成熟均需要人体气血的旺盛与培养。故本期采用益气养血、调补冲任的治法。基本方：

党参 12g　熟地黄 12g　丹参 12g　桑寄生 12g
白芍 12g　当归 12g　续断 12g　黄芪 15g
怀山药 12g

在排卵期，卵子的逸出、向输卵管伞端的运动以及输卵管本身的运动，均需要下焦气血的推动。故相应地采取行气活血、调畅冲任的治法。基本方：

鸡血藤 15g　覆盆子 12g　台乌药 6g　香附 15g
菟丝子 12g　当归 15g　路路通 15g
沉香粉 1.5g（吞服）

在排卵后期，黄体的生长与激素的分泌，以及子宫内膜的成熟，均要求机体肾精的旺盛，肾阳的温煦。我们便相应地采取温肾益精、调固冲任的治法。基本方：

党参 12g　杜仲 12g　肉苁蓉 12g　续断 12g
黄芪 12g　仙茅 12g　覆盆子 12g　桑寄生 12g
熟地黄 12g　淫羊藿 12g　菟丝子 12g　紫石英 30g

（三）治法的兼顾

分期论治为总则，顺应月经周期调补正气是基本方法。但在具体运用上，须结合辨证辨病的方法，兼而施之，提高疗效。如临床辨证属于痰湿型者，可在三期分治的基本方中佐入燥湿化痰之品，选用制半夏、胆南星、苍术等。对下焦胞寒型患者，可佐入艾叶、狗脊、肉桂等品，以摄经散寒。肝郁气滞者，或妇科检查明确诊断为子宫内膜异位症的患者，则可在排卵前期以活血化瘀为主，而在排卵后期加强或佐入活血之品，如川芎、红花、桃仁、益母草、泽兰叶等。又如输卵管炎、盆腔炎的患者，或输卵管不畅通者，则可在排卵前期与排卵期的基本方中佐入清热解毒、通络散结之品，如红藤、败酱草、穿山甲、皂角刺等，君臣相佐，相得益彰。但在总体上，我们始终应以分期论治为总则，这样才能较快地建立起正常的月经周期，为受孕打下基础。

（四）典型病例

董某，女，34岁。1992年7月24日初诊。患者结婚10年未孕，遍求诸医，未获良效。4年前曾行双侧卵巢囊肿剥除手术。妇科检查：子宫正常大小。B超示子宫附件未见异常，但基础体温3个月均呈单相。经行量少，无痛经，时有腰酸乏力。舌淡苔薄，脉细。证属血虚肾亏，冲任失养。初诊时正值月经第1天，故治以益气养血、调补冲任。处方：

党参 12g　续断 12g　川牛膝 12g　陈皮 6g
山药 12g　桑寄生 12g　生黄芪 15g　炙甘草 3g
白芍 12g　菟丝子 12g　青皮 6g

连服7剂。

复诊时改用行气活血通窍之剂。处方：

全当归 15g　路路通 15g　续断 12g　鸡血藤 15g
覆盆子 12g　桑寄生 12g　制香附 15g　菟丝子 12g

台乌药 6g　　沉香粉 1.5g（吞服）

连服 7 剂，患者基础体温已有上升，遂按期改用温肾固精之法。处方：

党参 12g　　肉苁蓉 12g　　仙茅 12g　　黄芪 12g
续断 12g　　淫羊藿 12g　　熟地黄 12g　　桑寄生 12g
陈皮 6g　　炒杜仲 12g　　覆盆子 12g　　炙甘草 3g
紫石英 30g（先煎）

加减出入，连服 14 剂，月经准时来潮，经量中等，轻度腹痛，基础体温呈轻度双相。再依上法，分期调治 2 个月，患者基础体温明显双相，黄体功能恢复正常，第 4 个月即怀孕，后产一女婴。

按：患者 10 年中所服药多为补肾益气调经之品，一法到底，周期中少有变化，故而未显效。采用分期论治法后，排卵前期重在气血，排卵后期偏于温补，排卵期则立法于行气通窍，补中求动，终于建立起正常月经周期而获效。

（五）体会

1. 分期论治不孕症与传统的分型论治法相比较，其优点在于，能更好地顺应女子特有的生殖周期的变化，提高其机能，调整其偏差，建立起正常的月经周期，从而解决导致不孕的症结，为受孕打下基础。它并不排斥分型论治法，而是在充分考虑了女子不孕症的特殊病理机制的前提下，将分型论治法包容其中。我们在临床上观察到，采用分期论治法，患者的基础体温能较快地恢复双相，高温期延长，说明分期论治法在调整月经周期的基础上，具有较好的促排卵和增强黄体功能的疗效。

2.《女科经纶》曰："天地生物，必有氤氲之时，万物化生，必有乐育之时……凡妇人一月经行一度，必有一日氤氲之候……顺而施之，则成胎矣。"我们在临床中体会到，女子不孕的主要症结在于是否排卵，故把以往治疗不孕症以观察调理月经为主改为观察促进排卵为主，紧密依靠基础体温曲线图（有条件的亦可结合B超观察、宫颈评分和内分泌检测等手段）提供的信息而进行治疗。

3. 在排卵期的治疗中，我们先用沉香粉吞服来促排卵，收取了较满意的效果。《本草纲目》记载："沉香，辛，微温，无毒。调中补五脏，益精壮阳，暖腰膝……破癥癖……补右肾命门。"在我们的临床实践中证实了沉香确能起到温通下焦气血的功用，有较好地促排卵的疗效。

4. 分期论治法的要点是分治，而不必过分拘泥于分期天数划分的细微差别。其具体运用需紧密依靠基础体温曲线图所提供的信息进行，故必须向患者说明基础体温测量与记录的方法，以利治疗顺利进行。

5. 对有习惯性流产史或可能发生早期流产的患者，可于排卵后期在方中佐入安胎之品，并嘱患者不宜劳累、行房事，起到预防性安胎的作用。

分期论治不孕症是在现代医学所揭示的女子生殖生理认识的基础上提出的一种中医治疗法，它是中西医结合的结晶。相信在今后的临床中将会取得进一步进展。

四、不孕症不同阶段论治体会

不孕症，可分为原发性不孕症与继发性不孕症。笔者运用中医学理论，根据患者月经周期变化，在经前、经后、经行不同阶段用药，并结合现代医学的检查，治疗本病取得了较好效果。现报道如下：

（一）治疗方法

根据月经周期，不同时期辨证分型用药，运行时活血调经，经后1周养血滋阴，经前2周疏肝理气、温肾暖宫、促进排卵。脾虚者加健脾益气之品。

1. 肝郁气滞

症见月经不调，先后不定，经前乳房胀痛，经行胀释，烦躁易怒，经行腹痛，量少色暗，伴有血块，脉弦，舌淡红，苔薄。治法：疏肝理气，活血调经。处方：

柴胡 6g	当归 12g	八月札 12g	路路通 7g
香附 12g	白芍 12g	佛手片 12g	穿山甲 10g
郁金 12g	橘叶 15g	玫瑰花 10g	橘核 15g

2. 营血不足

症见经期错后，经量稀少，面色萎黄，倦怠嗜卧，心悸怔忡，头晕目眩，舌质淡，苔薄，脉濡细无力。治法：益气养血。处方：

黄芪 30g	熟地黄 12g	川芎 9g	何首乌 15g
当归 12g	白芍 12g	阿胶 10g	枸杞子 15g

3. 脾胃虚弱

症见经行后期，量少色淡，或量多如冲，面色萎黄，头晕眼花，食少便溏，心悸气急，舌质淡胖，苔薄白，脉濡细。治法：益气健脾。处方：

党参 12g　　茯苓 12g　　山药 15g　　芡实 12g
白术 12g　　扁豆 12g　　陈皮 6g　　木香 6g
砂仁 6g（后下）

若寒湿内生，阻于胞宫，形体肥胖者当加苍术 10g，半夏 9g，香附 12g，厚朴 9g。

4. 肾阳不足，胞宫虚寒

症见经行后期，量少色淡，腰酸耳鸣，头晕眼花，腿软无力，情感淡漠，小便清长，舌淡苔白，脉来沉细。治法：补肾填精，散寒暖宫。处方：

菟丝子 15g　　仙茅 15g　　巴戟天 15g　　紫石英 30g
补骨脂 15g　　淫羊藿 15g　　鹿角片 15g　　蛇床子 15g

若喜进冷饮，冷湿结于胞中者，加艾叶 9g，吴茱萸 9g，干姜 6g，肉桂 6g，附子 6g。

（二）治疗结果

受孕者 45 例，占 68.2%；未孕者 21 例，占 31.8%。

（三）讨论

从分型病例来看，因肝气郁滞，疏泄不达而致不孕者，占相当一部分，可以看出不孕症与情志因素有密切关系。有些久婚不孕者，求子心切，情志不悦致肝气郁结，疏泄不达。女子以肝为先天，肝气畅达，则血脉流通，经候如常，经调自然成孕。所以，在治疗的同时做好患者的疏导工作很有必要，并指导患者掌握促进受孕的时间和方法。中医学认为，妇人以血为本，肝为血海，血海空虚，胞脉失养则无以受孕。脾为后天之本，气血生化之源，主统血，人体五脏六腑、四肢百骸皆赖以养，冲脉隶于阳明，若脾虚，气血乏生化乏源，气血两虚，胞脉失养，则尤应摄精养胎。肾为先天之本，主封藏，为生殖之本，胞脉系于肾，肾气旺盛，促使天癸成熟。任脉之气通，冲脉之血旺，下达胞宫，精血充实，方能成孕。若肾阳不足，胞宫虚寒或风冷寒湿，结于胞中，则无以摄精成孕。如傅青主云："寒冰之地，不生草木，重阴之渊，不长鱼龙。"

在治疗的同时配合做妇科检查、输卵管通畅试验、卵巢功能测定、男方精液检查。我们发现有多囊卵巢、卵巢囊肿（双侧）、输卵管不通（双侧）、子宫肌瘤者受孕机会较少。在治疗中当随病情变化，随证加减，如黄体功能不足，体温不升者，加紫石英、蛇床子、菟丝子、补骨脂、鹿角片、淫羊藿。卵巢囊肿者加路路通、王不留行。子宫肌瘤者加穿山甲、三棱、莪术等。

五、不孕症辨病与辨证体会

近年来，在不孕症的诊治中，我们以辨病和辨证相结合，用现代医学检验手段诊断疾病，用中医辨证予以治疗，效果颇佳。现将1990年3月至1992年9月诊治687例不孕症患者情况总结如下：

（一）临床资料

1. 一般资料

687例不孕症者，其中年龄30岁以下者294例，31～30岁者225例，36～39岁者147例，40岁以上者31例。婚龄2～5年者356例，6～9年者285例。10年以上者46例。

2. 诊断标准

凡育龄夫妇婚后同居 2 年或分娩流产 2 年以上，未采取任何避孕措施而不孕者（本组病例的配偶均在治疗前检查，以排除男性不育因素）。

3. 辨病及分型

687 例属器质性疾患者 389 例，其中生殖道炎症 235 例，子宫发育不良 52 例，子宫内膜异位 38 例，子宫肌瘤 27 例，输卵管阻塞 37 例。属功能性疾患者 298 例，其中排卵功能障碍 115 例，黄体功能不足 94 例，免疫因素 54 例，其他因素 35 例。按中医辨证，肾虚型 164 例，肝郁型 206 例，血瘀型 82 例，痰湿型 53 例，湿热型 97 例，兼证型 85 例。

（二）治疗方法

1. 补肾填精法

适用于肾虚型。症见月经愆期或闭经，经行量少，色淡质稀，伴头昏耳鸣，腰膝酸软，性欲减退，舌淡苔薄，脉沉细等。根据临床辨病，此为卵巢功能失调所致。排卵功能障碍、黄体功能不足、子宫发育不良、免疫不孕等病可属此型。方用补肾求嗣汤（自拟方）：熟地黄、当归、紫河车、菟丝子、淫羊藿、肉苁蓉、香附、益母草、黄精、茯苓等。以补肾填精，调节性轴功能，促进女性激素的分泌，以利排卵助孕。

2. 疏肝通滞法

适用于肝郁型。症见月经后期或先后不定期，或经闭，经前乳房作胀，或小腹胀痛，经行不畅，或夹血块，伴胸闷叹息，心烦易怒，舌红苔薄，脉细弦。根据临床辨病，内分泌功能失常引起的排卵功能障碍、黄体功能不足、乳腺小叶增生、输卵管阻塞不能等病引起的不孕症可属此型。方用加味逍遥汤（自拟方）：柴胡、赤芍、白芍、当归、路路通、香附、皂角刺、炮山甲、月月红、王不留行、蒲公英、丹参等馨香流动之品，疏肝通滞，行气解郁，使肝木条达，气机通畅，达到郁散经调孕自成之目的。

3. 活血祛瘀法

适用于血瘀型。症见月经后期，或经闭，经行少腹疼痛，经色紫暗夹血，量时多时少，经行不畅，或淋沥不净，舌边紫暗，脉细涩。根据临床辨病，女子内生殖器炎症（附件炎、输卵管阻塞、子宫内膜炎等）、卵巢囊肿、盆腔包块、子宫内膜异位、子宫肌瘤等病引起的不孕可属此型。方用祛瘀活血汤（自拟方）加减：桃红四物汤加香附、丹参、生卷柏、黄药子、水蛭、益母草。以疏通宿血，开瘀通阻，冀其胞脉通畅，便于种子。

4. 化痰散结法

适用于痰浊型。症见月经后期，或经闭，经行量少，色淡质稀，伴胸闷痞阻，痰多泛恶。头昏嗜睡，形体肥胖，或乳房溢乳，苔白腻，舌体肥胖，脉缓滑。根据临床辨病，内分泌失调、多囊卵巢综合征、溢乳闭经综合征等病引起的不孕可属此型。方用香附导痰汤（自拟方）：香附、茯苓、苍术、陈皮、半夏、石菖蒲、泽泻、山楂、益母草、红花、甘草等，以健脾燥湿、化痰浊而通血络。

5. 清热利湿法

适用于湿热型。症见月经先后不定期，经色暗红量多，质黏有秽味，经行小腹疼痛，伴带下量多，色黄质黏有秽味，或带下赤白相杂，或混浊如米泔，舌红苔黄腻，脉濡数。根据临床辨病，外生殖道炎症（霉菌性阴道炎、宫颈炎）、附件炎、输卵管阻塞、输卵管积水等可属此型。方用清利解毒汤（自拟方）：四妙散加车前草、石见穿、牡蛎、鸡冠花、墓头回、乌贼骨等清热解毒，消除炎症，改善宫内环境，以利孕卵着床。

（三）治疗结果

1. 疗效与疾病关系

原发病属器质性病变者389例，妊娠198例，占50.9%。其中，有女性内生殖器炎症疾病者235例，妊娠149例，占63.4%；子宫发育不良者52例，妊娠28例，占53.8%；子宫内膜异位症者38例，妊娠17例，占44.7%；子宫肌瘤者27例，妊娠4例，占14.8%；输卵管阻塞者37例，妊娠16例，占43.2%。原发病属功能性病变者298例，妊娠184例，占61.7%。其中，排卵功能障碍者115例，妊娠75例，占62.6%；黄体功能不足者94例，妊娠59例，占62.8%；免疫因素者54例，妊娠31例，占57.4%；其他因素者35例，妊娠19例，占54.3%。

2. 疗效与辨证关系

687例中，经中医辨证，属肾虚型164例，妊娠92例，占56.1%；肝郁型206例，妊娠122例，占59.2%；血瘀型82例，妊娠42例，占51.2%；痰浊型53例，妊娠25例，占47.2%；湿热型97例，妊娠54例，占55.7%；兼症型85例，妊娠47例，占55.3%。

3. 疗效与年龄、婚龄关系

687例中，年龄30岁以下者284例，妊娠202例，占71.1%；31～35岁225例，妊娠117例，占52%；36～39岁

147例，妊娠54例，占36.7%；40岁以上31例，妊娠9例，占2.9%。婚龄2～5年365例，妊娠219例，占60%；6～9年285例，妊娠145例，占50.9%；10年以上46例，妊娠18例，占39.1%。

（四）体会

中医“生殖”机理奠基于《内经》，所谓：“女子……二七而天癸至，任脉通，太冲脉盛，月事以时下，故有子。”因此，中医认为健康女子月经周期性变化，是肾—天癸—冲任之间的相互影响、相互调节的结果，构成中医之“性轴”。而现代医学借助先进的科学技术，通过临床研究，提出了神经内分泌学说，即下丘脑—垂体—卵巢三者之间存在着相互反馈的密切关系，是调节女子生殖功能的性轴。尽管中西医对女性生殖功能在理论学说上有一定异议，但在女性性轴学说上有相似之处，并且二轴均作用于靶器官——子宫（胞宫）。正是基于中西医对女性生殖学说有相似之处，故我们近年来在不孕症的诊治中，常结合现代医学检验结果，运用中医辨证治疗各种原因引起的不孕症，收到较满意效果。

因女子不孕与月经不调关系密切，我们治疗不孕症重点是调理月经。不孕症分虚实。虚者补肾填精，调和气血；实者疏肝通滞，活血化瘀，化痰散结，清热利湿。前者是调节性轴的功能，求源而治之，后者辨证与辨病相结合，除病调经而治矣。

参照月经周期用药也很重要，尤对排卵功能障碍，或黄体功能不足者更为重要。用中药调理形成人工周期可用于治疗各种因性轴功能失调的月经不调，即按中医辨证施治原则在月经周期的增生期补肾养血、促卵泡发育；排卵期补肾通络、促排卵；分泌期补肾温阳、促黄体成熟；月经期活血通络。根据临床观察，该法能促使功能恢复，进而使垂体分泌的卵泡刺激素（FSH）、促黄体生成素（LH）值升高，恢复卵巢功能。

六、不孕症中西医结合治疗体会

中医把不孕症的病因概括为肾虚、肝郁、痰湿、血瘀四个方面进行辨证施治。30多年来的临床实践证明，对于不孕症的治疗，以中医的“辨证”结合西医的“辨病”方法施治，常能取得良效。

（一）肾虚不孕

中医认为，肾气旺盛，精血充沛，任通冲盛，气血调和，月经如期而行，两精相搏，方可受孕。若肾气虚，精血不足，则冲任脉虚，胞脉失养，乃致不孕。

1. 肾阳虚

症见面白无华，喜食热食，少腹冷坠，性欲冷淡，经期少腹冷痛，得温痛减。婚后多年不孕，脉沉细而迟，尺脉尤弱，舌淡苔薄白。治疗以温肾养精、暖胞养血为原则。基础方为二仙汤加味。药用：仙茅、淫羊藿、巴戟天、黄芪、焦白术、当归、熟地黄、山萸、杜仲、知母、黄柏、山药、甘草。

2. 肾阴虚

症见面黄颧赤，头晕耳鸣，手足心发烧，月经量时多时少，时有血块，多年不孕。脉细数，舌红苔少。治疗原则为滋阴补肾、固冲任。基础方药为加味地黄汤。药用：生地黄、熟地黄、山药、丹皮、山茱萸、茯苓、泽泻、女贞子、旱莲草、川续断、枸杞子、地骨皮。

加减：若属于无排卵者，在基础方上加丹参、川芎、香附，活血理气促进卵巢排卵；若子宫发育不良，后倾后屈严重者，服药的同时，采取膝胸卧位，手法扶植，口服维生素 E、胎盘糖衣片及维生素类药物；若子宫颈狭窄者，在服药同时可于经前 1 天做扩宫术，常常能取得满意的效果。

（二）肝郁气滞血瘀不孕

肝主疏泄，能调节人体气机及血量，使人体气血运行失常，冲任调和，胞脉得养，故能摄精成孕。而各种原因导致的肝脏功能失调，均可使气血运行失调，形成肝郁气滞血瘀，导致不孕。经多数临床实践及实验研究证实，女性内生殖器炎症性疾病（输卵管炎、输卵管阻塞、盆腔炎、子宫内膜炎）所致不孕症多属此型。症见月经先后无定期，伴腹痛，经行不畅或量多、色暗有块，经前乳房胀痛，烦躁易怒，舌质暗或正常，脉弦。治疗原则为舒肝解郁，养血理气。方用逍遥散加减：当归、白芍、赤芍、柴胡、茯苓、焦白术、香附、郁金、桑寄生、川续断、薄荷、生姜、甘草。

加减：由于输卵管及其周围炎症可致输卵管不畅或梗阻不通，宜加活血化瘀，软坚理气药。方药：当归、丹参、赤芍、鸡血藤、三棱、莪术、广木香、乌药、穿山甲、生牡蛎、玄参、丹皮。同时配合宫腔注射。方法：以青霉素 20 万单位、链霉素 0.5g，α－糜蛋白酶 5mg，氢化可的松 0.5g 加生理盐水至 20mL，将此液经输卵管注入宫腔。自经后 3 ～ 5 天开始，每周 2 次，每周期5次为1个疗程。2～3个疗程后休息1～2个周期再做。宫腔注入药液的目的，一是用药物消除输卵管的炎症，二是借注入药液扩张梗塞的输卵管，以使其通畅。

急性盆腔炎，多由瘀血阻滞，气机失调所致，故少腹痛而不孕。治法以活血理气、温经通络为原则。主方：当归、赤芍、丹参、延胡索、香附、乌药、广木香。如有炎性包块则在上方中加三棱、莪术；包块日久硬韧，则可加生牡蛎、玄参、浙贝母；腰膝疼痛加官桂、炒小茴香。

（三）痰湿郁阻不孕

素体肥胖，痰湿内生，阻塞胞络。常见月经后期，甚至闭经，倦怠无力，下肢浮肿，纳呆胸闷，多年不孕。脉沉细，有时出现滑脉，舌正常或舌体胖而舌边有齿痕。治宜健脾化湿除痰。方用加味补中益气汤合二陈汤：当归、黄芪、党参、焦白术、升麻、柴胡、川芎、半夏、陈皮、甘草、生姜、大枣。这类病人多为卵巢功能低下，对于不排卵者加巴戟天、丹参、香附、川芎以促进排卵。

（四）血瘀胞络不孕

主要证候为少腹疼痛，经行不畅，月经后期，内诊时子宫或附件有压痛，有痛经史，多年不孕，舌质紫暗或有瘀斑瘀点，脉涩或弦。治法：活血化瘀，理气调经。方用消瘀理气汤：当归、丹参、桑寄生、杜仲、牛膝、川楝子、甘草。如寒湿引起的痛经，也可先用温经汤或少腹逐瘀汤。因为血得热则作，得寒则凝，温经可以使血脉流通，瘀血得消。

加减：急性盆腔炎，主方中加败酱草、夏枯草、连翘、炒蒲黄、五灵脂；慢性盆腔炎主方中加延胡索、白芷、白果、小茴香、桂枝、乳香、没药。

另外，有一些人月经正常，饮食正常，经检查身体各部位未发现明显异常，有的只是子宫偏小，月经量不多，余无任何明显症状，但长期不孕。可服补肾养血方：黄芪、当归、党参、焦白术、桑寄生、香附、陈皮、川续断、巴戟天、旱莲草、女贞子。每月 10 剂，连服数月获效。

还有少部分患者是因阴道炎不孕，因炎症的分泌物中有大量的白细胞可吞噬精子，并消耗精液中存在的能量物质，降低精子的活动能力，缩短存活时间，应当对症治疗。

七、不孕症人工周期论治体会

近年来，我们使用中药代周期疗法治疗原发性不孕症 75 例，疗效满意。现总结如下：

（一）一般资料

本组患者 75 例，年龄最小 23 岁，最大 35 岁，其中 25 ～ 30 岁者 53 例；不孕年限 2 ～ 3 年者 20 例，4 ～ 5 年者 39 例，6 ～ 9 年者 13 例，9 年以上者 3 例。诊断：婚后夫妇同居 2 年以上未孕，男方精液检查正常，输卵管造影及通液检查正常，妇科检查未发现器质性病变，经基础体温测定、子宫内膜活检、宫颈黏液结晶及阴道涂片等检查，诊断为无排卵型 29 例，黄体功能不足 22 例，子宫发育不全 13 例，原因不明者 11 例。

（二）治疗方法

1. 经后期（卵泡期）

月经第4～11天，周期以28天计。治宜滋补肝肾，养血调经。方用促卵泡汤（自拟方）：

熟地黄15g　菟丝子15g　川续断10g　白术10g
当归15g　白芍10g　枸杞子10g　山药10g
茯苓15g　何首乌10g

肾阴虚加女贞子、旱莲草各10g；肾阳虚者加仙茅6g，淫羊藿10g；胸胁、乳房胀痛加香附、川楝子各10g。

2. 经间期（排卵期）

第12～15天。治宜补肾益气，温通活血。方用排卵汤：

熟地黄15g　淫羊藿10g　菟丝子10g　桃仁6g
丹参15g　仙茅10g　党参10g　香附6g
肉苁蓉15g　茯苓10g　泽兰10g　肉桂3g
当归10g

畏寒肢冷、大便溏薄者，加桂枝、川椒各8g；咽干口燥、手足心热者，加知母、丹皮各10g。

3. 经前期（黄体期）

第16～28天。治宜温肾补脾。方用促黄体汤：

熟地黄15g　山药10g　淫羊藿10g　党参10g
何首乌15g　菟丝子10g　怀牛膝10g　川芎6g
肉苁蓉15g　鹿角胶10g　当归10g　香附6g

肾阴虚者，加女贞子、旱莲草各10g；肾阳虚者，加巴戟天、补骨脂各10g；小腹及胸胁乳房胀痛者；加延胡索、川楝子各

10g。

4. 行经期

月经第 1 ～ 3 天。治宜活血调经。方用调经活血汤：

丹参 10g	茯苓 10g	川芎 6g	川牛膝 6g
赤芍 10g	泽兰 10g	香附 6g	当归 6g
益母草 10g			

经量多者去川芎、泽兰、赤芍，加干地黄、白芍、乌贼骨各 10g；经量少者去茯苓，加延胡索、川楝子、蒲黄各 10g；胸胁乳房胀痛者，加柴胡 6g，郁金 10g。

（三）疗效观察

本组 75 例中，痊愈（经治疗已受孕者）57 例，占 76%；进步（月经周期、经量及基础体温均在正常范围，但未受孕）12 例，占 16%；无效（治疗前后变化不大）6 例，占 8%。总有效率为 92%。疗程最短 2 个周期，最长 7 个周期。我们观察到，病程越短，治愈率越高，且尤以无排卵型不孕病例疗效最好（受孕率为 91.7%）。

（四）典型病例

王某，女，26 岁。1986 年 7 月 3 日初诊。患者自述婚后夫妇同居 3 年未孕。男方检查正常，多方治疗无效，求治于余。患者自诉经水愆期，四五十日一至，经期少腹刺痛，经量少，色暗且有块，伴头昏，面色皖白，腰膝酸困，四肢欠温，舌白质暗，脉沉涩。证属阳虚宫寒，胞络瘀阻。治以温阳散寒，活血通络。遂用中药建立人工周期治疗。并加用鹿角胶、小茴香、仙茅、肉桂、红花、附子、川楝子、蒲黄、五灵脂等温阳暖宫通络之品，调治2个周期后，月经来潮，又45天后，出现恶心、呕吐、嗜酸食。B超检查示：早孕。翌年足月顺产一男婴。母子健康。

（五）体会

1. 月经不调是女性不孕的重要原因，前人有“种子必先调经，经调自易成孕”之说。肾为先天之本，主生殖，为天癸之源。月经周期的建立、孕育与肾气、天癸、冲任有着密切的关系，由此而构成的肾气—天癸—冲任系统与现代医学的丘脑—垂体—卵巢轴的功能是相一致的，所以在调经的基础上，模仿月经周期，进行中药人工周期治疗，可收到事半功倍的效果。

2. 月经周期以28天为例，各期按上述方法服药，进行一个周期调治后，月经不来潮，可重复使用，对月经先期者在行经时即用活血调经方以调经；月经后期者，结合基础体温测定酌情延长使用补肾益气、温通活血方药，或延长温肾健脾方的服药时间，至经行则用活血调经方，以促使月经恢复正常。

3. 肾主生殖，为先天之本。治疗本病，重在补肾，盖肾精充足，始可孕育，在月经周期的各个阶段，脏腑气血的盛衰强弱有所变化，常出现不同的证候，所以用中药建立人工周期须在补肾的基础上，按照月经周期各个阶段的特点辨证用药，使经血充足，气机通畅，阴阳平衡，胎儿得以健康发育。

4.《妇科精要》曰：“凡妇人一月经行一度，必有一日氤氲之候，于一时辰间，气蒸而热，昏而闷，有欲交接不可忍之状，此的候也，于此时顺而施之，则成胎矣。”“的候”即排卵期，审察有“的候”之证，则此时同房容易受孕；对“的候”征象不明显者，可借助基础体温测定、子宫颈黏液检查等检查方法，以确定排卵时间，所以节制房事，男保其精，妇养其血，适时接合，对不孕症患者来说是非常重要的。

5. 宽心悦志，调畅气机。《秘本种子金丹》曰："产育由于气血，气血由于情怀，情怀不畅则冲任受伤，冲任受伤则胎孕不受。"多年不孕的患者，多心情抑郁，思想悲观或精神过度紧张，这些均可直接影响性欲。性欲低下则阴道酸性偏高，也不利于精子的存活而致不孕。因此，不孕患者要重视精神上的调养，保持精神乐观，心情舒畅。

八、盆腔炎导致输卵管不通治验

盆腔炎是已婚妇女的常见多发病，因盆腔炎而致继发不孕者亦为数不少。笔者遵循辨证论治、同中求异的治疗原则，并结合现代医学有关检测方法和治疗手段，治疗盆腔炎导致的继发不孕，取得满意效果。现小结如下：

（一）病例一

李某，30岁，干部。1987年5月7日初诊。患者于1984年3月因宫外孕行右侧输卵管切除术，继而3年不孕。月经期、经前乳胀，经期腹痛，经量偏多有瘀块，历8～10天方净。平素常发少腹痛，通液检查提示输卵管不通。B超检查：右侧附件有一1.7cm×1.9cm之囊性包块。测基础体温显示黄体功能欠佳。舌质暗，苔薄，脉弦细。证系肝郁气滞血瘀兼肾虚。因患者正值月经中期，故首拟养血化瘀佐以补肾法。处方：

当归15g　　丹参15g　　牛膝12g　　淫羊藿12g

生地黄 15g　泽兰 15g　枳壳 12g　巴戟天 12g
炒蒲黄 15g　白芍 12g　菟丝子 12g　川芎 5g

下次月经前一周改用调肝化瘀法。处方：

当归 15g　丹参 15g　丹皮 12g　牛膝 12g
郁金 15g　赤芍 12g　川楝子 12g　柴胡 10g
益母草 15g　白芍 12g　小茴香 12g　枳壳 5g
炒蒲黄 15g

经净后，行宫腔注射西药（庆大霉素 8 万单位，地塞米松 5mg。生理盐水 20mL），1～2 次，直至输卵管通畅。前后治疗 6 个月经周期（宫腔注射西药 4 次）。1988 年 4 月 8 日经停有孕，同年 12 月 30 日顺产一女婴。

（二）病例二

曾某，30 岁，分析员。1989 年 2 月 7 日初诊。因少腹剧痛、发烧前来就诊。症见少腹疼痛难忍，牵及腰骶部及下肢痛楚，伴畏寒发热，体温 38.5℃，汗出，苔薄黄质暗有瘀斑，脉弦滑数。末次月经 1 月 25 日。1985 年曾流产，清宫后出现腹痛、宫热。经用抗生素治疗后热退，痛势缓解。但病情未见全好，而后常有少腹隐痛。经期痛势加剧伴小腹冰凉，四肢不温，冷汗出，全身乏力。B 超检查：左侧附件有一慢性炎性包块，约 2cm：左侧附件有，右侧输卵管呈炎性增粗。通液检查提示双侧输卵管不通。综观病情，患者病初因清宫引起毒邪湿热客于下焦，瘀而化热与气血相搏，气滞血瘀缠绵日久，聚为癥块，阻滞胞脉。治宜清热解毒、活血化瘀。处方：

金银花 15g　当归 15g　泽兰 15g　枳壳 12g

连翘 15g　丹参 15g　桃仁 12g　败酱草 20g
赤芍 15g　炒蒲黄 15g　川芎 12g　蒲公英 20g
白芍 15g

治疗 1 周，体温恢复正常，腹痛减轻。由于患者反复发病，损伤气血，虚寒内生再拟温经化瘀消癥法治疗。处方：

当归 15g　路路通 15g　白芍 12g　牛膝 12g
熟地黄 15g　小茴香 12g　乌药 12g　穿山甲 20g
炒蒲黄 15g　赤芍 12g　川芎 12g　桂枝 6g
山药 15g

其中 3 个月经周期经净后配合宫腔注射西药 1 ～ 2 次（处方同上），共治 6 个月经周期，1989 年 10 月 4 日经停有孕，1990 年 5 月 13 日剖宫产一健康男婴。

（三）讨论

1. 由盆腔炎导致的输卵管不通或通而不畅，是引起继发性不孕症的主要原因。患者多有人工流产、自然流产和腹部其他手术史。术后致虚、致瘀在所难免。病邪乘虚而入，与气血相搏。形成气滞血瘀的病证，久之变生癥瘕（输卵管增粗、积水或炎性包块）。

2. 活血化瘀、祛瘀消癥是治疗盆腔炎的大法。笔者根据患者病程长短、病情轻重和病势缓急制定治法。急性期治以活血化瘀、清热解毒，慢性期治以扶正温通祛瘀。呈癥瘕者则以祛瘀消癥为法，以此来改善局部组织代谢，促进炎症吸收、功能恢复。常用基本方有丹栀逍遥汤、桂枝茯苓丸、血府逐瘀汤，少腹逐瘀汤等。但选用药物应有所侧重，如化瘀重用蒲黄、益母草，解毒重用蒲公英、土茯苓；温通多用炮姜、吴茱萸、桂枝；消癥重用生山楂、穿山甲；行气多用枳壳、乌药、小茴香。疗程中配合西药作宫内注射，可以更快奏效。

九、疑难不孕症治验

笔者近年来运用中西医结合的方法，治愈了数十例女性疑难不孕症。今摘其典型者介绍于下：

（一）病例一

戴某，女，31岁，家庭主妇。因结婚8年余未孕，于1993年9月1日收住入院。患者于15岁初潮，经色、经量均正常。翌年因外伤后，出现月经3个月～1年一转。用西药建立人工周期则月经规则，停药后月经仍间断闭止如旧。23岁结婚，结婚一直同居未避孕而不孕。1992年6月在妇产医院住院，予子宫输卵管造影及垂体兴奋试验检查均示正常，曾用促黄体生成素释放激素＋人绝经期促性腺激素（LRH+HMG）治疗，均因卵泡不能成熟而未发生排卵。入院时患者精神尚可，自述时有腰酸及胸乳略胀不适。现停经80余天。脉细弦，舌质偏红，舌苔薄腻。妇科检查：除宫体前位略小外，余无特殊表现。经内分泌、免疫学及染色体等方面的检查，未见异常。丈夫体健，精液检查正常。

西医诊断：①原发性不孕症；②继发下丘脑性闭经。

中医诊断：肾虚肝郁型经闭不孕。

治疗经过：先用黄体酮催经，每日20mg肌肉注射，连用3天。从行经的第5天起，运用“中医周期疗法”分期，辨证治疗。中药拟滋肾养血、疏肝理气调冲。方用逍遥散合左归丸加减：

柴胡 6g 枸杞子 12g 丹参 15g 茺蔚子 12g
当归 10g 熟地黄 15g 白芍 12g 赤芍 12g
山萸肉 6g 香附 10g 鹿角胶 10g（烊冲）

西药用 HMG 每天 150IU 肌肉注射，经促使卵泡发育。运用 B 超观察及宫颈成熟度评分法，待卵泡发育成熟时，改拟活血理气而调冲任法。方用桃红四物汤加减：

桃仁 6g 香附 10g 熟地黄 12g 红花 6g
丹参 20g 女贞子 12g 赤芍 12g 泽兰 12g
牛膝 12g 当归 10g 益母草 12g 丝瓜络 12g
川芎 5g 炮山甲 10g（先煎）
车前子 12g（包煎）

停用西药 HMG，而用 HCG（绒毛膜促性腺激素）1000IU 一次性肌注，以触发排卵。用药一个周期后患者即怀孕，但因不慎而流产。第二个周期继续用药，又获双胎妊娠。孕期因腹胀隐痛、口干、微有恶心来诊，查见卵巢明显增大、腹水、脉弦细略数、舌红、苔薄黄腻等，诊为卵巢过度刺激综合征。证属阴亏火旺，脾虚湿阻。拟用滋阴降火、健脾化湿、理气和血之剂。药用：知柏地黄汤加生白术 15g，枸杞子 12g，女贞子 12g，旱莲草 12g，龟板 12g（先煎），苏梗 6g，香附 10g，当归 6g，苎麻根 12g，白芍 10g，酸枣仁 15g，竹茹 10g，陈皮 6g，生甘草 5g。每日 1 剂。又酌情使用白蛋白、低分子右旋糖酐注射液等药物，并配合黄体酮针每日肌注 10mg，持续至妊娠 3 个月后停药，于 1994 年 6 月产下一男一女。

按：患者系由下丘脑性激素分泌不足引起闭经及不孕。中医则认为天癸不足，血海空虚，肝气郁滞，以致冲任失调，月水失信，不能摄精成孕。治疗时既要滋养培补肝肾，又要疏肝活血以调冲任，宏观加微观辨证，注重按月经周期分期用药，以达标本兼顾之目的。更加用了HMG、HCG等高效促卵泡发育成熟及排卵的药物，中西药联合治疗，既能互相增强疗效，又可以减少西药的副作用。故患者经治疗两个周期后即摄精成孕。

（二）病例二

陈某，女，26岁，侨居德国。因结婚3年未孕，月经不调10余年，于1993年9月23日入院治疗。患者16岁月经初潮，周期4～7/20～40，色鲜，量中，伴经期腹痛与经前胸胀，本院予子宫输卵管碘油造影示：两侧输卵管炎症，伴伞端粘连。经抗精子抗体、抗宫内膜抗体及放射免疫FSH、LH、PRL（催乳素）、TSH（促甲状腺激素）、E_2（雌二醇）、P（孕酮）、C（皮质醇）、T（睾酮）等测定，均在正常范围内。妇科检查结果无明显阳性体征。脉弦细，舌淡暗，苔薄。男方体健。

西医诊断：①原发性不孕症；②输卵管伞端粘连阻塞。

中医诊断：冲任瘀阻型不孕。

治疗经过：入院后即采用中西医两法消炎通管的综合治疗措施。方法如下：

1. 口服中药煎剂消瘀理冲汤加减

三棱 15g　丹参 30g　地龙 12g　路路通 12g
莪术 15g　香附 10g　桃仁 6g　忍冬藤 30g
昆布 12g　益母草 15g　地鳖虫 8g　水蛭 6g
红藤 30g　皂角刺 12g　炮山甲 12g（先煎）

每日或隔日1剂。

2. 复方红藤汤

红藤30g　败酱草30g　蒲公英30g　三棱10g
莪术10g　桃仁10g　香附10g　延胡索12g

浓煎100mL保留灌肠，每日1次，每个月经周期连用10～15次，经期停用。

3. 静脉滴注

10%葡萄糖注射液250mL加丹参注射液16mL静脉滴注，每日或隔日1次，连用10～15次。

4. 肌肉注射

α-糜蛋白酶4000IU肌肉注射，每日1次，连用10～15天。

5. 高级电脑中频治疗仪加超短波治疗

每日1次，连用10～15天，经期不得使用，如上连续治疗3个疗程后，患者于1993年10月受孕，经随访胎孕情况良好。

按：该案为瘀阻气滞而冲任胞络闭塞不通，不能摄精成孕。治疗上针对其“胞络瘀阻”的本质，给予药物与物理疗法、内治与外治的整体及局部相结合的中西医综合疗法，及时取得了炎消管通而受孕的效果。

（三）病例三

包某，女，36岁。结婚18年未孕，经前胸乳胀痛5年余，于1994年2月21日收住入院。

患者平素月经周期7～8/30～37天，经量中，色紫，无痛经。近5年来，经前出现胸乳胀痛不适，经转后即缓解。曾经上海等地各大医院检查治疗而未获效。夫妻性生活和谐，丈夫精液检查示精子数量稍减少，对患者行酚红试验示输卵管畅通。双方抗精子抗体及女方抗子宫内膜抗体检查皆正常。生殖激素和放射免疫测定亦在正常范围内。妇科检查无特殊发现。基础体温双相呈梯形缓慢上升。脉细弦，舌淡红，苔薄白，舌边有齿痕。

西医诊断：①原发性不孕症；②经前期紧张症；③黄体功能不足。

中医诊断：肾虚肝郁型经前乳胀伴不孕。

治愈经过：患者住院前曾在本院经中西药治疗两个周期，经前乳胀已缓解，然B超示卵泡发育较差。入院时适值经净3天，故先予子宫输卵管碘油造影，报告示“子宫正常，输卵管通畅”。嘱禁止房事一周，按中医周期疗法予以益肾疏肝、养血调冲。方用逍遥散合右归汤加减：

柴胡 6g	香附 10g	茺蔚子 10g	赤芍 12g
小茴香 3g	丹参 15g	制首乌 15g	白芍 12g
当归 10g	巴戟天 12g	菟丝子 12g	淫羊藿 15g
肉苁蓉 15g	女贞子 12g	鹿角片 12g（先煎）	

每日1剂。另定坤丹1粒吞服，1日2次。丹参注射液每次4mL，胎盘注射液每次4mL，隔日交替肌注。周期第14天，B超示卵泡大小1.7cm×1.5cm，宫颈评分（Insper方法，增加一项透明度共5项，各分4级，满分为15分）9.5分，用HCG1000IU肌肉注射。周期第15天，B超示卵泡2.2cm×1.7cm，HCG2000IU肌肉注射，中药守原方加活血调气之品，以促排卵，并嘱同房。周期第16天，B超示已排卵。宫颈评分6.5分，基础体温未上升，再以HCG3000IU肌肉注射，并予滋肾健脾、养血固冲之剂。

方用左归汤合归芍四君汤加减：

太子参 15g　女贞子 12g　茯苓 10g　旱莲草 12g
怀山药 15g　白术 10g　川续断 12g　杜仲 12g
白芍 12g　桑寄生 15g　紫河车 4g（研吞）
鹿角胶 10g（烊冲）　龟板胶 12g（烊冲）

3 月 26 日，患者停经 46 天，B 超已见胎芽发育，并有原始心搏现象。即予中药原方随症化裁及 HCG1500IU 隔日肌注保胎治疗，直至妊娠 2 个月，患者要求出院。后多次追访，胎儿发育一直正常。

按：本例西医诊为黄体功能不足的原发性不孕症。中医则谓肾虚肝郁，精气不足，气血失和而冲任不能相资以致不孕。用中医周期疗法按经后期、经间期、经前期辨证分期用药。同进加用 HCG 以促使卵泡发育成熟及排卵，并增强黄体功能，故患者受孕而胎儿平安无恙。

十、子宫内膜异位症引起不孕症与流产的免疫性治疗

子宫内膜异位症（endometriosis，EMT）及其所致的不孕与流产属妇科疑难病症。随着免疫学概念的引入，为 EMT 的发病与治疗提供了线索与依据。近年来笔者运用具有免疫作用的温肾化瘀类中药治疗因 EMT 所致的不孕与流产，取得一定疗效。

（一）临床资料

1. 一般资料

32 例患者均为门诊病例，年龄 24 ～ 40 岁；病程 6 个月～ 10 年；不孕症（含继发性不孕症）15 人，自然流产 17 人。

2. 诊断依据

根据1986中西医结合研究会妇科第二届会议制定的诊断标准。痛经：呈进行性加剧，伴经期小腹或肛门坠痛者32例，并均伴腰酸、畏寒。月经失调：月经不定期，经色紫暗，夹血块者18例。三合诊：宫颈及子宫骶骨韧带处可触及痛性结节者21例，3例附件触及囊性包块（经B超证实）。特异性检查：用ELISA法检测患者血清示抗子宫内膜抗体（EMAb）阳性者29例，阳性检出率为90.6%。

（二）治疗方法

根据此类患者有痛经、瘀血、癥瘕、腰酸、畏寒等特点，制定了补肾温阳、活血化瘀、软坚消癥的治疗原则。基本方由地黄、肉桂、何首乌、淫羊藿、桃仁、当归、蒲黄、五灵脂、皂角刺、石见穿等药组成。阳虚甚者加鹿角片、巴戟天；脾虚者加党参、白术；肝郁者加柴胡、郁金；包块大者加三棱、莪术、穿山甲。1个月为1个疗程，2个疗程后做妇科检查、B超及免疫学检查。

（三）疗效评定

1. 痛经

32例中，治愈23例，显效6例，有效1例，总有效率为93.7%。

2. 月经失调

18例中，17例经期、色、质均转正常，有效率为94.4%。

3. 客观指征疗效评定

21 例有痛性结节者，16 例消失，3 例或缩小或疼痛减轻，有效率为 90.4%。3 例附件包块均明显缩小。

4. 免疫学疗效评定

29 例 EMAb 阳性者，治疗 2 个月后有 28 例转阴，阴转率为 96.5%。

5. 妊娠疗效评定

15 例不孕者，经治疗后 9 例受孕，受孕率为 60%。17 例自然流产者，15 例正常受孕，已顺利分娩者 11 人，孕期超过 4 个月者 4 人，正常妊娠生育率为 88.2%。

（四）验案举例

例 1 梁某，女，33 岁。1992 年 7 月初诊。患者继发性不孕症 1 年余，伴经期小腹冷痛，色紫暗夹血块，腰酸，畏寒，舌淡，脉沉弦。B 超示右侧附件见 4.2cm×3.8cm×4.5cm 包块，内见液性暗区。免疫学检查：ELISA 法测得血清 AsAb（+），EMAb（+）。西医诊断：①子宫内膜异位症（Ⅲ期）；②继发性不孕症。中医辨证为肾虚血瘀。治拟温阳补肾，化瘀消癥。处方：

地黄 12g	桃仁 10g	莪术 10g	何首乌 12g
当归 10g	石见穿 10g	肉桂 5g	淫羊藿 10g
三棱 10g	皂角刺 10g	七叶一枝花 10g	

上药稍事加减，共治疗 3 个疗程，痛经缓解，经色红，血块消，腰酸，畏寒锐减。B 超示右附件包块变小为 2.0cm×1.8cm×2.5cm，血清 AsAb 与 EMAb 均转阴，继而停经受孕，孕 100 天时 B 超示胎儿发育正常。

例 2 刘某，女，28 岁。患者自 1991 年 5 月以来反复自然流产 3 次，平素经行小腹、肛门坠痛，经色紫暗有大血块，腰酸，畏寒。妇科检查：宫颈 2 点钟处见绿豆大小紫蓝色结节 1 枚，有触痛。血清 AsAb、EMAb 呈强阳性反应。西医诊断：①子宫内膜异位症（I 期）；②反复自然流产。中医诊断：肾虚血瘀。治拟温肾化瘀。处方：

熟地黄 15g　桃仁 10g　皂角刺 10g　何首乌 15g
当归 10g　肉桂 5g　淫羊藿 10g　蒲黄炭 10g
七叶一枝花 10g　白花蛇舌草 12g

上药为主，稍作加减，共治疗 2 个疗程，痛经及腰酸缓解，经色、量、质均恢复正常。妇科检查宫颈 2 点钟处紫蓝色结节消失，AsAb、EMAb 均转阴，继而经停有孕，后产一足月女婴。

（五）讨论与体会

EMT 在中医学文献中尚无记载，其临床症状和体征属中医“痛经”“癥瘕”“不孕”“滑胎”“月经失调”的范畴。对于 EMT 导致不孕、流产的发病机制，笔者认为，肾虚阳衰，恶血凝集，气血运行失度，离经之血聚结成癥，致冲任失调，氤氲受阻，胎元失固。对于西医发病机制，上海有研究认为，经期腹腔内免疫活性细胞对反流内膜的清除及免疫应答能力降低，使反流内膜存活形成异位灶。异位灶导致局部细胞免疫功能改变，造成卵巢的黄体功能不足。又因盆腔肿块吞噬细胞和白细胞介素 -1 升高，影响精卵结合。南京有研究表明，患 EMT 的不孕及自然流产患者体内 EMAb 明显增高。揭示 EMAb 可引起子宫内膜的病理性损伤，干扰孕卵着床及囊胚发育，虽然中医活血化瘀类中药治疗

EMT 在国内已有多年，但有关此类中药治疗 EMT 对于患者免疫方面的影响报道甚少。笔者采用温肾化瘀类药物，治疗子宫内膜异位症所引起的不孕与流产，可使患者血清抗子宫内膜抗体迅速转阴，临床症状改善，提高受孕率和受孕成功率。现代药理研究表明，活血化瘀类中药如桃仁、当归能抑制抗体产生，蒲黄对巨噬细胞的吞噬功能有抑制效应，同用可明显降低子宫内膜的抗体水平，调整异常的免疫功能。而益肾之品如肉桂、淫羊藿、地黄等对单克隆抗体有显著提高作用，并可促进吞噬细胞受体活性。此外，还具有雌孕激素样作用，可促进女性子宫及卵泡发育，促进黄体分泌，提高黄体功能，滋养子宫内膜，起到免疫调整、控制异位灶、恢复生殖能力的双重作用。

十一、仲景温经汤治疗继发性不孕症体会

笔者自 1984 年 9 月至 1994 年 9 月，先后以《金匮》温经汤加减治疗继发性不孕症 30 例，效果甚佳。现小结如下：

（一）一般资料

继发性不孕症是指妇女曾生育或流产之后，夫妻同居且又未采取任何避孕措施，而且 2 年以上不孕者。

本组 30 例中，年龄 21～25 岁者 10 例，26～30 岁者 14 例，31～35 岁者 5 例，36 岁以上者 1 例。

辨证属阳气虚弱者 12 例，阴血亏损者 6 例，寒邪内盛者 6 例，气滞血瘀者 4 例，痰湿盛者 2 例。

（二）治疗方法

1. 温经汤方

吴茱萸 9g	桂枝 6g	阿胶 9g	麦门冬 9g
当归 9g	红参 6g	丹皮 6g	生姜 6g
川芎 6g	党参 12g	半夏 9g	甘草 6g
芍药 9g			

2. 辨证加减法

阳气虚弱：多为产后体亏未复或复感外邪而致。临床常见月经后期，量少或量多，月经色淡，并有腰酸、性欲减退等症状，舌质淡，脉象沉细。基本方中以肉桂易桂枝，干姜易生姜，加炙黄芪 12g，熟附片 10g，艾叶 10g。

阴血亏损：多见于产后流血过多，又兼郁怒伤肝或悲伤过度、阴血未复之患者。临床常见月经先期，量少色红，并伴有心悸、眩晕、寐少、腰酸等症，舌质红，脉象细或细数。基本方加生地黄 12g，山萸肉 10g 等。

寒邪内盛：多为产后感寒或嗜食生冷者。临床常见经期推迟，经行少腹冷痛，量少夹有血块，色紫暗，舌质淡或有紫斑，脉象沉细或者沉迟。基本方去麦冬、丹皮、阿胶，生姜改为干姜 6g，加小茴香 4g，艾叶 10g。

气滞血瘀：多为产后悲伤过度或因产后感寒而致气滞血瘀。临床常见月经先后无定期，量少色紫暗夹有血块，经行腹痛或乳房胀痛，舌质紫暗，脉象沉细而涩或弦细。基本方去麦冬，白芍改赤芍 9g，加香附 9g，乌药或桃仁 10g。

痰湿盛：多见于产后生活安逸，食欲旺甚，嗜食肥腻味厚之患者。临床常见月经后期，甚或经闭，白带频多，面色㿠白，眩晕时作，胸闷泛恶，心悸等症状。基本方去阿胶、丹皮、麦冬，加苍术 6g，白术 10g，厚朴 4g，陈皮 6g，茯苓 10g。

3 个月为 1 个疗程，每月于经期前后各服 3 ～ 5 剂。

（三）疗效分析

痊愈：经治疗后诸症消失，并于半年内怀孕者，计 26 例。

有效：经治疗 1 ～ 2 个疗程后，病症消失或减轻，但未在半年内怀孕者 2 例。

无效：经治疗 1 ～ 2 个疗程之后，各种症状未消失和减轻者，或又有新的并发症出现者 2 例。总有效率为 93.3%。

（四）病案举例

王某，女，28 岁。1992 年 11 月 8 日初诊。患者于 5 年前曾怀孕，因学习需要而行人流流产手术并上节育环 1 年余。取环后 2 年余，月经先后无定期，经行色紫夹有血块，经行时小腹胀痛，乳房作胀，面色暗滞且见蝴蝶斑，屡服逍遥散及乌鸡白凤丸等药，病症未减。家庭因其长期不孕而苦恼，故求余诊治。诊见舌苔薄，边有齿痕紫斑，脉象沉细而涩。因流产之后，学习紧张而致肝气郁结，久而久之，气不行血而致瘀血内结。拟温经汤方加减治之。处方：

桂枝 9g　党参 12g　丹皮 9g　红花 6g
吴茱萸 9g　川芎 9g　莪术 9g　阿胶 9g
当归 9g　小茴香 9g　炙甘草 5g　赤芍 9g

嘱患者每于经前、经后各服 5 剂。连服 2 个月经周期后，精神大振，诸症消失，自觉体力转佳，续以逍遥丸善后。于1993年5月怀孕，并于1994年2月顺产一女婴，体健。

（五）体会

仲景温经汤为妇科调经常用方，主要适用于冲任虚寒而有瘀滞的月经不调、痛经等症。继发性不孕症有诸种原因，其中又以阳气虚弱为多见。方中人参、桂枝、生姜、吴茱萸能温阳益气；当归、阿胶、芍药能养血活血、敛阴和营；半夏、人参又可温健脾胃；川芎、丹皮可理气活血；脾胃旺则气血生化之源旺。全方药物标本兼顾，在治疗继发性不孕症时，随证加减，可获佳效。

十二、疏通培元法治疗不孕症体会

笔者于1989～1992年，运用疏通培元法治疗女性不孕症30例，取得了满意的疗效。现将临床疗效观察报告如下：

（一）临床资料

30例不孕患者中，25岁以下者5例，25～29岁者14例，30～34岁者6例，35～37岁者5例。本组病例中，2年不孕者13例，3年不孕者7例，4年不孕者4例，5年不孕者3例，6年不孕者1例，8年不孕者2例。原发性不孕症20例，继发性不孕症10例。月经不调导致不孕者9例，闭经者4例，左侧输卵管不通者2例，右侧输卵管不通者3例，两侧输卵管皆不通者4例，附件炎者6例（合并输卵管积液1例，卵巢囊肿2例），子宫发育不良、子宫内膜腺体分泌不足者2例。基础体温呈单相者

13例，双相体温者17例。中医辨证分型属于肝郁气滞型8例，肾虚型7例，肾虚兼肝郁型5例。

（二）治疗方法

疏通培元法：即疏肝理气，活血通经，化瘀散结，益肾填精，阴阳双补的治疗方法。重点在益肾填精。分两型治疗：

1. 肾阴虚不孕者

临床见月经不调或闭经，子宫发育不良，子宫内膜腺体分泌不足者，用疏通培元汤1号。处方：

牛膝10g　水牛角粉30g　巴戟天15g　山茱萸15g
路路通10g　鹿角胶15g　仙茅15g　当归15g
王不留行10g

2. 肝郁型不孕者

临床出现少腹胀痛，或牵扯痛、痛经，输卵管不通，或者附件包块、卵巢囊肿等症者，用疏通培元汤2号。处方：

柴胡5g　香附10g　路路通12g　野菊花15g
枳壳5g　田七10g　王不留行12g　当归10g
穿山甲10g　牛膝12g　蒲公英15g　紫花地丁15g

加减法：少腹痛甚者，酌加五灵脂、蒲黄、红花、桃仁、川芎、白芍、白芷各10g；月经先期者，加生地黄、旱莲草各15g；月经后期者，加鸡血藤30g，泽兰10g；月经量过多、行经期长者，经期酌加旱莲草25g，黄芩炭、栀子炭、五味子各10g，乌贼骨30g，原方去活血通络之品。无排卵者，酌加龟板、鹿胶各15g；黄体功能不足者，加山萸肉15g，紫河车20g；附件包块者，酌加夏枯草、鳖甲各15g，海藻、昆布各20g，牡蛎60g（先煎），水蛭 8g。

（三）疗效观察与治疗结果

1. 疗效观察

按照《中华人民共和国中医药行业标准——中医妇科不孕病症诊断疗效标准》疗效评定。治愈：2 年内受孕。好转：虽未受孕，但与本病有关的症状、体征及实验室检查有改善。未愈：症状、体征及实验室检查均无改善。

2. 治疗结果

本组 30 例，原发性不孕症者 20 例，继发性不孕症者 10 例。治疗后受孕 27 例，未孕 3 例，受孕率为 90%，其中治疗 1 个月受孕者 2 例，2 个月受孕者 7 例，3 个月受孕者 10 例，4 个月受孕者 4 例，5 个月受孕者 2 例，6 个月受孕者 1 例，一年内受孕者 1 例。从治愈率看，病程越短，治愈率越高。3 例未愈者，均系结婚后 5 ～ 8 年未孕者。从年龄分析，35 岁以下者治愈率较高。

（四）典型病例

林某，女，32 岁。因结婚 5 年未孕，于 1989 年 10 月 8 日来我院求医于吾。患者诉结婚已 5 载，夫妇同居，未避孕亦未受孕。自结婚后，月经延后，40 ～ 55 天一行，经色暗红，经量偏少，无瘀血块，经行 6 天净。经前乳房胀痛，小腹无所痛。平时腰酸软，行经时腰酸痛如折。末次月经 9 月 27 日。纳可，二便调。同年 3 月，曾到某医院做内分泌学检查：雌二醇 53.27pmol/mL（排卵期）；207.8pmol/mL（黄体期）；促黄体生成素 22.68mIU/mL（黄体期）；孕酮 19.82nmol/L; 促甲状腺激素 6.35mIU/L；垂体催乳激素 313mIU/L。患者又于 8 月做子宫输卵管碘油造影示：双侧输卵管欠通畅。曾服维生素 E 片、炔雌醇、安宫黄体酮片、甲状腺素片等药，但月经仍不调。测基础体温 5 个月，呈单相体温。诊见：脉细，尺脉弱，舌质略淡，苔薄白。妇科检查：外阴已婚未产式；阴道壁光滑、通畅；宫颈光滑，子宫后位，大小正常，质中等，活动度正常，无压痛；双侧附件未见异常。中医辨证属肾虚型不孕症。药用疏通培元汤 1 号。日 1 剂，水煎服 2 次。

10 剂后，月经于 10 月 19 日来潮，经色红，经量较前增多，量中等，无血块，经前乳房无胀痛，小腹不痛，经行 5 天净。基础体温呈双相，高温相呈锯齿状。于此方基础上略加调整。治疗月余，共服 25 剂，月经到期未至，基础体温呈双相，于高温持续 16 天时，查尿 HCG 阳性，次年 9 月足月生一男婴。

（五）讨论与体会

不孕症虽病因多端，病机复杂，然而据吾临床观察与验证，此病与肝肾两脏关系最为密切。女为阴体，以血为本，有余于气，不足于血。女子素体多抑郁，肝气郁结，气机不畅，疏泄失常，气血不和，冲任失调，故难以摄精成孕。临床多见患者经前乳房胀痛、痛经、月经愆期、输卵管不通、附件炎、附件包块和卵巢囊肿诸症。

肾虚是导致不孕症又一主要原因。肾主藏精，为生殖之本，天癸之源。肾又主冲任，冲为血海，任主胞胎，二脉相资，方能有子。若肾精不足，天癸衰少，则子宫发育不良。子宫内膜腺体分泌不足，形成闭经不孕之症。

根据“乙癸同源”之理，本着肝肾同治法则，用疏通培元法治疗不孕症，意在疏肝理气，活血调经，化瘀散结，益肾填精，使阳得阴生，阴得阳助，阴阳平衡。精血充，天癸至，奇经通，自可成孕。方中佐以清热解毒之中药，又能消附件包块，使堵塞的输卵管通畅而受孕。

《类证治裁》曰：“经不准，必不受孕。”笔者深深体会到，欲求子，必先调经，即所谓“调经种子法”。若属闭经引起不孕症时，不可一见闭经，则以瘀论，以免犯“虚虚”之戒。

十三、补肾暖宫汤治疗不孕症体会

笔者从1985年开始，以自拟补肾暖宫汤为主治疗不孕症，取得较好的效果。现将连续治疗2个月以上的70个病例，总结报告如下：

（一）临床资料

1. 诊断标准

不孕症是指女子结婚2～3年以上，男子无病，性生活正常，未避孕而没有生育的，为原发性不孕症；或已孕育1～2胎后未避孕，又数年不再孕育的，即为继发性不孕症。

2. 一般资料

70例均为门诊病例，原发性不孕症48例，继发性不孕症22例，年龄25岁以下者6例，26～30岁者32例，31～35岁者24例，36～40岁者5例，41～45岁者3例。病因属月经失调，黄体功能不足者24例，痛经、小子宫、子宫发育欠佳者32例，卵巢囊肿者 6 例，子宫肌瘤者 3 例，其他 5 例。

（二）治疗方法

以补肾暖宫汤为主方。处方：

巴戟天肉 12g　菟丝子 12g　枸杞子 12g　淫羊藿 12g
山萸肉 12g　黄精 12g　仙茅 12g　当归 12g
熟地黄 12g

根据月经周期分为月经期、经后期（增值期）、真机期（排卵期）、经前期（分泌期）。本方适用于整个月经周期。随证加减：如兼有痛经，本方服至真机期，于经前期去枸杞子、菟丝子，加制香附、川芎、红花，兼以行气活血化瘀，服至月经期结束。如兼有经前乳房胀痛，本方去仙茅、淫羊藿、巴戟天肉，加柴胡 9g，赤芍 10g，夏枯草 8g，望江南 8g，青皮 6g，兼以疏肝解郁，行气活血。如经期缩短，本方去仙茅、淫羊藿，加墨旱莲 8g，女贞子 8g。2 个月为 1 个疗程。

（三）疗效分析

疗效判定：治疗 1 个疗程受孕者 29 例，占 41.4%；治疗 2 个疗程受孕者 23 例，占 32.9%；治疗 1 ～ 2 个疗程未受孕者 18 例，占 25.7%。总有效率为 74.3%。从临床来看，治疗不孕症的时间长短与疗效没有显著的关系。服药过程中没有特殊情况，在服药 2 ～ 4 个月内，受孕机会最多，临床观察本方对月经不调、黄体功能不足、痛经、小子宫、子宫发育不全疗效较好。在受孕的 52 例中，仅 2 例为卵巢囊肿，其余 50 例均为上述前两种病因。临床还观察到：年龄在 35 岁以下，病程在 5 年以下者成功率较高，分别为82.7%，81.1%；原发性不孕症疗效明显高于继发性不孕症，分别为79.1%，63.6%。

（四）典型病例

例1 朱某，女，30岁，工人。1980年9月11日初诊。患者婚后8年未孕，18岁月经初潮，月经后期，40～50天一行，量少色淡红，经行时小腹微胀。脉细沉，舌苔薄白。妇科检查：已婚未产式，子宫体偏小。曾多方求治，服药数百剂无效。综合脉症，乃属肾虚冲任不足，气血衰少，宜投补肾暖宫汤加香附、川芎，共治疗3个月，服药65剂，次年2月份时停经50天，尿妊娠试验阳性，妊娠足月剖宫产一男婴。

例2 陈某，36岁，工人。1987年2月5日初诊。患者已婚12年，于11年前生育一胎，至今不孕。3年来月经先期，甚至一月两至，量多，经前1周两侧乳房胀痛，性情易躁。脉弦细，舌苔薄白、质红。证属肝郁气滞，冲任失调，予补肾暖宫汤去仙茅、淫羊藿，加柴胡、望江南、赤芍、青皮、夏枯草、生地黄，每于月经干净后服至下次月经来潮前。服药35剂后，经水停闭45天，尿妊娠试验阳性，妊娠足月分娩，生一男婴。

十四、疏肝益肾法治疗功能性不孕症体会

笔者于1983～1992年间，从“女子以肝为先天”“肾主生殖”的宗旨出发，运用疏肝益肾法，结合月经周期的变化用药，治疗功能性不孕症102例，收取了满意的效果。现总结如下：

（一）临床资料

1. 诊断标准

全部病人均按中国中西医结合研究会妇产科专业委员会 1987 年女性不孕症标准。凡育龄妇女婚后 2 年，夫妇同居，性生活正常，男性生殖功能正常，未避孕而不孕者，称为原发性不孕症；末次妊娠后 2 年未避孕而不孕者，称为继发性不孕症。

本组病例均经妇科检查，部分患者行诊断性刮宫，或子宫输卵管碘油造影等相关检查，排除器质性病变及先天性畸形者。

2. 一般资料

102 例不孕症中，原发性不孕症 77 例，继发性不孕症 25 例；年龄 25 岁以下者 12 例，26 ～ 30 岁者 31 例，31 ～ 35 岁者 39 例，36 ～ 40 岁者 15 例，41 岁以上者 5 例；病程 2 年以上者 4 例，3 年以上者 31 例，4 年以上者 22 例，5 年以上者 5 例；病因月经失调，黄体功能不足全者 69 例，痛经、子宫偏小者 28 例，其他 5 例。

（二）治疗方法

1. 结合月经周期变化分期治疗

经前期（分泌期）及行经期：以逍遥散合四物加减。处方（简称 I 号方）：

软柴胡 5g　当归 10g　川芎 5g　续断 10g
制香附 10g　赤芍 10g　炒白术 10g　桑寄生 12g
合欢皮 15g　生地黄 12g

经后期（增殖期）至真机期（排卵期）：以逍遥散合五子衍

宗丸加减。处方（简称Ⅱ方号）：

软柴胡 3g	炒白术 10g	茯苓 10g	枸杞子 10g
炒当归 10g	制香附 6g	菟丝子 15g	肉苁蓉 10g
炒白芍 10g	合欢皮 15g	覆盆子 10g	巴戟天 10g

2. 服法

Ⅰ号方于经前 5 ～ 7 天服至行经第 4 ～ 5 天；Ⅱ号方于月经第 6 天起服至经净后第 5 ～ 7 天。

3. 随症加减

痛经者：Ⅰ号方加川楝子、延胡索各 10g。经前乳房胀甚者：Ⅰ号方加橘叶、橘核各 12g，娑罗子 10g，鹿角霜 12g。肾虚偏甚者：于经净后加服乌鸡白凤丸 1 粒，每日 2 次，共 5 ～ 7 天。服药 3 个月为 1 个疗程。

（三）疗效分析

1. 治疗结果

治疗 1 个疗程受孕 46 例，占 45.1%；治疗 2 个疗程受孕 32 例，占 31.4%。无效：治疗 2 个疗程未受孕 24 例，占 23.5%。总有效率为 76.5%。部分患者经治疗后，临床症状消失，黄体功能改善，但未受孕者，亦作无效论。

2. 病因与疗效关系

从临床观察，本法对月经失调、黄体功能不足引起的不孕，有效率最高为 91.3%。其次为痛经，有效率为 84.2%。

3. 病程与疗效关系

病程越短，疗效越好（$P<0.05$）。原发性不孕症的疗效高于继发性不孕症（$P<0.05$）。

（四）病案举例

潘某，女，29岁。1989年4月12日初诊。患者婚后6年未孕，夫妇同居，爱人精液常规检查正常。18岁初潮，40天左右一行，行经时间5～6天，量偏少（用纸不足1包），色紫红，夹小血块，伴经前乳房肿痛有块，经至则缓，经期小腹胀痛，腰酸，末次月经1989年3月5日。刻下：经前期，两乳房肿痛有块3天，苔薄舌红，脉细弦。半年前在院外做子宫输卵管碘油造影无异常，测基础体温呈不典型双相。妇科检查：外阴已婚未产式，阴道畅，宫颈光，子宫前位，略小，活动好，双附件无异常。诊断：原发性不孕症。证属肝郁肾虚，冲任不能相资而不孕。治宜疏肝益肾，调和冲任。以Ⅰ号方加橘叶、橘核各12g，娑罗子10g，鹿角霜12g。7剂。每日1剂，水煎服。经净后予Ⅱ号方加乌鸡白凤丸，每日2粒，共7天。如此用上述方法治疗4个周期，月经正常，临床症状消失，基础体温呈现双相，于第5个月妊娠，次年5月底足月分娩一女婴。

（五）体会与讨论

“女子以肝为先天”，而月经则为肝之余血下注血海而成；肾藏精，主生殖，肾气的盛衰，主宰着天癸的至与竭，冲为血海，任主胞胎，且冲任隶属于肝肾。故肝气条达则血脉流通，经候如常，肾气充盛，天癸成熟，任通冲盛，则月事以时下，阴阳和，故能生子。反之则可导致不孕。尤其是婚后如因求子心切或久不受孕，每易导致肝气郁结，若郁久则易化火伤阴，必致肾阴亏损，肾气匮乏。由此可见，功能性不孕症患者多表现为肝郁肾虚的病理状态。其治疗应以疏肝益肾为主，但应根据肝郁及肾虚的程度有所侧重。若肝郁偏重的，治疗重在经前及经期，以疏肝理气、活血调经为主，佐以益肾，取Ⅰ号方治疗，使肝郁得解，经血畅行，冲任相资则能受孕；如偏于肾虚的，治疗重在经后期至真机期，取Ⅱ号方加乌鸡白凤丸，意在疏肝的同时，增强益肾调冲助孕之功；若肝郁肾虚并重者，则应肝肾并治，予Ⅰ号方、Ⅱ号方合用，使肝郁疏，肾气盛，冲任调和，经孕如常。

前贤傅青主认为："肝郁肾亦郁。"故在服药同时，应重视对不孕症患者的心理治疗。必要时应进行性生活指导，以期缩短疗程，提高疗效。笔者根据有关资料及临床验证，将黄体功能不足和子宫偏小纳入肝郁偏肾虚型中，侧重于用Ⅱ号方加乌鸡白凤丸治疗，每每收到满意效果。

十五、促排卵汤治疗排卵功能障碍性不孕症

不孕症患者，因排卵障碍所致不孕者约占 15% 左右。排卵障碍包括无排卵和排卵稀发。后者虽有排卵但排卵过少，以致受孕机会大为减少。近年来，我们采用以补肾活血类中药和罗勒组成的促排卵汤进行治疗，取得较好的疗效。现报告如下：

（一）临床资料

29 例患者均为婚后 2 年以上，经基础体温（BBT）测定或子宫内膜活组织检查，诊断为排卵功能障碍性不孕患者。年龄 23 岁 2 例，24 ～ 30 岁 25 例，32 岁 1 例，35 岁 1 例。治疗前所有病例均做妇科常规检查、输卵管通畅试验，配偶进行精液常规化验，排除其他不孕因素。

（二）治疗方法

基本方（自拟方）：

熟地黄 15g　五味子 15g　丹参 15g　仙茅 9g
菟丝子 15g　鹿角霜 15g　生山楂 15g　蛇床子 9g
淫羊藿 15g　当归 15g　鲜香菜 30g　制附子 9g
肉苁蓉 15g　白芍 15g

加减：经前胸胁、少腹胀痛，心烦者，加柴胡、制香附各10g，木香 9g。性欲淡漠、腹寒肢冷者加淫羊藿、山萸肉各 15g，菟丝子重用至 30g。痛经腹胀者加川楝子 12g，延胡索 16g。经量少，色红无块，带下量少质稠者去淫羊藿、仙茅，加女贞子、旱莲草各 15g。

对于月经周期正常患者，可于月经来潮的第 5 天开始服药，每日 1 剂，连服 10 ～ 15 剂，每剂水煎，分早晚 2 次空腹温服。对于月经周期为 3 ～ 4 个月或后错无定期者，待月经周期满 30 天，每天肌肉注射黄体酮注射液 30mg，连续 5 天，待月经来潮的第 5 ～ 9 天，常规服用克罗米芬，并于月经来潮的第 10 天，开始连服促排卵汤 7 剂，每日 1 剂。治疗 3 个月为 1 疗程。

（三）治疗结果

以 BBT 的改变作为判断疗效的依据。治疗前 BBT 为单相，或不典型双相或双相而黄体功能表现不良者，经治疗后妊娠或 BBT 改变为双相，黄体功能表现较好或良好为有效；治疗后妊娠或 BBT 仍呈单相或不典型双相为无效。

经 1 ～ 3 个疗程治疗，已妊娠者 12 例，BBT 转呈双相型 8

例，黄体功能转良好 4 例，无效 5 例。

（四）典型病例

张某，女，30 岁。1988 年 12 月 16 日初诊。患者婚后 5 年不孕。于婚后 1 年不孕时曾到某医院做子宫内膜活检提示为增殖期子宫内膜，输卵管通水试验正常，子宫略小于正常。月经 10 岁初潮，35 天左右一行，5 天干净。测 BBT 为单相型，曾口服克罗米芬片，肌肉注射绒毛膜促性腺激素针剂，效果不佳。平素觉小腹、四肢寒冷，性欲淡漠，舌淡，苔白腻，脉细弱。辨证为肾虚型不孕，用促排卵汤加减服用 7 个月经周期，BBT 呈双相型。1989 年 10 月受孕停经，后足月分娩一健康女婴。

（五）体会

据临床观察，多数排卵功能障碍性病人均有不同程度的肾虚和血瘀症状。促排卵汤主要由补肾和活血化瘀类中药组成。补肾类中药能促进卵泡发育和排卵，并能恢复低雌激素水平，已为多数临床和实验室研究证实。在调整月经周期中，对确有血瘀证的患者，用活血化瘀兼补肾法，可收到较好疗效。对无明显血瘀证者，用补肾法再加活血化瘀能提高排卵率，这可能与活血化瘀类中药能调节血液分布及体内物质代谢等以调整内分泌有关。

研究表明，罗勒含有雌二醇（E_2）、雌三醇（E_3）、茴香脑、芳樟脑等。罗勒所含雌激素可通过受体及反馈机制，促进卵巢内卵泡发育及垂体促性腺素 FSH 及 LH 的分泌，以促使排卵和健全黄体功能。山东中医药大学金维新等报道：单用罗勒胶囊治疗女性无排卵性不孕症，总有效率达 91.2%，妊娠率为 28.1%，其排卵总有效率高于克罗米芬的75.7%。对29例女性排卵功能障碍性不孕症进行临床小结，初步表明在补肾活血药物中加入罗勒治疗女性排卵功能障碍性不孕症的总有效率为83.8%，妊娠率为41.4%。妊娠率高于单纯使用罗勒胶囊。其中机理，尚有待进一步探讨。

十六、柴疏四物汤加减治疗不孕症

近10年来，笔者拟柴疏四物汤加减，治疗肝郁不孕症38例，疗效满意。小结如下：

（一）临床资料

38例中，原发性不孕症者28例，继发性不孕症者10例，年龄最小者24岁，最大者40岁，病程最短者2年，最长者16年。

本组病例均为婚后夫妇同居2年以上，并在月经前或月经来潮时有明显的胸胁、乳房和小腹胀痛者。其中，以从未怀孕者为原发性不孕症，既往曾生育或流产过，而后两年以上未再孕者，为继发性不孕症。

（二）治疗方法

柴疏四物汤加减：

柴胡10g　青皮10g　熟地黄15g　香附15g
当归15g　川芎10g　白芍15g　蒲公英20g
枳壳10g　鹿角霜10g

服药方法：月经干净后第3天开始服药，每日1剂，水煎两次，连服7～10剂。如下次月经来潮时，肝郁症状消失或基本消失，可停药观察；如未完全消失，可如前法再服。3 个月经周期为 1 个疗程。治疗最长时间为 6 个月经周期。

（三）治疗效果

治愈（已怀孕，肝郁症状消失或基本消失）20 例。

有效（肝郁症状消失或基本消失）12 例。

无效（肝郁症状无明显改善）6 例。

（四）典型病例

樊某，女，38 岁。1986 年 3 月初诊。患者婚后 7 年未孕。月经后期，经量涩少，经前乳胀。性情急躁，无故易怒，素喜太息，少腹坠胀，胸胁闷，舌红苔少，脉弦涩。妇科检查：输卵管不完全性阻塞。证属肝气郁滞，冲任不调，脉络受阻，故不能摄精成孕。治宜疏肝理气，和血通络，调经为主。用柴疏四物汤加减，治疗 3 个疗程诸症消除，嘱停药观察。于 1987 年 12 月 10 日足月分娩一男婴。

（五）体会

不孕症病因甚多，病理复杂。临床所遇此症以肝郁不孕者居多。中医有“女子以肝为先天”之说，女性生殖功能与肝之关系为历代医家所重视。肝为一身气机疏泄之中枢，肝藏血，主疏泄，性喜条达。肝气疏泄有序，冲任和谐，是月经按时来潮，胞宫孕育胎儿的重要条件。若情志不舒，或暴怒伤肝，肝失条达，疏泄失常，冲任不调，胞脉不畅或血虚不养胞宫，每致不孕。

柴疏四物汤中取柴胡疏肝解郁。枳壳、青皮、香附行气宽中，散结调经。鹿角霜补肾，生精养血。蒲公英清热解毒消肿。四物汤补血调经，补中有通，补而不滞。全方共奏疏肝理气、养血和血之功。脉络通畅，冲任和调，自能摄精受孕。病者除服药治疗外，尚须舒畅情怀，切忌精神紧张，这是受孕的内在因素。

十七、肾虚型不孕症治疗体会

肾虚型不孕症患者在女性不孕症中较为常见。近年来，笔者在辨证分型的基础上，用补肾、调经、攻补结合和调整机体外环境的方法治疗本病，取得较为满意的疗效。现小结如下：

（一）一般资料

本组病例均系健康已婚，配偶健康，有正常性生活，同居 1 年以上，未避孕而未受孕的妇女共 182 人。最小年龄 23 岁，最大年龄 36 岁；不孕年限最短 2 年，最长 13 年。无排卵型月经 167 例，闭经 18 例，多囊卵巢 15 例，闭经溢乳综合征 3 例。

（二）治疗方法

1. 肾阳虚型

主症：面色少华，形寒肢冷，小腹冷痛，月经后愆，量少质薄色淡，腰膝酸软，舌质淡，脉细。

治法：温肾种子。

处方：

当归 12g　肉苁蓉 24g　淫羊藿 10g　鹿角霜 30g
川芎 10g　仙茅 10g　紫石英 12g　佩兰 15g
菟丝子 15g

水煎服，每日1剂。自月经来潮之日起开始，连服7～8剂。

2. 肾阴虚型

主症：月经先期，量少，色紫暗，质黏稠，口干咽燥，面色少华或颧赤，舌质红，苔少，脉细数。

治法：滋肾种子。

处方：

熟地黄15g	川芎10g	制首乌15g	旱莲草15g
枸杞子15g	菟丝子15g	女贞子15g	佩兰15g
当归12g	肉苁蓉24g		

水煎服，每日1剂。自行经之日开始，服10剂。

3. 气血双虚型

主症：面色㿠白，神疲乏力，月经后愆或闭止，舌质淡嫩，苔薄，脉细无力。

治法：益气、养血、调经。

处方：

党参30g	熟地黄12g	川芎6g	鹿角霜15g
黄芪30g	焦白术10g	益母草12g	佩兰10g
当归6g	白芍10g	茯苓10g	

水煎服，每日1剂。服5剂停5天，每个月经周期服药15剂。

（三）疗效分析

1个月经周期（30天）为1个疗程，1～3个疗程后判定疗效。

有效：①妊娠；②基础体温出现双相，高温相大于12天，高低温差大于 0.3℃；③月经来潮；④宫颈黏液有周期改变，羊齿状结晶典型。

无效：治疗 1 ～ 3 个月无改善。

治疗结果：本组 250 例中，有效 180 例（其中妊娠 72 例，流产 6 例），无效 70 例。

（四）讨论与体会

1. 补肾可调整机体生殖内环境，这是提高疗效的基础。中医学认为，女子孕育之本在于肾气实，任脉通，太冲脉盛，天癸至，月事以时下，方能摄精成孕而有子。《圣济总录》载："妇人所以无子……肾气虚寒故也。"妇人之生长、发育、生殖、衰老均与肾气充盛、衰弱相关。临床上应用补肾之品，滋阴助阳，益气养血，能增强机体代谢，调整阴阳平衡，改变受孕环境。

2. 益气养血调经是提高疗效的前提。经云："种子必先调经。"本组病例中，月经不调者所占比例很大。运用调经之法，恢复正常经行，自然经调而孕成。

3. 辨证分型治疗和周期用药是提高疗效的关键。根据机体气血阴阳转变时象，审证求因用药，方能达到气血调和。患者若从月经来潮开始服药，则效果更佳。

十八、肝郁不孕症治验

（一）治疗方法

处方：

柴胡 10g　枳壳 10g　川楝子 10g　青皮 8g

赤芍 10g　郁金 10g　当归 10g　路路通 10g

6 剂，经前水煎服。

加减：胸胁胀痛不移者，加丹参 15g；经前腹痛者，加益母草 20g；便溏者加白术、云苓各 12g；性情急躁易怒、口干咽干者，加丹皮、栀子各 10g；2 年以上不孕者，平素加服逍遥丸。

（二）治疗结果

42 例中，7 年不孕者 1 例，5 年不孕者 2 例，4 年不孕者 6 例，3 年不孕者 18 例，2 年不孕者 10 例，余 5 例为不足 2 年者。本组病例均经西医检查排除先天生理缺陷及男女方无生育能力者。服药 1 个月内怀孕者 17 例，服药 2 个月内怀孕者 23 例，服药 3 个月怀孕者 2 例。

（三）病案举例

刘某，女，31 岁。1986 年 6 月 16 日初诊。患者婚后 7 年未孕，月经提前 7 ～ 10 天一行，量中等，经期小腹胀痛，经前乳房胀痛不适，心烦易怒，有时精神抑郁，善太息，严重时无故悲伤痛哭，纳可，便调。末次月经 5 月 28 日，脉象弦细略数，舌苔薄白。爱人精液检查正常。

诊断：①原发性不孕症；②月经先期。证属：肝郁气滞，络脉不通。治拟：疏肝通络，理气调经。用上方加香附 10g，6 剂，经前水煎服，平时服逍遥丸。连服 3 个月后随访已怀孕。

十九、不孕症从瘀论治

引起不孕症的原因很多，机理复杂。肾虚、肝郁、痰湿、瘀血等各种因素皆可导致不孕，其中瘀血为一大重要病理环节。

（一）肝郁气滞血瘀不孕

例1 徐某，女，28岁，工人。1989年8月2日初诊。患者未婚前人工流产两次，婚后4年未孕，月经周期40～50天，经期6～7天。经前乳胀，经行腹痛，色紫黑夹血块，平时右侧小腹疼痛，压之痛甚，脉沉弦，舌淡边有紫点。妇科检查：诊断为右侧附件炎，继发性不孕症。输卵管通液欠满意，加上夫妻不和，而致忧思悲虑，情绪低落。证属肝郁气滞，血瘀内阻。治拟疏肝理气，活血化瘀。用开郁种玉汤合失笑散加味治之。处方：

当归12g　制香附15g　五灵脂12g　紫石英30g
白术10g　菟丝子15g　蒲黄10g　柴胡10g
茯苓12g　丹皮10g　丹参12g　炒白芍12g

同时配合活血化瘀的中药保留灌肠。处方：

赤芍10g　桃仁10g　莪术10g　皂角刺10g
红藤20g　红花10g　白花蛇舌草20g

将药浓煎80～100mL，每晚临睡前保留灌肠，用大号导尿管插入肛门约15cm，缓缓注入，以治疗附件炎，经期停用。

按：傅青主说："肝气郁则心肾之脉必致郁之极而莫解……其郁而不能成胎者，以肝木不舒，必下克脾土而致塞，脾土之气塞，则腰脐之气必不利，腰脐之气不利，必不能通任脉而达带脉，带脉之气亦塞矣……其奈何哉？治法必解四经之郁，以开胞胎之门，则几矣，方用开郁种玉汤。"本案用开郁种玉汤合失笑散，以调畅情志，活血化瘀，配合中药保留灌肠，使气通瘀去，病愈而孕。

（二）寒滞肝脉血瘀不孕

例2 张某，30岁，工人。1987年3月4日初诊。婚后3年未孕，月经周期45天，经期5～7天。3年前因经期涉水冒雨，经行10余日方止，经期腰酸痛甚，已有两年之久，脉沉细，舌质淡，苔薄白。妇科检查：轻度宫颈炎，子宫大小正常，两附件无特殊变化。证属寒滞肝脉，气滞血瘀。治拟温经散寒、行气活血，拟少腹逐瘀汤加减。处方：

小茴香10g	赤芍10g	制香附15g	益母草30g
当归15g	干姜5g	五灵脂10g	刘寄奴10g
川芎5g	柴胡10g	官桂8g	

服上方10剂，月经如期而行，量增多，色转红，嘱其在经期服2剂，经间期服5～7剂。按月服药，前后用此方治疗四个周期。1989年8月12日，月经过期不行，经检查，证实早孕。于1988年5月10日顺产一男婴。

按：《医林改错》赞少腹逐瘀汤“种子如神”。本案用少腹逐瘀汤化裁，经期服用2剂，乃通因通用之法，使瘀血下行，新血自生，平时服7～10剂，使寒消气通血顺，胞宫得温而孕。

（三）肾虚宫寒血瘀不孕

例3 王某，女，30岁，教师。1989年6月20日初诊。婚后3年余未孕，月经后期，短则40～50天，长则4～5个月，经常用人工周期治疗，停药后经仍未能按时行而转中医治疗。经期7～10天，量少色不鲜，夹有小血块，平时带多清稀，腰骶酸楚，少腹冷痛，畏寒，基础体温呈单相。妇科检查：正常盆腔。诊断：原发性不孕症。脉沉迟细，舌质嫩边有齿印，苔白滑。证属阳虚宫寒，血瘀内阻。治拟温经散寒，祛瘀养血。仿《金匮要略》温经汤治疗。处方：

吴茱萸 6g	姜半夏 12g	炒白芍 10g	田三七 6g
党参 15g	麦冬 10g	丹皮 10g	紫石英 30g
桂枝 8g	当归 12g	甘草 5g	丹参 15g
川芎 6g	生姜 3g	阿胶 15g（烊化）	

每月经期服 5 剂，经净后过 5 天再服 7 剂，连用 3 个月经周期。结果每月都来月经，10 月份基础体温出现双相，腰酸减轻，白带减少。在原方基础上偏重补肾，去白芍、麦冬、丹皮、生姜，加菟丝子 20g，川续断 12g，鹿角胶 12g。继续服 2 个月，每月 10 剂。于 1990 年 3 月 7 日来诊，停经 2 个月，晨起干呕。尿妊娠试验阳性，提示早孕。

按：《金匮要略》温经汤提示："亦主妇人少腹寒，久不受胎。"临床如是月经后期，量少，并伴有腰酸、畏寒、带清稀、少腹冷痛等虚寒之证，用之屡收效验。

（四）气血两虚血瘀不孕

例 4 李某，女，29 岁，农民。1987 年 2 月 5 日初诊。患者婚后 4 年未孕，月经错后，经行腹痛，按之更甚。经量多，色淡夹块，腰酸痛，四肢冰冷，面色少华，舌淡苔薄，脉细弱。基础体温呈单相。妇科检查：宫体前位，子宫偏大。B 超提示：子宫小肌瘤。中医辨证属气血两虚，血瘀不孕。治拟：补气养血，化瘀调经。用参芪四物汤加味。处方：

炙黄芪 30g	党参 15g	当归 15g	夏枯草 15g

白芍 12g　　阿胶 12g（烊化）　川续断 12g　赤芍 l2g
桃仁 10g　　黄药子 15g　　紫石英 30g　蒺藜 10g
熟地黄 15g　炮甲片 10g

按： 本案患者子宫肌瘤，属中医癥瘕范围。《女科经纶》言：“善治癥瘕者，调其气而破其瘕。”张洁古说：“由于脾胃怯弱，气血两衰，四时有感，皆能成积。若遽以磨坚破结之药治之，得药暂快，药过依然，疾未去而人已衰矣……故善治者，当先补虚，使气血旺，其积消。”故本案用参芪四物汤加味补养气血，补冲任之不足，用桃红、夏枯草、炮甲片、黄药子软坚散结、祛瘀通络，使气血充足，瘀去新生，胞宫得养，自能摄精成孕。

（五）讨论

血瘀乃是女子不孕的重要因素。现代医学的输卵管阻塞、子宫内膜异位症、子宫肌瘤等疾病导致不孕的，无一不与瘀阻有关。特别是流产后导致的继发性不孕症，与瘀血关系更大，大多为流产及手术引起的并发症。流产手术损伤脉络、营血外流瘀滞、妊娠物滞留、生殖道的感染炎症、粘连等都属于瘀血留聚。胞宫留瘀，或胞脉胞络瘀浊内阻，致使冲任气血受阻，影响胞宫的修复，阻碍了精卵在生殖道的运行和摄纳，因而导致不孕。古人对这方面早有详细论述。如《医宗金鉴》曰：“因宿血积于胞宫，新血不生不能成孕。”《张氏医通》云：“妇人立身以来全不产，及断乳后十年二十年不产，此胞门不净，中有瘀积结滞也。”这些论述给后世很大启示。因此，我们根据“宿血积于胞中，瘀血不能成孕”的理论，审证求因，根据不同原因引起的瘀血，配合活血化瘀、荡涤胞宫、排瘀生新，从而使脏腑、气血、经络更好地协调发挥作用，促使摄精成孕。

二十、输卵管阻塞性不孕症中西医结合治疗体会

输卵管阻塞性不孕症是妇科常见病。笔者运用活血化瘀、疏通经络的理论，自拟“通管汤”，配合西药宫腔注入，治疗本病58例，疗效满意。现报告如下：

（一）临床资料

本组58例患者中，年龄23～30岁者32例，31～35岁者18例，36～40岁者8例；病程3～5年者38例，6～10年者20例；伴有慢性盆腔炎者25例，双侧附件炎者33例。

本组病例全部为经输卵管碘油造影，确诊为双侧输卵管阻塞不通者。

（二）治疗方法

1. 中药疗法

基本方：莪术、丹参、细辛、大黄、炮山甲、水蛭、当归、桃仁、三棱、红花、甘草。

用法：上药按常规用量，每个月经周期用药10剂，于月经来潮后5天开始用药。每日1剂，用水煎3次，将3次药汁合并，取100mL药液乘温保留灌肠，隔日1次，每月5次为1个疗程，余下药液1日2次分服，10天为1个疗程。每剂药三煎后药渣，用布包裹热敷下腹部，冷却时蒸热再敷。每日上下午各敷1次，每次40～60分钟。

2. 西药疗法

药物：庆大霉素8万单位，地塞米松10mg，利多卡因5mg，糜蛋白酶5mg，654–2 1mg，生理盐水20mL。

用法：于月经干净后3～5日，用宫腔导管行缓慢的宫腔注入，首次量不得超过10mL，速度1mL/min，隔日1次，每月5次为1个疗程，连续3个疗程。治疗期间禁止性生活。

（三）疗效观察

1. 疗效判定

痊愈：治疗3个疗程后，输卵管碘油造影双侧通畅或半年内受孕者。

有效：造影见单侧通畅者。

无效：3个疗程后造影复查，双侧均不通畅者。

2. 治疗结果

痊愈39例，有效13例，无效6例，总有效率为89.6%。

（四）讨论

输卵管阻塞性不孕症，病因主要为炎症引起的充血肿胀、粘连、闭塞。中医认为，气滞血瘀为主要致病因素，故治疗原则重在活血祛瘀，以达疏通经络、瘀祛生新之目的。西药宫腔注入侧重局部抗菌、消炎、解痉、抗过敏、改善微循环，故优于全身用药。

本疗法中，“通管汤”具有抗菌、破血逐瘀之功效。方中莪术、三棱、桃仁、红花行血破瘀、攻逐积滞；丹参活血祛瘀、扩张血管；细辛散寒、止痛、抗菌；大黄抗菌泻下；炮山甲散瘀通络、消肿、排脓；水蛭破癥逐瘀、抗凝、扩血管、促吸收；当归补血行血；甘草调和诸药。

中药灌肠利于盆腔炎症因子吸收，提高盆腔组织药物浓度，增强疗效。药渣外敷能起到热敷的物理作用。促进血液循环，有利于炎症吸收和药物透入。

宫腔缓慢加压注入药液，对粘连的输卵管能起到物理扩张作用，有利于粘连的解除，可使管腔复通。加之药物作用，功效更显著。

二十一、输卵管阻塞性不孕症活血化瘀法治疗

输卵管病变是不孕症的常见因素，约占不孕症的三分之一，其中又以炎症性输卵管阻塞为最多见。近几年，我们采用活血化瘀配合西药治疗 60 例本病患者，取得较满意的疗效。现小结如下：

（一）临床资料

1. 病例选择

选取 1989 年元月至 1993 年 12 月在本院门诊就诊，基础体温呈双相，结婚 2 年以上或流产后 2 年以上以及第一胎产后 3 年以上夫妇同居，排除男方不育因素，而仍未受孕，经子宫输卵管碘油造影，证实输卵管不通者，作为观察病例。

2. 年龄及不孕年限

22～29 岁者 20 例，30～34 岁者 26 例，35 岁以上者 14 例。不孕年限:2～3 年者 36 例，4～5 年者 14 例，6 年以上者 10 例。其中原发性不孕症 24 例，继发性不孕症 36 例。

3. 辨证分型

（1）气滞血瘀型：平素少腹胀痛，经前期乳房作胀或乳头发硬、痒、痛，胸胁胀满，善叹息，甚或急躁易怒，经行腹痛，量少不畅，有血块，舌暗脉涩，舌下静脉怒张。

（2）寒邪凝滞型：腰腿酸软，平时少腹有凉感，经期或经后小腹冷痛喜按，得热痛减，经行后期量少色淡，小便清长，苔白润，脉沉。

（3）痰湿下注型：面色㿠白，形体肥胖，头晕、心悸、呕恶胸闷，经行后期，量少，带多质稠，脉滑，苔白腻。

（二）治疗方法

1. 根据本病多有经行后期、量少、不畅、疼痛的特点，采用少腹逐瘀汤温经活血化瘀，调经种子。处方：

官桂 3g	干姜 3g	川芎 6g	延胡索 10g
小茴香 3g	当归 12g	赤芍 10g	五灵脂 6g
蒲黄 6g	没药 6g		

气滞血瘀型加柴胡 6g，香附 10g，川楝子 10g。寒邪凝滞型干姜加倍，加吴茱萸 6g，荜茇 6g，麻黄 3g。痰湿下注型加姜半夏 10g，陈皮 9g，茯苓 15g，白术 10g。此方平时水煎服，日 1 剂。经行之时，服用 3 剂，因势利导引血下行，祛瘀生新。

2. 庆大霉素 8 万单位肌注，每日 2 次。胎盘组织液 1mL，肌注。每日 1 次，均在月经干净第 1 日起应用，连用 1 周。维生素 E 200mg，口服，月经干净第 1 日起服用，连用 20 日为 1 个疗程。

（三）治疗结果

经上方治疗，一疗程受孕者 32 例，二疗程受孕者 15 例，未受孕者 13 例，未受孕者做输卵管通液复查仍不通。

按阻塞部位：输卵管部分阻塞者受孕 24 例，完全阻塞者受孕 6 例；一侧输卵管阻塞者受孕 14 例，双侧阻塞者受孕 3 例。

按证型：气滞血瘀型受孕 29 例，寒邪凝滞型受孕 13 例，痰湿下注型受孕 5 例。

（四）验案举例

例 1　赵某，女，28 岁。1989 年 7 月 6 日初诊。患者婚后生一女孩，后 5 年一直未再孕，经数家医院检查，确诊为双侧输卵管不通，中西药多方治疗无效。男方检查正常，症见经期正常，量中、色红，夹有小血块，少腹胀痛，经前乳胀，胸闷善叹息。平时腰膝酸软，小腹针刺样疼痛，下坠有便意感。舌苔白质暗，舌下静脉怒张，脉细涩。妇科检查未见异常。行子宫输卵管造影示双侧输卵管通而不畅。辨证为气滞血瘀型。治拟疏肝理气，活血化瘀。投少腹逐瘀汤加柴胡、香附、川楝子、广郁金；西药按疗程用药。1 疗程终，月经未行，查尿 HCG 阳性，后足月顺产一婴，母婴健康。

例 2　闫某，女，25 岁。1990 年 2 月 3 日初诊。患者婚后 3 年未孕而来就诊。男方检查正常。女方 15 岁月经初潮，每月一行，每次 2 ～ 3 天，量少色淡，夹有小血块，小腹疼痛，平时腰酸头晕，少腹隐痛有凉感，性欲低下，舌淡，脉沉细。妇科检查未见异常。行子宫输卵管造影检查示右侧输卵管通而不畅，左侧不通。辨证为寒邪凝滞型。治以温经散寒，活血化瘀。投少腹逐瘀汤加吴茱萸、荜茇，干姜量加倍。西药同前述，调治两个疗程，于1990年4月11日停经，查尿HCG阳性，后足月顺产一女婴，母婴健康。

（五）讨论与体会

输卵管阻塞，中医学文献中无此记载，依据症状散见于“无子”“断绪”“带下”“痛经”等篇中。本资料均以“无子”“断绪”即不孕症而来就诊。临证中我们发现输卵管阻塞性不孕症患者多有少腹疼痛，经行不畅，后期量少等症。中医理论认为“痛则不通，不痛则通”“痛者寒气多也，有寒故痛也”，妇女以血为本，以气为用，贵在气血流畅。气滞血瘀，阻滞经络，阳精阳血不能施摄，故不得孕。根据中医辨证论治原则，可辨为气滞血瘀，寒邪凝滞，痰湿阻滞，本病的病理特点为经络阻滞而致不孕。依此特点，拟活血化瘀为主，调经种子。少腹逐瘀汤中官桂、茴香、干姜温经散寒；当归、川芎、赤芍活血化瘀；延胡索、五灵脂、蒲黄、没药化瘀止痛，全方共奏温经散寒、活血化瘀、调经种子之功。王清任谓本方“种子如神”。胎盘组织的中药名紫河车，为血肉有情之品，补气补血，补阴补阳，经科学加工成针剂，证实对妇科病、腰腿痛、粘连有效。大剂量维生素E有增强毛细血管的抵抗力、维持正常的肌肉结构和功能的作用。庆大霉素为抗菌消炎药。诸药合而用之，功效加倍，效果至佳。

二十二、输卵管阻塞用活血化瘀饮合外敷治疗体会

输卵管阻塞引起不孕是妇科常见疑难杂症。笔者根据中医理论并结合多年临床实践，应用中药内服活血化瘀饮、外敷通管散以及结合辨证调周施治等多种方法治疗本病，获得了较好疗效。现简述如下：

（一）临床资料

病例选择

凡经碘油造影或输卵管通液术确诊为输卵管阻塞不孕者为治疗观察对象。

一般资料：89 例患者中，年龄最小 23 岁，最大 38 岁。病程最短为 1 年零 9 个月，最长为 10 年；本组病例中继发性不孕症 50 例，原发性不孕症者 39 例。继发性不孕症多由人流或产后感染所致，其中确诊为双侧附件炎者 19 例；一侧附件炎者 14 例，子宫内膜炎者 3 例，慢性盆腔炎者 6 例，重度宫颈炎者 5 例，无明显炎症者 3 例；原发性不孕症 39 例，其中诊为双侧附件炎者 18 例。一侧附件炎者 10 例。慢性盆腔炎者 7 例，卵巢囊肿者 2 例，输卵管结核者 2 例。

（二）治疗方法

1. 内服活血化瘀饮

处方：

土茯苓 30g　赤芍 15g　制香附 15g　桃仁 15g
桂枝 6g　丹参 20g　穿山甲 15g　田七 10g

王不留行 30g

加减用药：①若兼少腹灼热、刺痛、带下色黄者，原方去桂枝酌加金银花、鳖甲、冬瓜仁、半枝莲；②若兼少腹冷痛，畏冷，舌质有瘀点者，则酌加延胡索、乌药、吴茱萸、三棱、莪术、五灵脂；③若伴有胸闷，乳房胀痛者，则酌加佛手、郁金、柴胡、枳壳、川楝子、橘核；④若形体肥胖，痰涎多者，则酌加半夏、浙贝母、橘红、苍术、山药；⑤若伴头晕，精神疲倦者，则酌加党参、黄芪。

2. 外敷通管散

处方：

独活 15g	乳香 10g	地鳖虫 l5g	赤芍 15g
透骨草 30g	没药 10g	川芎 5g	艾叶 30g
血竭 8g	红花 15g	当归 30g	五加皮 30g
白芷 30g	川椒 15g		

上方研细末，将半斤粉剂置于布袋内蒸透后，热敷小腹或少腹两侧，每日 1 ～ 2 次，每次 30 分钟，一包药可连续使用 7 天。

3. 辨证调周

结合月经周期中的不同阶段，原则上在经期停用基本方及热敷。按脏腑虚实辨证，如月经量少属血虚者，用八珍汤加减；属血瘀者，则用桃红四物汤加减；肝肾虚精血不足的痛经，基础体温曲线波动大或呈单相者，可先用滋补肝肾、温补肾阳之品，兼肝郁者疏肝解郁。临近排卵期可温经通络，以促进排卵及有利于精卵结合和下达子宫着床。双侧输卵管完全阻塞时，应主攻其不通，兼证可不顾。在经期后，服定坤丹 3 ～ 5 丸或六味地黄丸 7 ～ 10 天；经前加全鹿丸或乌鸡白凤丸，这类中成药有利于调经及健全黄体功能，并能提高机体抗病力，可缩短疗程，提高疗效。

（三）疗效分析

1. 疗效标准

（1）痊愈：经通液或碘油造影，双侧输卵管已通畅或在治疗中已孕者。

（2）好转：双侧或单侧输卵管部分通畅，阻力减少，小腹胀痛减轻。

（3）无效：双侧输卵管仍不通。

2. 治疗结果

治疗前均行子宫输卵管碘油造影或输卵管通液术确诊为双侧输卵管不适。治疗后两次行造影术，盆腔片显示双侧输卵管通畅者为治愈，较前有进步者为有效，仍未通者为无效。治疗结果为痊愈 70 例，有效 9 例，无效 10 例，治愈率达 80.46%。

（四）病案举例

林某，女，30 岁。1989 年 6 月初诊。患者婚后 6 年，夫妇同居，性生活正常，无采取避孕措施，一直未孕。丈夫精液检查未发现异常。1985 年曾到外地某医院求治，经检查诊断为“子宫发育不良”。经注射胎盘组织液，口服维生素 E、克罗米芬并采用乙烯雌酚、黄体酮等建立人工周期治疗，疗效不佳。同年 11 月在省妇幼保健院做输卵管通液检查，发现双侧输卵管不通，基础体温为单相。确诊为：①双侧输卵管阻塞；②子宫发育不良；③原发性不孕症。经用西药治疗无效。于 1989 年 6 月初来我院求治。时见少腹疼痛，经期痛甚，月经量少，色暗红。经前乳房作胀，腰酸痛，口干，小便黄，大便干结，苔薄白，脉弦细。妇科检查：阴颈轻度炎症，左侧附件片状增厚，压痛（+），余未见异常。

西医诊断：①附件炎（双侧输卵管阻塞）；②原发性不孕症。

中医辨证：肾虚血瘀。治法：补肾调经，活血止痛。方用自拟活血化瘀饮加菟丝子 30g，茺蔚子 15g，泽兰 10g。坚持每日 1 剂，并辅以外敷消管散，服上方 60 余剂后做输卵管通畅试验，结果示双侧输卵管通畅。后服补肾填精，调经种子之方药：

何首乌 15g　熟地黄 15g　菟丝子 10g　怀山药 15g
枸杞子 15g　淫羊藿 10g　香附 15g
砂仁 5g（后入）

同时配合在经期来潮后 5 ～ 7 天起加服吴氏调冲丸。半年后怀孕，后顺产一足月女婴。

（五）体会

输卵管阻塞不通在中医学文献中无明显记载，其症状散见于“无子”“绝后”“带下”“癥瘕”“月经不调”等病证中。输卵管阻塞不通可引起输卵管炎或慢性盆腔炎或输卵管结核等。笔者根据中医理论并结合多年来临床实践认为，本病多因血虚、肝郁、痰湿、血瘀所致。妇女以血为本，血为脏腑所化生。然气为血之帅，血赖气之推动以周流，气血调和是妇女月经、妊娠的基础。先天禀赋不足，血海不盈，或平素郁郁寡欢，肝失疏泄，血海蓄溢失常，或恣食辛辣，蕴湿生热，灼津为痰，或外感邪气与经血相结于胞中，均可致气血失调，使瘀血或痰湿瘀阻胞中、冲任，而致经遂不通。在治疗上采用活血化瘀为主，并参照经期分段用药。临床实践证明，内服活血化瘀饮，再根据不同兼证辨证用药，确能理气活血、除湿散结，再辅以温通经络之通管散，可弥补内服药之不足，使邪从表解。二者同用共奏调和气血之效，瘀血除去，新血归经，气血通畅，经隧自然通矣。此外，妇女生理或病理表现都可通过月经反映出来，月经标志着卵巢功能的正常与否。参照经期分段用药显得尤为重要。

二十三、输卵管阻塞中西医结合辨证施治

近年来，不孕症患者就诊率日益增多，其治疗也逐渐被人们所重视。引起不孕的原因很多，输卵管阻塞是是众多原因中最常见的一种。

从解剖学上看，输卵管内腔很窄，其内径仅有 2mm，故任何一种与之相关的感染、内膜异位症、盆腔结核及盆腔肿痛压迫等，均极易引起输卵管的阻塞，其中由输卵管炎症引起者最为常见。因此，针对此病因在治疗上采用了宫腔输卵管注入抗生素、激素及酶类物质，同时根据中医辨证施治的理论，对不同证型输卵管阻塞的患者，施以不同的内服汤药，治疗 256 例，收效满意，现报道如下：

（一）临床资料

256 例中，年龄在 24 ～ 30 岁者占 189 例，大于 30 岁者 67 例，年龄最大 39 岁。病程多在 1 ～ 5 年，20 余例在 5 年以上，最长 9 年，原发性不孕 154 例（其中包括虽同居 2 年，但经检查证实有输卵管阻塞者），继发性不孕 102 例。以上病例经输卵

管通液检查，完全性输卵管阻塞160例，不完全性输卵管阻塞96例。

（二）治疗方法

1. 宫腔输卵管给药

将庆大霉素8万单位、氟美松10mg，盐酸654–2 1mg及利多卡因5mg溶入生理盐水至20mL。再以每分钟5mL的速度行宫腔灌注，每个月经周期给药1～3次，排卵前隔日注入。对病程较长、阻塞较重者，可用糜蛋白酶5mg或透明质酸酶1500IU，加654–2 1mg溶入生理盐水至5mL，宫腔输卵管保留灌注，注药后臀高位平卧30分钟。

2. 中药治疗

辨证施治，不同证型给予不同方剂。

（1）寒凝气滞血瘀型：治宜温经散寒，行气活血，化瘀通络。药用鸡血藤、当归、附子、肉桂、菟丝子、淫羊藿、白术、白芍、泽兰、三棱、莪术、穿山甲、路路通、橘叶、炮姜等。

（2）痰湿瘀滞型：治宜化痰祛痰，疏通冲任。药用贝母、苍术、白术、生牡蛎、皂角刺、昆布、夏枯草、丹参、赤芍、穿山甲、路路通等。

（3）气虚血瘀型：治宜益气活血化瘀。药用党参、黄芪、白术、茯苓、山药、赤芍、陈皮、当归、川芎、桃仁、丹皮、鸡血藤、穿山甲、路路通等。

（4）血虚瘀滞型：治宜益气补血，活血祛瘀。药用桂枝茯苓丸加熟地黄、当归、川芎、党参、黄芪等。

许多患者兼有多个病因，需辨明主次，着重给药。

（三）治疗结果

经上述治疗，结果见下表（表 3）。从表中明显可见，完全性输卵管阻塞患者 160 例，治愈 125 例，占总数的 78.12%；好转者 25 例，占 15.62%。故完全性阻塞治疗有效率 93.75%。不完全阻塞患者 96 例，全部治愈，有效率 100%。

输卵管阻塞患者 256 例，治疗有效 246 例，总有效率 96.09%。10 例无明显疗效患者中，2 例经进一步检查证实为盆腔结核，2 例为子宫腔内膜异位症，1 例为输卵管先天畸形。

表 3　256 例输卵管阻塞性患者治疗前后比较

	病例	治疗前宫腔压力（mmHg）	治疗后			治愈	有效	无效	有效率
			宫腔压力（mmHg）	疗程 < 半年	疗程 > 半年且 <1 年				
输卵管完全阻塞	160	210 ～ 220	80 ～ 100	125	35	125	25	10	93.75
输卵管不全阻塞	96	100 ～ 200	80	84	12	95	1	0	100

（四）讨论

输卵管在患炎症时，由于输卵管组织充血、水肿、变形、渗出，使得本来就很狭窄的管腔几乎阻塞。如果此阶段治疗及时，炎症可完全消失，发炎的卵管组织可以完全恢复正常的结构和功能。如果得不到及时治疗，炎症迁延，炎症后期周围纤维组织细胞增生，形成肉芽肿，肉芽组织再溶解并吸收坏死物质，就逐渐变成纤维组织而发生纤维化或疤痕化，此时，即使炎症已消失，输卵管也因纤维化粘连、变形、扭曲而阻塞。输卵管上皮的纤毛作用已消失，输卵管的逆蠕动也会减弱或消失，输卵管液的流动及其成分也会随之而改变，这些因素均会影响受孕。所以患有输卵管炎症时，必须早期彻底治疗。

在疏通输卵管的各种方式中，口服中药治疗是必不可少的，输卵管阻塞用中医理论解释为各种原因所致的瘀滞，故笔者用中药以活血化瘀药居多。活血化瘀剂能宣通血脉，疏通经络，消瘀化滞。其中三棱、莪术并能破瘀消滞行气，治疗气血瘀滞，有形坚积之证；穿山甲、皂角刺又善于通行经络、攻坚散结、消痈溃脓。从西医角度讲，这类药物改善了组织的微循环和血液流变学性质，从而促进了组织的修复与再生，缓解了组织粘连。又因气行则血行，气滞则血凝，故多配伍理气药。除了口服中药外，输卵管局部给药也是不可忽视的辅助治疗方法。用于输卵管给药的抗生素、激素及酶类物质，能比较直接地与病变组织接触，起到了杀菌、减少组织充血水肿、促进渗出物吸收的作用，抑制了纤维组织形成及发展，达到了溶解和软化粘连的目的。同时注药时的压力，又能使粘连的轻微闭锁处被冲开。因此，口服全身用药与局部外用直接给药结合，互补互助，双管齐下，既能缩短疗程，又提高了治愈率。

宫腔输卵管药物灌注，操作简便，病人痛苦少，易于被接受，故可行性大。另外，这种方法也不失为治疗粘连闭锁较轻微的输卵管阻塞的最直接而有效的方法。

本文采用的治疗方法，对一般炎症引起的输卵管阻塞均有相当疗效，而对于盆腔结核所致者，疗效不甚满意，这可能与结核性炎症渗出量大，且内含纤维素量多，机化后形成广泛而致密的粘连有关。

在256例收治患者中，原发性不孕者154例，超过半数，可见，在孕产前即患输卵管阻塞者占大多数。因此，有必要提醒女士们注意孕前的经期卫生及性卫生，以防炎症而阻塞输卵管。

二十四、中药保留灌肠治疗输卵管阻塞体会

输卵管阻塞是妇科常见疑难病症，也是导致女性不孕的重要因素之一，属中医学“无子”等范畴。笔者自1972年以来，对经输卵管通畅实验证实的68例输卵管阻塞患者，采用中医学辨证与辨病相结合的方法，用中药煎剂保留灌肠治疗取得较为满意疗效。现小结如下：

（一）临床资料

年龄：25～30岁者30例，31～35岁者28例，39～40岁者10例；不孕年限:2～4年者26例，5～7年者28例，8～10年者10例，11年以上者4例。其中原发性不孕46例，继发性不孕22例。诊断依据：68例患者中经子宫输卵管碘油造影X线摄片证实阻塞者54例，经输卵管通液证实阻塞者10例，B超监视下双氧水通液证实阻塞者4例。

（二）治疗方法

处方：

丹参15g　柴胡10g　当归12g　黄柏12g
薏苡仁12g　莪术12g　陈皮9g　皂角刺9g

蒲公英 12g	路路通 12g	青皮 9g	广木香 6g
败酱草 12g	赤芍 9g	香附 9g	穿山甲 6g
川楝子 12g			

用法：将熬好的中药汁 100mL，放至 40℃～42℃，抽入注射器内，接上导尿管，排空针管内气体，嘱患者每晚睡前排尽大小便，取左侧卧位，将导尿管涂上润滑剂后缓慢插入肛门内 15cm，在 10～15 分钟将药推入，然后取平卧位，如有便意，可膝胸卧位 5～10 分钟。每晚灌肠 1 次，10 次为1疗程，每疗程后可休息 1～2 天，经期停用。

（三）治疗结果

1. 疗效标准

经输卵管通畅试验，结果畅通无阻或已妊娠为治愈，经治疗后输卵管单侧或部分通畅，临床症状减轻或消失为有效，经治疗 10 个疗程无变化者为无效。

2. 治疗结果

治愈 30 例，占 44.11%，其中 24 例已妊娠。有效 27 例，占 39.7%；无效 1 例，占 1.47%；总有效率为 82%～83%。

（四）病例介绍

张某，女，29 岁。1989 年初诊。自述婚后 6 年双方同居未避孕，未孕。月经初潮为 15 岁，经期 3～5 天，周期 28～30 天。经量少，色紫伴血块，痛经，时有下腹部钝痛伴黄带。

妇科检查：外阴已婚未产型；阴道通畅光滑，见黄色分泌物；宫颈光滑；宫体水平位，略小；附件右侧可触及一个

4.5cm×3.0cm×2.5cm 大小囊性肿物，左侧增厚，均有压痛。同年 3 月 14 日行输卵管通液术证实双侧输卵管阻塞不通。5 月 15 日行子宫输卵管碘油造影术仍证实双侧输卵管阻塞不通，右侧输卵管伞端积水。保留灌肠 10 个疗程。于 10 月 18 日行子宫输卵管碘油造影证实：双侧通畅。1990 年 10 月 20 日再诊时已停经 42 天，妊娠试验（+）。于 1991 年 6 月 24 日顺产一体重 4300g 女婴。

（五）体会

本组病例按中医辨证多为肝郁气滞、脉络瘀阻而致输卵管阻塞不通。故予疏肝理气，活血化瘀，散结通络。方中用柴胡、川楝子、青陈皮、广木香、香附疏肝理气；丹参、当归、赤芍活血化瘀；穿山甲、路路通、莪术、皂角刺软坚散结通络；黄柏、薏苡仁、蒲公英、败酱草清热解毒，诸药合用有活血化瘀、软坚散结、疏通脉络之功效，可使输卵管畅通无阻。

二十五、应用柴胡疏肝散加减治疗输卵管不通体会

输卵管不通，在不孕症中占有一定比例，给此类患者带来了一定的痛苦。笔者在临床中探索了一定的治疗方法，取得了满意的效果。现举病例如下：

（一）病例一

石某，女，26 岁，已婚。1993 年 4 月 12 日初诊。主诉：结婚 3 年不孕。现病史：患者 15 岁初潮，周期 30 天，经行 5 ～ 6 天，量多，色深红。经来两乳房胀痛，两少腹疼痛，怕冷，四肢

不温，少腹发凉，纳差，已婚3年不孕。检查示双侧输卵管不通。舌质暗，脉沉弦而缓。证属肝郁气滞，寒客胞宫。治宜疏肝解郁，温经散寒。处方：

柴胡12g　白芍12g　陈皮10g　甘草3g
川芎6g　枳壳12g　干姜10g　胡芦巴15g
香附12g

服4剂后，食纳增，两乳房不胀痛，但仍有两侧少腹胀痛，小腹发凉，遂增加温宫散寒之力。处方：

柴胡15g　枳壳15g　乌药15g　延胡索10g
川芎6g　橘络15g　胡芦巴15g　陈皮10g
香附15g　荔枝核15g　干姜15g

嘱服15剂。服药后，停经40天，查妊娠免疫实验阳性，于1994年2月份正常分娩一男孩。

（二）病例二

李某，女，27岁，已婚。1993年1月10日初诊。自诉：结婚5年不孕。现病史：平素月经期正常，色正常，量中等，白带量多色黄，有臭味。乳房及少腹疼痛，伴手足心热，头晕而痛。小便频数刺痛。妇科检查示双侧输卵管不通。舌质暗红，脉滑弦数。证属湿热下注，肝郁气滞。治宜疏肝解郁，清热利湿。处方：

柴胡12g　白芷12g　瞿麦20g　车前子12g
香附12g　枳壳12g　萹蓄20g　延胡索6g
川芎6g　金银花12g　木通12g

元月13日复诊，上方服3剂后，双侧乳房及少腹疼痛减轻，小便正常，仍有少许白带，色已不黄。仍以前方去瞿麦、萹蓄，加川续断、莲子须、紫花地丁各20g，继服15剂。2月15日时已停经45天，查妊娠试验（+），而后足月分娩一男孩。

（三）病例三

王某，女，28岁，已婚。于1993年2月10日初诊。主诉：婚后6年不孕。现病史：患者15岁月经初潮，周期40～50天，经行5～6天，量少色紫红，稍有血块。经前两乳房胀痛，经期两侧少腹疼痛，腰酸。婚后3年不孕。妇科检查示双侧输卵管不通。舌质淡红，苔薄白，脉沉缓而弦。证属肝郁气滞，肾亏血虚。治宜疏肝解郁，补肾养血。处方：

柴胡12g　枳壳12g　熟地黄15g　菟丝子15g
香附12g　川芎6g　杜仲15g　枸杞子15g
白芍12g　当归12g

嘱服30剂。自1993年2月10日起，连服30剂，症状逐步好转，月经周期正常，经量中等，色红，乳房少腹疼痛消除。于3月12日就诊时，月经过期10天未至，且伴轻度恶心，腰微酸痛，脉弦滑，拟予清热和胃止呕之剂。嘱观察2周后作妊娠试验，结果为阳性。同年8月28日随访，已怀孕6个月。

按：从以上三例可以看出，患者均有肝郁气滞的共同症状，其兼证各有不同。病例一肾气不足，胞宫寒冷。故小腹发凉，怕冷，四肢不温。在治疗上用温经散寒方3剂，使胞宫得暖，冲任得调后受孕。病例二兼见黄带量多而臭、尿频的湿热下注证候，治以清热利湿，药后黄带尿频消除，以湿热清、气机调畅而收功。病例三患者伴有气血不足，血海不充，故经量少，肾亏腰酸痛，白带多，故以四物养血，枸杞子、杜仲、川续断、菟丝补肾止带，使气血通调，瘀结通畅而受孕．由此可以看出，中药治疗后输卵管已通，成熟的卵能顺利地通过输卵管到达子宫。究其方药，除根据证情偏于清利湿热，或温经散寒，或补肾养血外，共同的特点是疏肝解郁，使气血调畅，这是值得今后进一步探讨的。

二十六、人工流产继发输卵管阻塞性不孕症治疗体会

随着计划生育工作的不断深入，近年来，人工流产继发不孕症的就诊人次有所增多，其中大部分为继发性输卵管炎性阻塞所致。笔者运用中药配合外治法治疗本病 100 例，疗效满意，现将临床经验综述如下：

（一）临床资料

本组 100 例患者中，年龄 20 ～ 30 岁者 78 例，31 ～ 40 岁者 22 例；不孕时间 2 ～ 3 年者 46 例，4 ～ 6 年者 28 例；7 ～ 9 年者 19 例，10 年以上者 7 例。经碘油造影，两侧输卵管通而不畅者 46 例；一侧不通另一侧通而不畅者 23 例；一侧通另一侧通而不畅者 14 例；两侧全不通者 17 例。其中 38 例兼有不同程度的粘连、积水或炎症。

（二）治疗方法

1. 中药治疗

吴氏通管饮系笔者在祖传九代验方的基础上研制而成。主要药物组成：桂枝、茯苓、水牛角、三棱、莪术、败酱草、紫花地丁、绒毛（人工流产手术取出胚胎组织）、路路通、牛膝、香附、

穿山甲、冬瓜子等。于月经干净后服药，水煎，日服两次，连服两个星期。

2. 宫腔注药

此法于月经净后 3 ～ 15 天内，常规消毒外阴、阴道、宫颈，用子宫导管插入宫腔，将中药制剂注入，注药后平卧半小时。将丹参注射液、鱼腥草注射液、复方莪术注射液、当归注射液各 2mL，加入生理盐水，注射量视宫腔大小及输卵管闭塞程度逐渐增加。首次不宜超过 10mL。隔 1 天 1 次，连续 7 次，于第 2、3 个月经周期干净后，3 ～ 7 天重复宫腔注药，注入宫腔后保留导管 24 小时。中药按期服用，术后第二个月经周期开始择期同房。观察 3 个月，未怀孕者改用中药合热敷疗法。

3. 热敷疗法

此法根据经络原理，在与疾病相应的腧穴上用药敷贴，既具有穴位刺激作用，又能通过特定药物在特点部位的吸收，发挥明显的药理作用。此法是药物蒸透后，用布包裹敷于患处或穴位，每日 1 ～ 2 次，每袋可用 5 ～ 7 天，热敷 30 ～ 60 分钟。通过借助温热之药力，经皮毛、腧穴、经络作用于机体，达到治愈疾病的目的。吴氏热敷通管散（川椒、肉桂、当归、赤芍、乳香、透骨草、没药、王不留行、虎杖、白芷、牛膝、生马钱子等诸药共研细末，取 250g 粉末置于布袋内），蒸透后热敷脐中、少腹或两侧少腹，并口服吴氏通管散，1 个月为 1 个疗程。

（三）诊断依据

人工流产后，继又间隔 1 年以上，不避孕而未怀孕者，经碘油造影检查示两侧输卵管通而不畅；或一侧不通，一侧通而不畅；或一侧通，一侧通而不畅；或全不通者，称为人工流产术后输卵管炎性阻塞继发性不孕症。

（四）疗效标准

1. 疗效标准

按照《中华人民共和国中医药行业标准·中医妇科不孕病症诊断疗效标准》疗效评定：治愈：2 年内受孕。好转：虽未受孕，但与本病有关的症状、体征及实验室检查有改善。未愈：症状、体征及实验室检查均无改善。

2. 治疗结果

治疗结果如下（表 4）：

表 4　100 例输卵管阻塞性不孕症治疗结果

人流后输卵管炎性阻塞	病例数	治法	痊愈	好转	未愈
两侧输卵管通而不畅	46	中药通管散合宫腔注药	38	5	3
一侧不通另一侧通而不畅	23	中药通管散合热敷疗法	15	6	2
一侧不通另一侧通而畅	14	中药通管散合热敷疗法	13	1	0
全不通	17	中药通管散合宫腔注药、热敷疗法	10	4	3
合计	100		76	16	8

治疗 100 例，治愈率为 76%，好转率为 16%，总有效率为 92%。

（五）典型病例

例 1　林某，女，35 岁，教师。1988 年 6 月 6 日初诊。

患者结婚12年，夫妇同居性生活正常未孕，月经周期正常，5～7天干净，经前3～5天有少腹、乳部胀痛，平日带下量多，色黄稠浊。来诊时丈夫精液检查正常。患者婚前因年龄未达晚婚未能领取结婚证书，造成婚前先孕，行人工流产手术3次。妇科检查：外阴已婚式，阴道通畅，分泌物较多，宫颈肥大伴轻度炎症，子宫水平位略偏右，大小正常，两侧附件轻度压痛。子宫输卵管碘油造影提示：两侧输卵管炎性阻塞，伴右侧伞端周围粘连。

患者舌质暗红，边有瘀斑，苔微黄，脉弦细。采用中药吴氏通管散、宫颈注药、热敷疗法三合一反复治疗，3个疗程后获孕，并于1987年7月喜得一子。

例2 陈某，女，30岁。1992年8月3日初诊。

患者婚后1年受孕3个月，阴道出血连绵不断、量少而色黑。B超检查报告：死胎。行人工流产术后，夫妇性生活正常，无采取避孕措施，月经周期正常，8年未受孕。自人工流产手术后经色暗红，经量偏少，经前乳房胀痛，小腹隐痛。平时腰酸软，行经时腰酸痛如折。同年5月曾到省妇幼保健院做内分泌学检查：雌二醇（E_2）53.27pmol/L（排卵期），207.8，pmol/（黄体期）；促黄体生成素（LH）22.68mIU/mL（排卵期）；20.15mIU/mL（黄体期）；孕酮（P）19.82nmol/L（孕期）；促甲状腺激素（TSH）6.35mIU/L；催乳素313mIU/L。

患者来诊时做了子宫输卵管碘油造影检查，提示双侧输卵管通畅。曾服维生素E片、炔雌醇、安宫黄体酮片、甲状腺素片等药，但测基础体温3个月，呈单相体温。诊见：脉细，尺脉弱，舌质略淡，苔薄白。妇科检查：外阴已婚式；阴道壁光滑，通畅；宫颈光滑，子宫后位，大小正常，质中等，活动度正常，无压痛；双侧附件未见异常。治疗采用吴氏通管散合宫腔注药 2 个疗程后，基础体温呈双相，高温相呈锯齿状。继服吴氏通管散 21 剂，嘱排卵期同房。三诊时月经未至，基础体温呈双相，于高温相持续 16 天。查尿 HCG：阳性。1993 年 10 月 3 日足月顺产一女婴。

例 3　黄某，女，30 岁，干部。1994 年 3 月 5 日初诊。

患者婚后曾行人工流产术 1 次，至今夫妇性生活正常，未避孕亦未受孕。月经周期 26 ～ 28 天，经行 4 天，色黑有块，小腹牵扯样疼痛。经前烦躁易怒，乳房胀痛而硬，触之疼甚。白带不多，末次月经 2 月 15 日。患者曾在某医院检查，诊刮病理报告：子宫内膜症早期分泌期变化，为右侧附件炎，继发性不孕症。B 超检查：子宫大小约 4.3cm×5.3cm×3.6cm，宫内光点回声尚均匀，内膜回声不清；左侧卵巢大小约 2.2cm×1.7cm×2.0cm，右侧卵巢大小约 2.5cm×1.4cm×2.3cm，提示子宫正常。脉象沉弦，舌紫暗，边尖有瘀点。采用吴氏通管散、宫腔注药、热敷疗法三合一反复治疗 4 个疗程后怀孕（经 B 超证实宫内孕）。

（六）治疗体会

人工流产后输卵管炎性阻塞继发性不孕症的治疗，常法往往难以奏效，新疗法采取药物合外敷相结合，辨病与辨证相结合，全身与局部相结合，能取得满意疗效。

人工流产是用人为的方法，通过器械在子宫内施行手术，易损伤冲任、胞宫，使胞宫的生理功能受到影响，脏腑气血功能失调，导致疾病的发生；或手术清理不干净，部分胚胎组织残留，则瘀血内阻，新血不得归经，出现流血不止或血崩；或邪毒乘虚侵入，与血相搏，造成出血、腹痛、带下、阴痒等（急慢性盆腔炎），以致胞脉闭塞不通（输卵管炎性阻塞），导致继发性不孕症。因此，利用吴氏通管散的促排卵功能及活血化瘀作用，结合宫腔内局部用药合热敷疗法，可以促使阻塞的输卵管粘连分离和炎症吸收，恢复机体正常排卵，达到受孕的效果。

二十七、紫石英为宫寒不孕的要药

紫石英，性温味甘，入心、肝经。关于其治宫冷不孕，始见《神农本草经》："女子风寒在子宫，绝孕十年无子。"其后《药性论》有"女人服之有子"。《青囊秘诀》云："治妇人胎胞虚冷，久不受孕，或受孕多小产者。"《本草纲目》云："肝血不足，女子血海虚寒者宜之。"由此可见，其治宫寒不孕的功效，为历代医家所重视。

紫石英用量多在20g左右，再配以其他温补之品。近代名医张锡纯曾拟温冲汤（紫石英、怀山药、当归身、附子、肉桂、补骨脂、小茴香、核桃仁、鹿角胶）治妇人血海虚寒不孕。当代名医朱良春亦盛赞紫石英暖宫之效。笔者在临床中遇宫冷不孕者，常以紫石英配伍当归、熟地黄、附子、肉桂、鹿角胶、艾绒、香附，若子宫发育不良者，加紫河车。服此暖宫补气血之剂，必须脾胃功能正常。若脾胃功能差者，又须先调脾胃，俟脾胃功能正常后，方可服用。即脾胃功能正常者，亦必须于温补剂中稍加健脾和胃之品方可久服而无弊。

按：妇女不孕的原因有多种，张锡纯曾归纳为：有由冲脉郁者，有由冲脉虚者，有由风邪久客子宫者，有子宫湿胜者，有气化不同者，有由于阴阳偏盛者。冲脉无病，未有不生育者。于此可见宫寒不孕仅是不孕的原因之一，切不可见不孕者即用紫石英治之。

凡属子宫寒冷者，月经后期者居多，经色紫黑，或见淡红；平素畏坐凉处，畏食凉物，即在盛夏，亦不喜食瓜果，至冬季则两足欠温明显，甚者小腹亦有冷感。子宫寒冷，命门相火不足是其根本原因，故治宫寒以温补下焦命门之火为治本措施。紫石英为重镇温热之药，能使补命火辛温之药性凝聚于胞宫，故能坚持服用（少者 10 剂，多者 30 ～ 40 剂），服至畏寒诸症消失，月经按期而行、色红、量正常为度。

紫石英性温质重，虽为暖宫之要药，然单用久服则亦伤阴、耗气，所以必须与温补气血之品同用，方可久服而无弊。

二十八、汉方论治各种不孕症选辑

（一）当归芍药散治疗不孕症

家早，女，31 岁。结婚 7 年未孕，1977 年就诊。患者自述，月经不调，周期 45 ～ 60 天，伴有恶寒、食刺激物即便秘等症状。脉弱，腹软，肌无力。乳房发育不良。初诊投当归芍药散，因冷症加用附子，服此方药 1 年。1978 年 10 月复诊，月经周期照旧，基础体温无高温期，因乳房发育明显，鼓励续服此药，又服上方 8 个月，于 1979 年 7 月来诊。近两周出现了基础体温高温期，乳头突出明显，经妇产科检查已怀孕 3 个月，遗憾的是于 11 月流产了，笔者确信续服此方仍能怀孕，就鼓励其再服此方。约 1 年后，顺利分娩一个重 2600g 的男婴。

（二）加味归脾汤治疗不孕症

小三和，女，30岁。已婚两年未孕。1980年来院就诊。夫妇曾在C大学附院进行检查，结果两人均无异常，以前曾服当归芍药散无效。女方月经周期正常，腹软，肌无力，乳头凹陷，脉弱，面色苍白，遂投以加味归脾汤。服此方42天后，面色好转，下腹亦转暖，又续服此方。次年3月来诊，患者已怀孕。于8月剖宫生一男婴。

（三）半夏泻心汤治疗不孕症

山文，女，30岁。结婚4年2个月未孕。1979年7月来诊。患者月经周期为32～33天，来潮7天，少有痛经，高温期体温缓缓上升，伴有黄体功能不全。素患慢性胃炎，神经质，恶寒，有下腹胀满，肠鸣，喜甜食，不爱饮汤茶。脉弱，腹软肌无力，皮肤弹性差。首予当归芍药散，因冷症加用附子，服上方50天。9月22日又诊，主诉胃不适，舌苔白厚腻，又投半夏泻心汤。服此方62剂，胃证见轻，月经周期减为28天。后怀孕并分娩一男婴。

按:《榕庭先生夜话》中记载：有一闭经妇人，心下痞满甚，先治其闭经，用半夏泻心汤使其痞解，经也顺调。此例针对下腹满投予半夏泻心汤，结果痞满得解，气得顾，月经周期顺调而妊娠。从此例可知，本证与胃、子宫、卵巢有密切关系。

（四）习惯性流产

山朱，女，33岁。结婚已13年，过去8年中曾流产5次，经多方治疗无效，医院劝其做绝育手术。1980 年 11 月 8 日来诊。基础体温呈双相，无明显痛经，经期短，3 天，量少。患者食谷欲旺盛，平时适量饮果饮、汤茶，脉弱，腹色白，肌肤润而多汗，冷症。因此，制订了分两段治疗的方案。首先以除湿为主，其次再给予促使妊娠的药物，首投防己黄芪汤，因冷症加附子，服药 3 周体重下降 1.5 公斤，出汗减少。继服此药 51 剂。次年 1 月 17 日又诊：体重又减，月经周期变短，故换当归芍药散以促妊娠。后怀孕生一男婴。

（五）汉方治疗虚实疑难不孕症

佐友，女，36 岁。结婚 8 年零 8 个月无子，于 1979 年 6 月 5 日就诊。患者在 B 大学医院诊为卵巢功能不全，经多种治疗无效。32 岁时，又做了右卵巢囊肿切除手术。现月经周期不调，3 个月一次，量少，基础体温高温期短，低温期长。恶寒，冷症，但见面赤热，头晕，易下痢，属虚实夹杂型。脉弱，血压低，下腹部有压痛、抵抗。投用当归芍药散，因冷症加用附子。服药 2 周，觉得不合其症，即又从下腹抵抗压痛考虑为疝病或瘀血。首先针对其疝病投用当归四逆汤加吴茱萸生姜加附子汤。7 月 4 日患者称此药难饮，故又针对瘀血改投桂枝茯苓加附子汤。7 月 20 日来诊，已有带下，继服此方。7 月底月经来潮 7 天，又继服此方。10 月 16 日又诊：腹诊压痛减轻，又改投治疗气血瘀滞的折冲饮。服此方不久妊娠。1980 年 7 月 7 日剖宫产一女婴。

二十九、古代文献对治疗不孕症的启示

不孕症是妇科中的常见病，中医在治疗不孕症方面积累了大

量的宝贵经验。笔者借鉴古代文献中有关不孕的论述，自1976年底至1985年底，运用中医药治愈不孕症患者300多例，疗效显著。现将资料较齐全的257例妊娠者资料进行分析报道如下：

（一）临床资料

1. 一般资料

本组原发性不孕症245例，不孕年限为2年者129例，3年者71例，4年者21例，>5年者24例。继发性不孕症12例，不孕年限为2年者6例，3年者4例，>5年者2例。患者年龄25岁3例，26～29岁103例，30～34岁131例，>35岁20例。

2. 原发疾病

月经不调43例，闭经9例，子宫内膜异位症23例，多囊卵巢5例，卵巢囊肿8例，输卵管不通61例，子宫因素者（包括子宫小、子宫肌瘤等）18例，内分泌因素者（包括排卵障碍、黄体发育不良等）33例，盆腔炎者11例，原因不明者46例。

（二）辨证治疗与结果

1. 辨证治疗

（1）肾亏不足：71例，占27.63%。月经不调，量少色淡无块，腰膝酸软，神疲乏力，头晕耳鸣，性欲淡漠，下肢冷感，小便清长，四肢不温，舌淡苔薄，脉细。妇科检查见子宫小，阴毛稀，测基础体温呈单相或黄体上升不良。阴道涂片检查示性激素水平低。本型常见于内分泌失调及子宫发育不良的患者。治拟补肾温阳调经。方选毓麟珠、附桂地黄丸、五子衍宗丸、全鹿丸、龟龄集等。常用药味有附子、肉桂、地黄、白芍、山萸肉、巴戟天、淫羊藿、何首乌、山药、杜仲等。若肾阳虚加鹿角粉、锁阳；下腹冷加紫石英、胡芦巴；腰酸加桑寄生、狗脊；小便清长加覆盆子、益智仁、蚕茧；头昏加女贞子、旱莲草；基础体温上升不良者加肉苁蓉、仙茅；兼有肾阴亏者加龟板、熟地黄；内热者加知母、黄柏；子宫小者加紫石英、怀山药。

（2）脾肾亏损：33例，占12.84%。月经不调，经行量多或少，经色淡，带下量多，色白质稀，神疲乏力，形寒肢冷，面色晦暗，面目浮肿，头晕目眩，心悸怔忡，纳呆便溏，腰酸耳鸣，舌淡苔薄或白滑润，脉细无力。妇科检查示子宫小，发育差，测基础体温示黄体上升不良，阴道涂片检查示性激素水平低。本型常见于内分泌失调及子宫发育不良的患者。治拟健脾补肾，益气调经。方用内补丸合参苓白术丸，或合归脾丸加减。常用药味为党参、黄芪、白术、茯苓、山药、熟地黄、沙苑蒺藜、肉苁蓉、菟丝子、柏子仁、女贞子等。若经量多加阿胶、坎带（脐带）；神疲乏力加炒扁豆、仙鹤草；白带多加薏苡仁、芡实、鸡冠花；肢肿加泽泻、猪苓；肾阳不足加附子、肉桂。

（3）肝肾亏损：30例，占11.67%。月经量少，经水后期，甚则闭经，腰膝酸软，头昏目眩，心烦耳鸣，烘热汗出，大便秘结，口苦胁痛，舌红苔薄或薄黄，脉细弦。妇科检查示子宫多数正常，基础体温有时为单相或呈爬行上升。本型常见于月经失调、盆腔炎、多囊卵巢综合征的患者。治宜滋肝补肾调冲任。方用六味地黄丸、大补阴丸、调肝汤等。常用药味有生地黄、熟地黄、山萸肉、丹皮、茯苓、怀山药、知母、龟板等。若血虚加党参、枸杞子；便秘加全瓜蒌、火麻仁、玄参；阴痒加山栀、地肤子；偏肾阴虚加黄精、枸杞子、天花粉；偏肾阳虚加巴戟天、附子。

（4）阴虚内热：13 例，占 5.06%。月经不调，量少色红，形体消瘦，自感内热，大便秘结，小溲黄赤，口干不欲饮，有时齿龈出血，苔薄质红，脉细数。本型常见于月经不调、多囊卵巢综合征的患者。治宜养阴清热调经。方用知柏地黄丸、地骨皮饮子、两地汤等。常用药味有知母、黄柏、生地黄、山萸肉、丹皮、地骨皮、山药等。若阴亏甚加龟板、麦冬、石斛；大便干结加全瓜蒌、玄参；内热加黄连、黄芩。

（5）肝郁气滞：19 例，占 7.39%。月经先后不定期，量少色暗夹血块，经行不畅，经行腹痛，经前乳胀，性情急躁，心烦易怒，精神抑郁，苔正常或薄黄，脉细弦。本型常见于月经失调、子宫内膜异位症、多囊卵巢、输卵管不通的患者。治宜疏肝解郁，养血调经。方用开郁种玉汤、四制香附丸、济生橘核丸等。常用药味有当归、柴胡、香附、白术、丹皮、茯苓、白芍、橘叶、橘核等。若经前乳胀加郁金、荔枝核；心烦内热加山栀、柴胡；精神抑郁加川楝子、淮小麦；偏肾亏加生地黄、山萸肉、菟丝子、桑寄生；偏脾亏加怀山药、炒扁豆、茯苓。

（6）瘀血阻滞：76 例，占 29.57%。少腹疼痛，痛有定处，腹痛拒按，月经正常或不调，神疲乏力，苔薄边尖有瘀点，脉紧弦。本型常见于子宫内膜异位症、输卵管不通的患者。治宜活血破瘀，理气止痛。方用少腹逐瘀汤、血府逐瘀汤。常用药味有：当归、川芎、红花、桃仁、三棱、莪术、丹皮、赤芍、槟榔等。若瘀阻加大黄䗪虫丸、桂枝茯苓丸、水蛭、蜈蚣、虻虫；软坚散结加夏枯草、象贝、海藻、海带、牡蛎、木瓜；兼寒者加小茴香、炮姜、桂枝；兼热时加蒲公英、红藤、败酱草；兼肾亏加附子、杜仲、肉苁蓉、补骨脂；兼脾虚加党参、白术、茯苓、怀山药等。

（7）痰湿凝滞：8 例，占 3.11%。形体肥胖，经水愆期甚则闭经，经行量少。经色暗，质稠厚，带下量多质厚，性欲淡漠，头晕心悸，胸闷泛恶，胃纳不佳，苔白腻，脉滑。本型常见于内分泌失调、月经不调、子宫小的患者。治宜化痰燥湿，健脾调经。方用启宫丸、苍附导痰丸、礞石滚痰丸等。常用药味有苍术、白术、陈皮、半夏、茯苓、天南星、枳壳、石菖蒲、郁金、青礞石等。有湿阻者加川朴、薏苡仁、白术；化痰软坚加夏枯草、象贝、浮海石、牡蛎；泛恶剧加姜竹茹；嗜睡加石菖蒲、葛花；心悸加远志、磁石。

（8）寒湿凝滞：7 例，占 2.73%。经水愆期，量少色暗，带下色白，质地清稀，形寒肢冷，腰背发冷，少腹冷痛，阴中作冷，得温则舒，小溲清长，时有便溏，舌淡体胖，苍白滑腻，脉沉细或沉迟无力。本型常见于月经不调、内分泌功能欠佳、子宫小的患者。治宜温经散寒，暖宫助孕。方用温经汤、当归四逆汤、香桂丸、艾附暖宫丸、附子理中汤等。常用药物是当归、附子、党参、干姜、桂心、紫石英、吴茱萸、香附、蛇床子等。若少腹冷、痛剧加小茴香、延胡索、胡芦巴；阴中作冷加肉桂、胡芦巴；便溏加怀山药、炒扁豆。

2. 治疗结果

257 例不孕患者经上述辨证施治后均治愈并妊娠。治疗时间 <3 个月者 127 例；4 ～ 6 个月者 76 例；7 ～ 12 个月者 37 例；超过 1 年者 17 例。对 257 例妊娠患者进行随访有 17 例发生流产，这 17 例中以后又再妊娠，且胎儿娩出后均发育良好。61 例输卵

管不通而妊娠的患者，仅有1例发生宫外孕，其他均正常妊娠。本组257例中有双胎4例，葡萄胎1例。

（三）讨论与体会

不孕原因甚多，治疗当以调经为先。调经中应结合月经周期行中药人工周期治疗。一般分三期治疗：

1. 月经后期（即月经干净之后）

根据临床表现辨证施治。如肾亏不足应温阳补肾，肝肾亏损应滋补肝肾等。约服药10天。

2. 排卵期

在上述经后期用药的基础上加用温阳活血药，常选用淫羊藿、巴戟天、肉苁蓉、乌贼骨、生茜草、丹参、泽兰、泽泻等。若阳虚重时加附子、肉桂以振奋卵巢机能，促进排卵。服药5～7天。

3. 行经前期及行经期

行经前期的治疗是在上述经后期用药的基础上，加活血调经药，常用当归、川芎、丹参、鸡血藤、赤芍等。而至行经期则在行经前期治疗的基础上，再根据经行时所出现的症状随症加减用药。如乳房胀痛加娑罗子、橘叶、橘核、荔枝核；腰酸加桑寄生、川续断、杜仲；痛经加白芷、延胡索；少腹冷加小茴香、肉桂、紫石英等。本文中所介绍的许多不孕者，皆是先调经，于经水正常、经行症状减轻或治愈之后而受孕的。

肾藏精，胎脉系于肾。如肾气旺盛，则月经正常，生殖发育功能也就旺盛；肾气不足则生殖功能衰退。就本文所统计的资料来分析，与肾气不足有关的不孕患者共160例，占62.3%，故在治疗时应抓住肾这个生殖发育的根本。在补肾中，多阴阳平补，笔者常用五子衍宗丸、左归丸、右归丸为基础方。在补肾之中要注意阴阳的辩证关系。张景岳指出："善补阳者，必于阴中求阳，则生化无穷，善补阴者，必于阳中求阴，则泉源不竭。"在补阳时加用补阴药，补阴时加用温阳药，如此则阴生阳长，可避免孤阴不生、独阳不长之弊端。为使肾气盛，笔者还常佐用以下三种方法：

（1）补脾扶佐肾气：脾为后天之本，气血生化之源，脾充才能精足，以后天养先天。

（2）补冲、任、督脉扶佐肾气：冲为血海，妇女以血为本，冲脉盛则月经会如期来潮。任脉为一身阴脉之海。凡精血津液都属任脉所司，任脉为妊养之本。故有"任主胞胎"之说，任脉盛才能月经正常及孕育正常。督脉主一身之阳，有一身阳脉之海之称。任脉行人身之前，督脉行人身之后，行于脊柱内。督脉贯脊属肾，任脉与督脉前后交会，循环往复，维持着人体阴阳气脉的相对平稳。冲、任、督三脉同起于胞中，一源而三歧。若补益冲、任、督脉则益于肾元。利于孕育。

（3）血肉有情之品扶佐肾气：血肉有情之品可直接填精补髓，补益肾精，常用药物有龟板、鹿角胶、坎带、紫河车、黄狗肾、淡菜等。

本文统计输卵管不通患者为 61 例，占 23.7%。对输卵管不通患者应以破瘀药治疗为主，常用药有三棱、莪术、苏木、地龙、䗪虫、水蛭、蜈蚣、穿山甲等。除用破瘀药为主外，治疗时还应掌握三个结合。

标本结合：如因炎症引起的输卵管不通，除破瘀药外还需加清热解毒药，常用红藤、败酱草、蒲公英、半枝莲、黄柏等；如因结核性者还需加用黄芩、百部、鹅管石、功劳叶等。

软破结合：即软坚药与破瘀药相结合。软坚药易使结缔组织松软，易使粘连组织消散，使输卵管通畅。常用软坚药有川贝母、黄药子、牡蛎、夏枯草、象贝、海藻、海带等。

攻补结合：破瘀药能伤正气，故用破瘀药治疗2个月后应加用补益气血之药，常用药有党参、黄芪、白术、白扁豆、怀山药、黄精等。

除上述三个结合外，治疗输卵管疾患还常配用下述五种治法：理气活血法、祛瘀止痛法、清热解毒法、软坚散结法和温阳调经法。如此选择配用，多能取得较好的疗效。

三十、辨证分型治疗不孕症临床体会

近年来，笔者治疗女性不孕症117例，疗效较好，现总结报道如下：

（一）临床资料

117例中，原发性不孕症68例，不孕年限2年者29例，3年者22例，4年者9例，5年以上者8例。继发性不孕症49例，不孕年限2年者21例，3年者12例，4年者8例，5年以上者8例。年龄24～30岁者77例，31～35岁者37例，36～40例者2例，40岁以上者1例。月经不调者32例，子宫内膜异位症6例，子宫发育不良12例，卵巢囊肿3例，输卵管不通33例，排卵障碍、黄体功能不足等11例，盆腔炎9例，原因不明者11例。

（二）辨证分型及治疗

1. 气滞血瘀型

月经周期紊乱，量少不畅，腹胀痛，色暗有块，经前乳房胀痛，心烦易怒，精神抑郁，舌质暗或有瘀斑瘀点，苔薄白，脉弦细或弦涩。妇科检查：附件区一侧或双侧有巨痛或有包块，输卵管不通。治宜舒肝解郁，活血通络。方用自拟理气活血助孕汤：

柴胡 12g　制香附 15g　血丹参 30g　川芎 15g
炒桃仁 12g　草红花 12g　路路通 15g　皂角刺 12g
穿山甲 12g　肉桂 6g

胸胁胀痛者加青皮 15g，玫瑰花 12g；乳房胀痛者加橘叶 12g，枳壳 15g；有块者加橘核 12g，赤芍 15g；局部灼热者减肉桂，加蒲公英 30g，川楝子 15g。

2. 脾肾阳虚型

月经周期延后或闭经，经量少、色淡，性欲淡漠，腰酸乏力，大便溏薄，小便清长，胃纳欠佳，面目虚浮，舌淡苔薄白，脉沉细或沉迟。妇科检查：子宫小，发育不良，内分泌功能欠佳。治宜温肾助阳，益气健脾。方用自拟温阳助孕汤：

黄芪 30g　党参 20g　川续断 18g　菟丝子 12g
怀山药 30g　淫羊藿 15g　补骨脂 15g　紫石英 20g
鹿角霜 10g

少腹冷痛加吴茱萸 6g，炮姜 10g；腰酸者加炒杜仲 12g，狗脊 15g；尿频者加五味子 5g，益智仁 15g。

3. 肝肾阴虚型

月经周期提前或延后，经量少、色紫红，头晕耳鸣，心烦失眠，腰膝酸软，舌红少苔，脉细数。妇科检查：内分泌功能欠佳，多囊卵巢。治宜养血益阴，调补肝肾。方用养精种玉汤加味：

当归 12g　白芍 15g　山茱萸 12g　熟地黄 30g
女贞子 30g　旱莲草 15g　牡丹皮 15g　枸杞子 20g

形体消瘦、五心烦热者加地骨皮 10g，龟板 12g。

4. 湿热蕴结型

月经先期，色鲜红有块，少腹灼热疼痛拒按，带下量多，色黄质稠，或有血丝，或阴痒，胸闷口腻，心烦易怒，小便短赤，大便秽臭而溏，舌红苔黄腻，脉滑数或濡滑。妇科检查：盆腔炎，卵巢囊肿。治宜清热利湿，解毒散结。方用自拟清利散结助孕汤：

蒲公英 30g　连翘 20g　龙胆草 15g　车前子 12g
黄柏 15g　败酱草 30g　苦参 15g　薏苡仁 20g
佩兰 12g　当归 10g　土茯苓 10g　穿山甲 10g。

伴腰痛甚者加川楝子 15g，延胡索 15g；带多如脓臭秽者加茵陈 30g；大便秘结或溏而不爽者可加大黄 10g。

5. 痰湿阻络型

月经周期延后或闭经，体胖，带多，质稠黏，面色㿠白，头晕心悸，胸闷腹胀，舌苔白腻，脉滑或濡。妇科检查：内分泌功能欠佳，子宫发育不良。治宜燥湿化痰，理气调经。方用苍附导痰丸加味：

陈皮 12g　清半夏 12g　云茯苓 30g　苍术 20g
炒白术 12g　石菖蒲 15g　制南星 10g　香附 15g
川芎 12g　川续断 15g　淫羊藿 15g。

伴便溏腰冷痛者加补骨脂15g，巴戟天15g；经闭者加红花12g，小茴香15g；经量多减川芎，加黄芪30g；心悸加远志15g。

（三）治疗结果

痊愈（治疗后妊娠，正常分娩者）97例，占82.9%；有效（妊娠3～6个月流产、早产者）4例，占3.4%；无效16例，占13.7%。

（四）体会

女子不孕，不是一种独立的疾病，它是由多种原因引起的，因此应在整体观念指导下，审因论治，平衡阴阳，故能有子。求子当先调经，经调方可受孕。论治调经分四期，在辨证分型治疗的基础上经行期重在活血化瘀，为排卵着床创造条件，常加川牛膝、益母草、丹参，服3～5剂。经后期补虚为主，重在补益肝肾，养血调经，常加淫羊藿、川续断、地黄，服3～4剂。排卵期在经后期用药的基础上，重加温补肾阳和适当的活血药，如紫石英、肉桂、炒桃仁，服4～5剂。经前期，在经后期用药的基础上，加理气活血药，如柴胡、制香附、红花，服3～4剂。总之，女性不孕症，只有审因论治加上患者的密切配合，坚持治疗，才能提高治疗效果。

三十一、不孕症中医治疗研究进展

本文收集1982年以来国内公开发表的有关女性不孕症中医药治疗及有关“肾主生殖”脏腑功能机理的研究等两方面的论文共27篇（含临床病例1915例），对其研究进展从以下几个方面进行论述。

（一）临床研究

1. 历代医家对女性不孕症治疗的立论分型

（1）肾阳不足，冲任虚寒不孕：宋代《圣济总录》记载："妇人所以无子，由冲任不足，肾气虚寒故也。"治宜取阴中求阳之法，于补阳药中加用滋补肾精之品，常用右归丸加减。

（2）气血虚弱不孕：元代朱丹溪云："人之育胎，阳精施之，阴血摄之，精成其子，血成其胞，胎孕乃成，今妇人无子率由血少不足以摄精也。"治宜益气养血，调补冲任。方用归脾汤、八珍汤之类。

（3）肝肾亏损不孕：肝血不足，肾精亏损，冲任空虚则不能受孕。遵《济阴纲目》中"求子贵养精血"立益肝肾、补精血之法，方用当归地黄饮子加减。

（4）肝郁气滞不孕：清代《女科经纶·嗣育》载："妇人无子者，冲任脉中伏热也。"治宜养阴清热凉血。方用清热养阴汤加减（附方 1）。

（5）瘀血阻滞不孕：清代《医宗金鉴·妇科心法要诀》载："女子不孕之故……因体盛痰多，脂膜壅塞胞中不孕。"治宜燥湿化痰，佐以理气健脾。方用启宫丸。

（6）湿热蕴结不孕：多因经期摄生不慎，邪毒侵入胞宫，气血失调，湿热蕴结不孕。治宜清热化湿，解毒消瘀。方用清热化瘀汤（附方 2）。

2. 近世医家治疗女性不孕症的临床探索

根据对 1418 例临床病例分析，通过临床辨证与辨病结合，初步找到了证、病结合的规律，大致可分为以下五型。

（1）肾虚不孕：中医认为肾气旺盛，精血充沛，任通冲盛，气血调和，月经如期而行，两精相搏方可受孕。若肾气虚，精血不足，则冲任脉虚，胞脉失养，乃致不孕。肾虚不孕分为肾阴虚不孕，以左归饮加减（附方 3）治疗；肾阳虚不孕，以右归饮加减（附方 4）治疗；肾虚夹瘀以补肾活血法治疗，拟补肾祛瘀方（附方 6）；肝肾失调以调冲任、温肝肾为主治疗，设调肝益肾汤（附方 7）、补肾活血疏肝汤（附方 8）；继发性卵巢功能失调所致不孕症（简称功能失调性不孕症）属此型，包括排卵功能障碍、黄体功能不全、继发性闭经、功能性子宫出血、稀发月经、子宫发育不良、多囊卵巢综合征等。

（2）肝郁气滞血瘀不孕：肝主疏泄，主藏血，能调节人身气机和调节血量，使人体气血运行正常，冲任调和，胞脉得养故能摄精成孕。而各种原因（内因、外因）导致的肝脏功能失调，均可使气血运行失调，形成肝郁气滞血瘀之证乃致不孕。经多数临床实践及实验研究证实，女性内生殖器炎症性疾病（输卵管炎、输卵管阻塞、盆腔炎、子宫内膜炎）所致不孕症多属此型。

根据临床辨证，输卵管炎、输卵管阻塞多属肾虚肝郁，湿热瘀滞，气滞血瘀致胞络阻塞，乃致不孕。治疗方法不外疏肝理气、活血化瘀，以少腹逐瘀汤加减（附方 9）；化积消瘀，立通管汤（附方 10）及通管Ⅱ号方（附方 11），前方重在化积消瘀，后方并兼补肾精；行瘀导滞，益肾通络，立孕Ⅰ方（附方 12）、通络方（附方 13）。

盆腔炎、子宫内膜炎所致不孕，多因经期产后，余血未尽，继而内伤外感，气血不调，宿血停滞，凝结成瘀，不能摄精成孕所致。治疗原则为活血化瘀、清热解毒。于经期服药，可促进子宫收缩，使子宫内膜正常脱落与新生，改善宫腔内环境，消除炎症，以利孕卵着床。立少腹逐瘀汤加减（附方14）、活血祛瘀汤（附方15）。

（3）血瘀胞络不孕：中医认为经血瘀滞，留络不去，假血成形，遂成血瘕癥积之患。根据临床辨证子宫内膜异位症属此型。治疗原则为养血活血、理气消瘀散结。设内异Ⅰ方（附方16），适用于经痛剧烈者；内异Ⅱ方（附方17），适用于月经过多者；内异Ⅲ方（附方18），以化瘀消结为主。

（4）痰湿郁阻不孕：由于素体肥胖，脾胃两虚，痰湿内生，阻塞胞络，可致闭经不孕。根据临床辨证多囊卵巢综合征多属此型。治疗原则为健脾益肾、燥湿化痰、通络散结。立苍附导痰汤加减（附方19）、补肾祛痰方（附方6）。

（5）湿热蕴滞不孕：如机体正虚，湿毒秽浊之邪内侵，损伤冲任可使带脉失约，任脉不固而为带下，以致胞络受损，妨碍摄精成孕。根据临床观察炎症性带下（霉菌性阴道炎、滴虫性阴道炎、宫颈炎）所致不孕属此型。治疗原则为清热解毒、利湿止带。立止带汤加减（附方20）。

3. 中药人工周期的创立与应用

自1963年以来各地连续对“中药人工周期”疗法有所报道，近年来报道更多，中药人工周期是以中医“生殖”有赖于肾气—天癸—冲任—胞宫（简称肾轴）之间的平衡为理论基础，以“补肾”为治疗的基本法则，结合现代医学性腺轴中卵泡发育的不同阶段，给予周期性用药的一种新疗法，用于治疗各种因于肾轴功能失调的月经疾病。此项治疗方法按辨证论治原则可概括为益肾补血—补血活血—益肾固冲任—活血调经，或简化为补肾—补血活血—益肾固冲任—活血调经（或简化为补肾—活血化瘀—补肾—活血调经）的周期性选方用药法则，分别于卵泡发育期、卵泡成熟排卵期、黄体形成期、黄体萎缩期应用上述原则，并依次于月经来潮的第 5 天起，按下列顺序给药：促卵泡汤（附方 21）7 剂—促排卵汤（附方 22）5 剂—促黄体汤（附方 23）7 剂—活血调经汤（附方 24）5 剂。每日 1 剂，水煎服。根据对临床 384 例月经不调致不孕病例的统计，应用中药人工周期治疗后有效率达 80% 以上，妊娠率达 60% 以上。

（二）理论研究

1. 补肾促进排卵功能的实验研究

应用补肾祛痰法治疗多囊卵巢综合征，以激素动态变化进行临床观察，结果表明补肾药的作用水平在下丘脑，首先使下丘脑功能恢复，进而使血清中 FSH、E_2 值升高，恢复卵巢排卵功能，提示补肾治疗对性腺轴功能有一定的调节作用。进一步运用动物实验观察补肾药对卵巢和子宫的作用，结果表明补肾复方水溶部分对小鼠卵巢是通过下丘脑—垂体而促其增重；对子宫则有直接增重作用。

2. 补肾促进黄体功能的实验研究

动物实验结果表明，补肾药促黄体汤（附方 25）有促进黄体功能的作用，能直接促进垂体前叶释放 LH；能直接或间接作用于卵巢，促进 P 合成和分泌；能提高和延长 P 分泌高峰期，但不能延长黄体寿命。总之，本方对女性性腺轴功能的影响是肯定的。

3. 肾虚与性腺轴功能变化的临床研究

（1）肾虚与雌激素水平的关系：此项观察表明，雌激素水平的高低与肾阴阳的平衡有一定关系，肾阴虚者体内雌激素水平偏高；肾阳虚者体内雌激素水平偏低。

（2）肾虚与性腺轴功能的关系：通过血、尿激素测定对100例证实为无排卵闭经与稀发月经妇女进行观察，结果表明，无排卵型月经障碍的“肾虚’’与下丘脑功能紊乱有一定关系。“肾虚”妇女LH-RH垂体兴奋试验多数呈低弱或延迟反应，说明由于下丘脑功能紊乱导致内源性LH-RH分泌不足，使垂体对外来LH-RH的刺激呈轻度惰性反应所致。

（三）讨论

本文对1418例临床不孕症的病例进行综合分析，从中初步找到了辨证分型及“证”“病”结合的治疗规律；中药人工周期的建立与临床应用为“肾虚”肾轴功能失调所致各种女性月经失调性疾病的治疗开创了新路。

“肾主生殖”是中医学重要的脏腑理论学说之一，自20世纪60年代以来一些临床专家即对其开展了研究。这项研究有以下两个方面：第一，“肾虚证”的出现与下丘脑性腺功能紊乱关系密切；第二，补肾药调节性腺轴功能的作用与下丘脑有关，说明“肾主生殖”的功能与下丘脑对女性性腺轴功能的调节作用密切相关，此项研究工作目前仍在继续深入进行中。

附方介绍

1. 清热养阴汤加减方：生地黄、丹皮、白芍、黄柏、玄参、女贞子、旱莲草、地骨皮、阿胶。

2. 清热化瘀汤：当归、川芎、赤芍、香附、薏苡仁、枳壳、木香、莪术、桃仁、忍冬藤、连翘、甘草。

3. 左归饮加减：当归、熟地黄、怀山药、枸杞子、制首乌、肉苁蓉、制香附、女贞子、旱莲草。

4. 右归饮加减：当归、熟地黄、怀山药、枸杞子、制首乌、山茱萸、肉苁蓉、制香附、仙茅、淫羊藿。

5. 补肾活血方：柴胡、赤芍、白芍、泽泻、益母草、刘寄奴、生蒲黄、牛膝、菟丝子、枸杞子、仙茅、淫羊藿、鸡血藤、女贞子、覆盆子。

6. 补肾祛痰方：山药、补骨脂、淫羊藿、黄精、桃仁、皂角刺、山慈菇。怕冷加附子、肉桂。

7. 调肝益肾汤：当归、熟地黄、淫羊藿、桑寄生、白芍、桑椹子、女贞子、阳起石、蛇床子。

8. 补肾活血疏肝汤：菟丝子、覆盆子、蛇床子、枸杞子、女贞子、川续断、当归、白芍、柴胡、郁金、香附、川牛膝、五味子、泽兰、丹参、赤芍、鸡血藤。

9. 少腹逐瘀汤加减：当归、桃仁、红花、赤芍、柴胡、丹参、小茴香、川楝子、延胡索、川芎。

10. 通管汤：当归、熟地黄、赤白芍、川芎、桃仁、薏苡仁、红花、海螵蛸、生茜草、制香附、路路通、石菖蒲、皂角刺、败酱草、红藤。卵泡期开始每日服 1 剂，排卵期前停药。

11. 通管Ⅱ号方：熟地黄、当归、白芍、川芎、桃仁、红花、菟丝子、淫羊藿、鹿角霜、制香附、败酱草。

12. 孕Ⅰ方：云苓、生地黄、熟地黄、怀牛膝、路路通、炙甲片、公丁香、淫羊藿、石楠叶、制黄精、桂枝。

13. 透络方：皂角刺、王不留行、月季花、广地龙、降香片。

14. 少腹逐瘀汤加减：小茴香、炮姜、川芎、延胡索、肉桂、赤芍、当归、生蒲黄、炒五灵脂、蒲公英、金银花。

15. 活血祛瘀汤：当归、赤芍、丹参、泽兰、香附、茺蔚子、田三七、乳没、甘草。

16. 内异Ⅰ方：炒当归、丹参、川芎、川牛膝、制香附、延胡索、赤芍、血竭、制没药、苏木、失笑散。

17. 内异Ⅱ方：炒当归、丹参、赤白芍、生蒲黄、花蕊石、血竭、三七末、怀牛膝、制香附、震灵丹。

18. 内异Ⅲ方：炒当归、丹参、制香附、桃仁泥、川牛膝、干漆、血竭、莪术、王不留行、桂枝、炙甲片、皂角刺、地鳖虫。

19. 苍附导痰汤加减：苍术、香附、陈皮、半夏、云苓、川芎、胆南星、白芥子、鸡内金、皂角刺、枳壳、桃仁、桂枝、益母草。

20. 止带汤加减：猪苓、茯苓、车前子、茵陈、泽泻、赤芍、丹皮、黄柏、栀子、牛膝。

21. 促卵泡汤：熟地黄、当归、何首乌、菟丝子、肉苁蓉。肾阴虚加女贞子、旱莲草，肾阳虚加仙茅、淫羊藿。

22. 促排卵汤：当归、丹参、赤芍、泽兰、红花、香附、益母草。肾阴虚加女贞子、旱莲草；肾阳虚加仙茅、淫羊藿。

23. 促黄体汤：肉苁蓉、杜仲、菟丝子、益智仁、紫石英、怀山药、莲肉。

24. 活血调经汤：当归、川芎、赤芍、桃仁、红花、香附、益母草。

三十二、女性不孕症中医治疗近况

女性不孕症是妇科常见疾病，病因十分复杂，多种全身性疾病以及生殖器官本身疾病均可导致不孕，故治疗颇为棘手。中医治疗女性不孕症有其独特的优势，疗效较高，副作用小，而且治法多种多样，辨证、专方、内治、外治、针灸俱全。现就临床常见的几种不孕症近几年中医治疗情况综述如下：

（一）输卵管阻塞

输卵管阻塞是最为常见的不孕原因，多因炎症引起管腔阻塞，阻碍了卵子与精子的结合而不孕。治疗主要以活血化瘀通络为手段。金维新等用通管汤（赤芍、川芎、三棱、莪术、制乳香、制没药、桃仁、昆布、海藻、夏枯草、炮山甲、皂角刺、丹参、益母草、路路通）治疗输卵管阻塞108例，痊愈92例，有效5例，无效11例，总有效率为89.82%。刘家磊用穿山输通祛瘀汤（穿山甲、路路通、当归、川芎、桃仁、制乳香、红花、赤芍、柴胡、枳实、生地黄、三七、川牛膝、肉桂、甘草）治疗输卵管阻塞86例，输卵管通畅者78例，未通畅者8例，妊娠率达41.8%。连方等用痛经宝（当归、红花，丹参、五灵脂、三棱、莪术、肉桂、木香、延胡索）口服和复方当归注射液（当归、红花、川芎）通管治疗30例，有效率为94.6%，妊娠率为46.7%，而庆大霉素加生理盐水通管对照组仅分别为56.6%和27.8%。近年来，有人在活血化瘀的基础上加用补肾之品，取得满意疗效。门玲瑞等用孕宝丹（当归、熟地黄、桑寄生、菟丝子、茯苓、川芎、赤芍、红花、穿山甲、女贞子、乌药、香附、莪术、益母草）酶加胎盘组织液、金莲花片治疗输卵管阻塞126例，痊愈76例，有效30例，无效20例，妊娠率达60.3%。刘承云等用助孕通管汤（熟地黄、益母草、淫羊藿、当归、皂角刺、路路通、赤芍、白芍、川芎、三棱、莪术、制乳香、制没药、昆布、海藻、夏枯草、桃仁、炮山甲、丹参、紫石英）治疗输卵管阻塞72例，痊愈63例，有效3例，无效6例，总有效率高达91.7%。

中药内服与外敷同时采用，使本症的疗效得到进一步提高。黄莉萍等用消炎化瘀合剂（当归、丹参、虎杖、红藤、王不留行、土茯苓、延胡索、急性子）内服，同时外敷消癥散（独活、防风、干漆、羌活、乳香、没药、川牛膝、土鳖虫、千年健、三棱、莪术、当归尾、艾叶、血竭）治疗488例，妊娠385例，妊娠率为78.9%。孙松龄用自拟方（土茯苓、丹参、桂枝、穿山甲、桃仁、赤芍、路路通、制香附、王不留行）内服，同时用外敷方（独活、土鳖虫、赤芍、透骨草、防风、当归尾、艾叶、五加皮、白芷、血竭、乳香、没药、红花、种椒）热敷小腹，治疗87例，痊愈70例，有效7例，无效10例。虎发光单纯用暖宫排卵散（赤芍、大黄、透骨草、桂枝、白芷、小茴香、川乌、吴茱萸）热敷治疗130例，妊娠116例，无效14例。

目前，临床上也用中药保留灌肠治疗此症。万如枕等用基本方（红藤、丹参、赤芍、黄柏、败酱草、夏枯草、穿山甲、路路通、王不留行、三棱、莪术）加味浓煎保留灌肠治疗100例，治愈73例（其中妊娠35例），有效21例，无效6例。乐秀珍等将内服方（川楝子、枳壳、青皮、陈皮、徐长卿）与灌肠方（忍冬藤、马鞭草、皂角刺、生甘草）同用，并与单纯口服中药组和口服中药加通液组比较。结果受孕率分别为55.26%、20.69%、

45.45%。服中药加灌肠组疗效优于其他两组。

针刺治疗本症也有一定疗效。唐先平在用通管汤（穿山甲、川牛膝、生牡蛎、当归、莪术、香附、三棱、赤芍、川芎、木香、细辛）同时，针刺中极、关元、归来、子宫、三阴交等穴治疗38例，治愈30例，有效6例，无效2例。朱汝功等用电针（取气海、关元、水道、三阴交等穴）治疗2例，均获效。

（二）排卵功能障碍

排卵功能障碍也是女性不孕的重要原因之一。此症经辨证多为肾虚，故补肾为其主要治则。庞保珍等用氤氲育子汤（紫石英、淫羊藿、菟丝子、枸杞子、露蜂房、人参、王不留行、红花、香附、柴胡、枳壳、川椒、益母草）治疗55例，并与氯米芬组比较，结果有效率分别为76.36%和72.25%。中药组疗效略高于对照组。李小平用补肾育嗣汤（紫石英、鲜罗勒、石楠叶、柴胡、香附、仙茅、淫羊藿、女贞子、桃仁、菟丝子、枸杞子、杭白芍、红花）治疗20例，并与克罗米酚比较，结果有效率分别为75%、52.17%。以上两组报道表明，中药促排卵效果并不比西药逊色，且无副作用。王世华等用中药方（熟地黄、山药、茯苓、丹皮、淫羊藿、菟丝子、枸杞子，女贞子、当归、川芎、制首乌、黄芪、党参、甘草）治疗70例肾虚不孕妇女，结果LH、FSH、P、E_2均显著升高，PRL显著降低；恢复排卵功能者69例，占98.57%，其中妊娠者48例，占68.87%。潘玉华以补肾为主，在辨证基础上采用“中医周期疗法”，并与加氯底酚胺组、加乙烯雌酚组比较，排卵有效率分别为41.93%、72.27%、70%，提示中西医结合治疗的疗效优于单用中药。刘宛华用补肾活血胶囊

（菟丝子、覆盆子、淫羊藿、当归、泽兰、陈皮、桃仁、紫河车）加大黄胶囊治疗 70 例，并与单纯服补肾活血胶囊组比较，结果两组排卵率分别为 72.86%、62.50%，提示在补肾的基础上适当加用祛邪之品，有可能提高疗效。李丹用补肾疏郁方（鹿角霜、巴戟天、肉苁蓉、川续断、王不留行、女贞子、枸杞子、桃仁、红花、炒白芍、怀山药、枳壳、柴胡、生甘草）治疗黄体功能不足 46 例，1 年内妊娠 34 例，占 73.9%，基础体温好转 8 例，无效 4 例。杨慧珍采用月经周期性给药，分别于排卵前（丹参、赤芍、桃仁、当归、紫河车、泽兰、香附、女贞子、旱莲草）、排卵期（龟板、熟地黄、川续断、山茱萸、菟丝子、白术）用不同方药治疗，黄体期（排卵后）加用克罗米酚。共治疗 50 例黄体功能不足引起的不孕者，结果有效 38 例，无效 12 例。观察治疗 6 个月，最终妊娠 38 例。

（三）免疫性不孕

免疫性不孕近来逐渐引起临床医生的重视。在免疫学上，精子被认为是一种抗原，当某些妇女对精子抗原性特别敏感时，就会发生免疫反应而使精子互相凝集，导致不能受孕。韩勃认为本症以肝肾为中心，涉及肺脾，分肾阳不足型、肾阴亏虚型、肝气郁结型、肝经湿热型、肝肾阴虚型、肺脾气虚型而辨证论治。夏桂成对阴虚火旺型（37 例）用滋阴抑抗汤（炒当归、赤芍、白芍、怀山药、丹皮、生地黄、山茱萸、甘草、钩藤），阳虚瘀浊型（13 例）用助阳抑抗汤（黄芪、党参、鹿角片、丹参、赤芍、白芍、茯苓、川续断、山楂）进行治疗，结果妊娠 17 例，血清抗精子抗体（ASAb）转阴 19 例，好转 8 例，无效 6 例，总有效率为88%。陈晓平等用固阴煎（生晒参、远志、熟地黄、菟丝子、五味子、炙甘草、怀山药、山茱萸）治疗60例，并与强的松、维生素E组（25例）比较，结果两组精子制动试验（SIT）转阴分别为51例和14例。痊愈19例和6例，好转32例和8例，无效9例和11例。治疗1个疗程后，中药组IgA比对照组明显下降，而IgG明显上升。

（四）其他

郑坚梅等用补肾祛瘀方（淫羊藿、仙茅、熟地黄、山药、鸡血藤、丹参、香附、三棱、莪术）加味治疗74例子宫内膜异位症，痊愈38例（其中妊娠24例），显效24例，好转9例，无效3例，总有效率为96%。孙宝珍治疗子宫内膜异位致不孕症146例，经期腹痛用内异Ⅰ号方（赤芍、白芍、茺蔚子、丹参、制香附、刘寄奴、延胡索、徐长卿、乌药、川芎、桂枝），月经过多伴腹痛用内异Ⅱ号方（生蒲黄、玉米须、血见愁、丹皮、丹参、醋香附、赤芍、白芍、大黄炭、震灵丹、花蕊石、三七粉），有肿块、结节用内异Ⅲ号方（赤芍、石见穿、丹参、皂角刺、地鳖虫、炙山甲片、海藻、川芎、桃仁、炙没药）辨证加减。结果受孕114例，占78%；无效32例，占22%。童艾云等采用中西医结合治疗输卵管积水60例，以中药方（蒲公英、紫花地丁、桂枝、茯苓、丹皮、赤芍、当归、桃仁）随症加味，配合超短波治疗（部分患者加用青霉素及用野菊花栓置入肛门），结果积水完全消失42例，部分消失16例，无效2例；妊娠19例，妊娠率为31.67%。刘世学等用育宫汤（当归、菟丝子、香附、黄芪、熟地黄、白芍、川芎、阿胶、红花）治疗子宫发育不全17例，结果妊娠9例，子宫发育明显改善6例，无效2例。姜正谦用温经汤（吴茱萸、川芎、生姜、甘草、当归、桂枝、丹皮、制半夏、麦冬、酒白芍、党参、阿胶）加减治疗高原不孕症11例，结果怀孕6例，无效5例。

（五）结语

综上所述，中医治疗女性不孕症的疗效令人瞩目。笔者认为，由于造成不孕症的原因很多，既有功能失调，也有器质性病变，如果不了解病因而笼统治疗，往往疗效不佳。因此中医治疗应与现代医学检查技术结合起来，有的放矢，才能提高疗效。从最近几年的文献报道来看，女性不孕症的中医治疗主要以补肾、活血化瘀、疏肝理气为大法，且朝着辨证与辨病相结合的方向发展，即在明确诊断的基础上，发挥中医辨证论治和专方专药的特长。相信随着中医临床研究的深入，中医治疗女性不孕症会取得更大的成果。

三十三、不孕症治疗临床体会

30多年来，笔者致力于用中医中药治疗妇女不孕症的研究，妊娠率50%以上，兹不揣浅陋，略作浅议如下：

（一）化瘀通脉，不忘治带

临床上带下瘀痹胞络者不乏其例。西医谓之慢性输卵管炎继发输卵管闭塞，妨碍精子与卵子的结合或炎性细胞对精子的损害而不能孕育。其临床表现为带下绵绵，气秽，色黄如脓，或白稠，或赤白相间，多伴有腹痛不已。对此治疗，若单用活血化瘀，疗效不理想，必须坚持与清热解毒、利湿治带的方法相结合，才能蠲痹通络，着床怀孕。笔者常用加味三妙丸（苍术、黄柏、薏苡仁、蜀羊泉、土茯苓、红藤、败酱草、忍冬藤、椿根皮）治带，加地鳖虫、穿甲片、皂角刺等化瘀通络取效。

（二）宫寒痰湿，温命龠火为要

对于形体肥胖的不孕妇女，方书多评之痰湿脂膜堵塞胞宫而不能摄精受孕。经临床观察这类患者，除体态肥丰外，其舌象、脉象和其他证候都少痰湿壅阻的迹象。盖此痰是由脾阳虚亏而内生的无形之痰，属阴邪。若专事消痰，不去温阳，则痰祛后又要复生。温补命火能上煦脾阳，阳光普照则阴霾之气顿散，不治痰而痰自化。单用启宫丸治疗，疗效不理想，而改用补命火，煦胞宫之法治疗，往往能取效获孕。

胞宫寒冷之躯，亦每致不孕，即使孕胎，易胎萎不长、坠胎、流产。这类患者多伴怕冷趋暖，四肢不温，或背脊部有凉寒之感，多为淡白舌，薄白苔，但亦有少数舌质偏红，苔稍黄，脉象多沉细或细弦，却不一定见迟脉。妇科检查可见子宫小于正常，测基础体温可呈单相。笔者对于月经素来正常或经治后恢复正常而仍未能孕育的妇女，每用温肾壮督、补命门火、煦荣胞宫之法，每获良效。笔者治法每师景岳“阴中求阳，阳中求阴”之法，选用“右归饮”或“仙桂汤”加减。寒甚者用张锡纯的“温冲汤”，若畏寒，脉沉细而舌象却见红舌、薄黄苔者，则去附、桂、仙茅，加重何首乌、熟地黄、石斛等滋阴之品，或选用“五子衍宗丸”等平和补肾之剂。但紫石英必为重用之品，因其能兴奋性腺，促使发育不良的卵巢成熟排卵在氤氲期（排卵期）。不论有郁无郁，均佐入理气活血之品通络助孕。

（三）着重调经，滋肾调肝并举

月经不调是妇女不孕症的重要原因之一，调经是治疗不孕的关键。《女科要旨》曰：“妇人无子皆由经水不调，经水所以不调者，皆由内有七情之伤，外有六淫之感，或气血偏盛，阴阳相乘所致。”朱丹溪谓：“求子之道，莫如调经。”

月经失调包括月经先后无定期、月经先期（包括频发）、月经后期（包括稀发），月经经量过多、过少、闭经等。笔者从临床观察到，最影响孕育的是月经闭止、月经先后无定期、月经稀发，前二者的基础体温都呈单相型——无排卵。月经稀发患者的基础体温虽为双相型——有排卵，但排卵不规律，故亦往往伴发不孕。疗程以闭经者时间最长，月经先后无定期者次之，月经稀发者较二者稍短。

月经先后无定期的不孕患者，其临床表现为周期、经期、经量均不规则，西医谓之“无排卵型功能性出血”。往往先有短时间的闭经，行则如崩；有的先漏下不畅，过一段时间则经行如崩中；有的一开始就崩中，有的先崩而后演成漏下不止，甚至长达月余。月经稀发患者，多数每年仅来经 3 ～ 4 次，但无规律，而经量及经期多在正常范围。

调经必须调冲任，冲脉上隶阳明，下属少阴；肝司血海，与任脉交会于曲骨穴，调冲任实际上是滋肾健胃（脾）调肝之法，尤以滋肾调肝为主。治疗月经先后无定期，常滋肾与调肝并取，取效方捷。方选傅氏“定经汤”，兼有热象者用高氏“滋水清肝饮”，兼有寒象者用定经汤加淫羊藿、肉苁蓉、肉桂、小茴香等。闭经和月经稀发患者以虚证居多，后者为前者之渐。病机和治法，二者大致相同。均用通补奇经之法，着重健脾生血，滋肾填精，充盈血海，佐数味行气活血之品通利任脉，方选八珍益母汤或龟鹿二仙膏加桂枝、肉桂、香附、鸡血藤。若一味用攻药催经，往往无效。即或能催来一次，过后又复延期不至，即或用棱、莪破瘀，亦必如参、芪相辅。

总论调经之法，无非是辨证求因，审因论治，虚者补之，郁者疏之。寒者热之，热者寒之。各使冲盛任通，月事以时下，月经周期一经调正，往往基础体温恢复双相，怀孕在望矣。

（四）行气解郁，务须怡情悦志

有的室女，婚前经行乳胀，甚则有乳房结块等肝郁症状，若婚后其症依然，往往多年不孕。复因婚久不孕，盼子心切，更加情绪低沉，烦恼躁怒，寐差多梦，纳少腹胀或小腹吊痛，但测基础体温大多双相，妇科检查亦往往正常，诚如傅青主所说：“妇人有怀抱素恶，不能生子者，是肝气郁结，治必解四经之郁，以开胞结之门。”常拟疏肝解郁、养血宁心剂，选用“开郁种玉汤”加减。同理，更需做好思想开导工作，即在一般精神劝慰的同时，宣传和介绍一些有关医学常识，指导性生活，嘱其测基础体温，在排卵期适时同房。平时则应怡情悦志，注意节欲蓄精。只要双方情绪乐观欢畅，配合适当的治疗，机体阴阳得调，这类肝郁不孕型治愈预期甚为理想。正如明·万密斋所云：“但解开花能结子，何愁丹桂不成丛。”

（五）典型病例

张某，女，29岁，工人。1990年6月3日初诊。婚后3年半未孕。月经史：16岁，7/25～60天。月经迟行而无规律，偶有趋前，西医用克罗米芬或乙黄周期治疗，月经才能正常来潮，但停药后即推迟如旧（即使已正常3个月），量少色黑，全身怕冷，小腹尤甚，大便艰难，面白清寒，苔薄白，脉沉细。妇科检查及B超：子宫偏右略小。曾患窦性心动过速，轻度甲状腺肿。男方精液常规及体检正常。脉证合参，责之为血虚宫寒，难于孕育，用补命火，煦子宫，暖肝肾，生精血法，先调月经。处方：

西小茴香 5g　月季花 6g　淡苁蓉 10g　甘枸杞子 10g
大熟地 10g　泽兰叶 15g　紫丹参 15g　荔枝核 12g
紫石英 20g　上肉桂 3g

5剂，水煎服。

二诊：连续3个月月经周期及经量皆正常，再温肾暖宫，补气生血。仙桂汤出入：

淫羊藿 10g　仙茅 6g　巴戟天 10g　上肉桂 3g
当归身 10g　炙黄芪 10g　潞党参 10g　紫石英 30g
覆盆子 10g　北五味 3g　甘枸杞子 10g

7剂，水煎服。

三诊：11月7日，周期第16天，基础体温上升，肢冷形寒，脉沉细。加强壮督温阳，补命火，煦胞宫。温冲汤加减：

宣红花 3g　补骨脂 15g　怀山药 15g　制何首乌 20g
当归身 12g　炙黄芪 20g　淡苁蓉 10g　紫丹参 15g
熟附片 6g　紫石英 15g（先下）

上肉桂 5g（后下）

5 剂，水煎服。

四诊：12 月 5 日，月经过期 13 天未潮，基础体温未降，查尿妊娠试验（+），转用补肾安胎，健脾和胃法。当月怀孕，足月顺产。

三十四、不孕症临床治疗疗效观察

（一）一般资料

诊治对象其夫均经医院检查无任何问题。共诊治 32 例，其中婚后 3 ～ 5 年 15 例。5 ～ 10 年 12 例，10 年以上 5 例。原发性不孕症 23 例，继发性不孕症 9 例。中医辨证气血双亏 13 例，肝气郁滞 5 例，气滞血瘀 8 例，肾虚 6 例。

（二）治疗方法

1. 气血双亏

气血双亏致肾气不足，精亏血少，冲任气血失调而致不孕，病人多见经期先后不定。治宜养血调经。多用得生丹加味治疗。方中当归、白芍养血，川芎疏通血中之气，枳壳、木香调气舒郁，柴胡疏肝解郁，羌活通脉络之气血，益母草养血，调经而不滞。若见阳虚腰酸发冷者宜加入吴茱萸、肉桂以温经散寒暖宫，服药后得以受孕。

2. 气滞血瘀

气为血帅，气行则血行。若因肝失条达，情志郁滞，气滞则血行瘀阻，使冲任不调，因气血不足，血海不充，故月经不能按时而下，经血量少，带有紫红色血块，涩滞不畅，经前及经期少有腹痛，腰酸，舌质紫暗，脉细涩。此为血瘀气滞，以疏肝理气、活血化瘀为主。方中当归、川芎、红花、桃仁活血调经，使之气血调和；益母草、白芍活血化瘀生新；柴胡、木香、香附、枳壳解郁开结，气血通则经水按时而下；延胡索、川楝子理气活血；肉桂、小茴香大热之品，入命门而暖宫；覆盆子补肝肾，气血得调，瘀结通畅则能受孕。

3. 肾阳虚

肾阳不足，精亏血少，胞宫虚寒，病人精神萎靡，动则气短，四肢不温，月经不调，经血量少色淡，少腹冷痛，带下清稀而量多，面色晦暗，腰酸腿软，小便清长，舌苔薄白，脉沉弱。此为气血双亏，心脾不足。治宜补气养血、补益心脾。方以八珍汤加减。方中以当归、白芍川芎养血；参、术、苓、草、山药健脾补气；黄芪补气；仙茅、淫羊藿补肾助孕。

4. 肝气郁滞

肝藏血，喜条达，与月经密切相关。若因情志不舒，肝失条达，气血失调，冲任不通，故不能孕。治宜舒肝解郁。菟丝子、覆盆子、巴戟天补肾壮阳；川续断、枸杞子、五味子补肝肾强腰脊。肾气盛，则冲任调，方可受孕。

5. 肾阴虚

阴虚则精亏，阴液不足，冲任失调难以滋养，患者血少无力，阴虚发热，头晕耳鸣，腰酸腿软，手足发热，失眠盗汗，舌质红少苔，脉细数无力，口干烦热或并有低热，月经正常或先期，经量少色红质稠。治以滋肾养阴。方中用生地黄、地骨皮、玄参治疗阴虚发热；当归、白芍、生地黄、沙参、枸杞子以补肝肾之阴；巴戟天、紫河车补肾壮阳；川楝子、香附理气。

按照以上辨证方法，用药多在经后服用 10 ～ 15 剂，连续应用 3 个月为 1 个疗程。

（三）疗程观察

先后治疗 32 例不孕症，29 例受孕，3 例无效。其中气血双亏者 13 例，经 3 ～ 5 个疗程后全部受孕；肝气郁滞者 5 例，在用药同时，要求病人配合调养情志，病人在治疗 2 ～ 3 个疗程后均已受孕；气血郁滞患者多为继发性不孕症，使用活血祛瘀后，仅 1 例未能获效，其余均受孕；肾虚病人多为久婚不孕，以滋补肾阴肾阳治疗效果比较满意，但是有 3 例病人治疗长达一年之久，未能怀孕，故放弃治疗。

三十五、继发性不孕症治疗八法临床体会

现代医学将女子不孕症分为原发性和继发性两大类。笔者综合继发性不孕症的病因病机和临床表现，大致可分为气虚、血虚、宫寒、血热、肾虚、血瘀、痰湿、肝郁八个证型，并施以八法治疗，配用家传丸方，每获良效。

（一）补血养宫法（适用于血虚型）

纪某，女，28 岁，农民。1965 年 4 月 10 日初诊。患者婚后 6 年未孕，妇科检查未见异常。经来量少，一二日即净，有时只见点滴。症见：面色无华，头晕无力，心悸怔忡，舌淡苔薄，脉细弱。血红蛋白 65g/L，红细胞 2.6×10^{12}/L。证属血虚，冲任失养，胞宫不能养精成孕。诊为：血虚不孕症。治宜补血养宫，佐

以益气健脾。方选四物汤合当归补血汤化裁。处方：

当归 15g　川芎 10g　白芍 15g　熟地黄 15g

炙黄芪 30g　白术 15g　酸枣仁 10g　炙甘草 6g

炒砂仁 5g

上方连服 20 余剂，诸症好转。后以“养宫丸”调服 3 月余，一次停经约 50 天，查尿妊娠试验（+），妇科检查结果为早孕。

按：血虚不孕症病因多为饮食劳倦，损伤脾气，生血无源而形成，也有因大病、久病、失血之后或有寄生虫而酿成的。由于血海空虚，冲任不足，胞宫失养，难以成孕。《医部全录》：“今妇人无子者，率由血少不足以摄精也。”故治宜养血补血、益气健脾。予“养宫丸”（家传方：紫河车、生铁落、山茱萸、雀蛋、猪肝、丹参等），药后不久即孕。

（二）补气振宫法（适用于气虚型）

吴某，女，29 岁。1972 年 7 月 15 日初诊。患者幼年多病，20 岁曾患右肺结核，23 岁治愈。25 岁结婚，婚后 4 年未孕。妇科检查未见异常。刻诊：面色无华，形态消瘦，经来量较多，色淡如水，伴心悸、心慌、自汗、懒言纳少、少腹空坠，舌淡，苔薄润，脉弱。证属气虚胞宫无力，不能摄精成孕。诊为气虚不孕症。治宜补气振宫佐以养血健脾。用四君子汤加味。处方：

党参 10g　白术 10g　茯苓 20g　炙黄芪 30g

炙甘草 10g　白芍 15g　山药 20g　当归 10g

佐以川芎、香附、菟丝子等药，互为出入，连服 1 个月，诸症好转。改用“振宫丸”续服 2 个月后，约半年许停经。尿妊娠试验（+），妇科检查示早孕，足月产一女婴。

按：气虚不孕症多因体质素弱，或久病伤脾，造成中气不足，经行而气随血泄，渐至冲任不固，胞宫无力，不能摄精成孕。本例素体多病，营养较差，气虚而血少。治宜以益气健脾为主，辅以养血之品，俾使脾旺气充，化血有源。又配用“振宫丸”促冲任，和胞宫，生殖崛复，故而有子。“振宫丸”（家传方：白术、紫河车、人参、桂圆、黄芪、雀肉）功用为补益气血，振奋胞宫，促进生殖。

（三）散寒暖宫法（适用于宫寒型）

金某，女，33岁，教师。1982年6月4日初诊。患者婚后4年未孕，妇科检查无异常发现，月经40～50天来潮1次，经前腹痛，经量较多，少腹常年觉冷，喜暖，伴有倦怠无力，面色苍白，舌苔淡白，脉沉紧。患者在学生时期，酷爱体育，为不妨碍比赛，经来前总是食冷以图延期，如此有四五年之久。恙由寒邪客于胞宫，冲任失调，诊为宫寒不孕症。治宜散寒暖宫法。方用胶艾四物汤加味。处方：

阿胶20g　熟艾叶10g　炮姜6g　肉桂6g
当归15g　川芎12g　白芍15g　熟地黄15g
小茴香6g　红枣10g

连服10余剂，月经来潮1次，经量减少，腹痛减轻，唯感口干。上方减炮姜、肉桂用量为3g，加生地黄12g，香附、延胡索各10g，又服20余剂。后改用“暖宫丸”再服2个月，月事正常，次年生一女婴。

按：宫寒不孕症病因多为经期食冷，受寒，或产后受寒，寒邪搏于胞宫，冲任失调，宫寒不能受精成孕。本例因长期食冷，血液得寒则凝，造成寒邪羁留胞宫，经期落后，形成宫寒不孕症。初以胶艾四物汤为主连服，再配以家传方“暖宫丸”（由紫河车、肉桂、艾叶、香附、黑白丑、路路通等六味中药组成），同时送服家传方椒桂丸，寒邪得去，胞宫得温，冲任得养，方能收到预期效果。

（四）温肾壮宫法（适用于肾虚型）

陈某，女，26岁。1976年10月12日初诊。患者16岁结婚，婚后10年未孕。月经量少，色淡红，腰酸痛且膝软，头晕、耳鸣，纳少便溏，性欲减退，面色晦暗，畏寒怕冷，脉细（曾因腰痛摄腰椎正侧位片，提示第4～5腰椎椎体前缘骨质增生）。证属肾阳不足，胞脉失养，诊为肾虚不孕症。治以温肾壮宫法。方用二仙汤加减。处方：

仙茅12g　淫羊藿15g　当归15g　白芍15g
巴戟天10g　苁蓉10g　锁阳10g　鹿角胶10g
女贞子15g

连服20剂后头晕、耳鸣、怕冷已相继好转。前方加熟地黄、枸杞子各20g，再服20余剂，腰痛锐减，改用家传方“壮宫丸”常服，半年后停经。次年生一女婴。

按：肾虚不孕症病因多为房劳太过、早婚，或素体阳虚，冲任劳损，精亏血少，不能滋养胞脉，胞脉失养，肾气不足，不能固精温养成孕。本例患者早婚，而成肾气虚衰。便溏、畏寒等均为肾阳不足之表现。故投以二仙汤加鹿角胶等以增强温肾壮宫之力。更有“壮宫丸”（家传方：紫河车、鹿胎、雀脑、鹿角胶、丹参、枸杞子等）温壮肾阳，濡养胞宫，增强了前药的功效，方能收到满意的效果。

（五）凉血清宫法（适用于血热型）

徐某，女，34岁。1984年7月21日初诊。患者婚后2年怀孕1次，跌跤坠胎，继后9年未孕，延医诊治无效。自服民间传方艾叶煮水冲红砂糖近年余未效而来门诊求治。刻诊：患者面红口干，声高善语，喜食辛辣，心胸烦闷，月经提前，量多色深红，或有少量紫红，质黏而稠，溲黄便干，脉滑数，舌边尖红，苔少。证属热迫血动，胞宫血热，诊为血热不孕症。治宜凉血清宫法，方用《傅青主女科》清经散加减：

生地黄15g　黄芩10g　黄柏10g　丹皮10g
炒山栀6g　赤芍15g　白芍15g　甘草10g
天花粉20g　煅龙骨30g　煅牡蛎30g

服药20余剂后症状好转，继服"清宫丸"3月余。查尿妊娠试验（+），妇科检查示早孕。次年生一男婴。

按：血热不孕症病因多为素体阳盛，过服暖宫之药，或食辛热助阳之品，或情志抑郁，郁而化火，胞宫血热，精动不安不能居宫成孕。本例患者久服艾叶等，胞宫有热，加之好食辛辣，酿成阳盛血热，予以清经散加味清热凉血，"清宫丸"常服，方能收效显著。"清宫丸"有清宫凉血、降火滋阴的功用，对宫热不孕、血热经多、漏下均有良效。

（六）化瘀和宫法（适用于血瘀型）

戴某，女，33岁。1974年5月6日初诊。患者婚后妊娠3次，均先兆流产，自28岁以来一直未孕，曾2次诊刮仍未能受孕，故而来诊。现诊：经来淋漓，往往拖延数月方净，经量或多或少，经期前两天有紫色血块，脐下疼痛，两侧拒按。面色有褐色斑已数年。舌暗红边有瘀点，脉沉滑，诊为血瘀不孕症。输卵管通气术示双侧输卵管不通。诊刮病理报告示经期子宫内膜腺体分泌不良。妇科检查示子宫大小正常，双侧附件均有不同程度增大。治宜化瘀和宫法。方用桃红四物汤合失笑散。处方：

当归 15g	川芎 10g	生蒲黄 15g	五灵脂 15g
桃仁 10g	红花 10g	生地黄 15g	益母草 30g
炙地龙 10g	川楝子 10g	延胡索 10g	路路通 10g

药进 10 剂，行经 1 次，腹痛显著减轻，按之亦无痛楚。改用“和宫丸”再服 2 月余，诸症消失；连服 4 月余，再做妇科检查，无异常发现。预约再做输卵管通气术，月经未来，查尿妊娠试验（+），次年秋生一女婴，面部褐斑亦消退无余。

按：旧血不去，新血不生，胞宫失却新血濡养，恶血、血瘀羁留胞宫（胞宫应包括现代医学的子宫、输卵管、附件等部分）。本例患者为产后瘀血未尽，恶血留滞胞宫，造成瘀血型不孕症，久之而输卵管不通，附件部分随之发生病变，这与中医痛则不通、通则不痛的理论相吻合。“和宫丸”（家传方：紫河车、王不留行、益母草、郁金、雀脑、地龙等）功用主要是活血化瘀、祛瘀生新，主治产后恶露不尽，胞宫瘀血、血阻，胞衣不下等症，尤其是对血瘀型不孕症疗效较好。

（七）舒肝解郁法（适用于肝郁型）

周某，女，31 岁。1979 年 11 月 3 日初诊。患者第二次结婚，婚后性情急躁，易嗔易怒，经常追忆与前夫争吵、打骂情景，迄今已有5年未孕。刻诊：形体消瘦，经期先后不定，量少色暗，有小血块，经来腹痛，经行不畅，双侧乳房均有白果大小的数枚疙瘩，经来痛甚，不可近衣，经净痛减。两胁胀满，纳少嗳气，苔薄，脉弦。证属肝郁不孕症。治宜舒肝解郁法。方用《傅青主女科》开郁种玉汤加味。处方：

木通10g	当归15g	白芍15g	香附10g
郁金10g	路路通10g	茯苓10g	丹皮10g
炮山甲6g	木香10g	醋炒柴胡10g	

连服1个月后诸症好转，乳房肿块缩小；再服1个月诸症大减，嘱其家属常开导患者。原方去木通、炮山甲、路路通，加月季花10g，丹参15g，又连服2月余，次月经停。1981年初生一女婴。

按：肝郁不孕症病因多为情志不畅，肝气郁结，疏泄失常，气血不和，冲任失调不能成孕。本例患者素有肝郁气滞，气滞则血滞，故疏肝解郁的同时必须与活血行血药同用，气行血行，气顺血顺，加之精神安慰，故而奏效。

（八）祛痰暖宫法（适用于痰湿型）

苏某，女，29岁，营业员。1982年9月12日初诊。患者婚后5年未孕，形体逐渐肥胖，高158cm，体重93kg，平时控制肉类和一般食物，但体重仍在85kg左右。患者经期落后，经水次第减少，甚或两月一至或经来始见点滴。然而带下量多，黏稠如涕，大便时溏，面呈满月，头晕心悸，胸闷肢困，倦怠嗜卧，苔滑腻，脉弦小滑。诊为痰湿不孕症。治宜平胃散加味。处方：

炒苍术15g	川厚朴10g	法半夏10g	陈皮10g

焦山楂 20g　陈胆星 6g　天花粉 30g　甘草 10g
大枣 10g　当归 15g　赤芍 15g

连服半年余，同时服祛痰丸 2g，日服 3 次，诸症好转，体重减至 80kg。继以山药、薏苡仁、丹参、枳实、香附、萆薢、泽泻等品互为出入，再服年余，后来果然怀孕生一男孩。

按：痰湿不孕症临床较为多见，其原因多为素体肥胖，或嗜食膏粱厚味，痰湿内生，气机不畅，胞脉受阻。或痰阻胞膜，不能藏精成孕。本例患者在服药两个月时因无明显效果曾失去治疗信心，经再三劝说方连续调治年余受孕。可见治疗痰湿不孕症非一朝一夕所能奏效。所以持之以恒是治疗痰湿不孕症的重要一环。燥宫祛痰丸为家传方（由紫河车、皂角、陈胆星、茯苓、苍术、礞石等六味组成），有祛痰、兴奋子宫的作用。

（九）体会

妇女不孕症要在男方精液检查无异常而又婚后同居 3 年以上未孕者，方可称之。本文所论为继发性不孕症，至于原发性不孕症则不在讨论之列。

本症虽分八型，但在治疗上，紧紧围绕治“血”与调整月经周期，并配用家传秘方药丸，数十年来调治妇女不孕症确有显效。

三十六、不孕症辨证六法

笔者自创“六法”，辨治女性不孕症，获效满意。现总结其要，介绍如下：

（一）调肝和冲法

不孕之证，起因多端。情志不畅，肝郁气滞，疏泄失司，经水不调，常致不孕。主症：经来腹痛，月经愆期，行而不畅，量少色暗，经前乳胀，烦躁易怒，舌质暗红，苔薄白，脉弦。

病例周某，女，34岁。1990年1月20日就诊。

结婚5年未孕。婚后经来不定期，经前乳胀痛，烦躁易怒，经行腰酸腹痛，经水涩滞不畅，夹有紫暗色瘀块。舌质红暗，苔薄微黄，脉弦紧。妇科检查未见异常。辨证属肝郁气滞，冲任失调。守调肝和冲治之。处方：

春柴胡8g　生地黄12g　白芍12g　刺蒺藜12g
代赭石12g　当归12g　郁金10g　制香附14g
荔枝核14g　青皮10g　陈皮10g　炒枳壳12g
川厚朴6g　川芎8g

服药2个月，经水如期而至。守此法化裁，继服月余即孕。

按：笔者认为，肝郁气滞，冲任不调所致不孕，以疏肝调经为先，经调子自来。方中柴胡、枳壳、香附、郁金为疏肝行滞之首选药；生地黄、白芍、当归、川芎养血柔肝调冲，对经前乳房痛，选刺蒺藜、代赭石，有通气降逆袭之功。其中柴胡一药，一般以8g为宜，因为“少则疏肝，多则伐肝”。

此方确具良好的疏肝调经种子功效。

（二）养血通任法

妇人以血为本，治血须治气，气调血行，冲任得通，月水如期，胎孕乃成。血虚脉阻者症见：气短懒言，面色㿠白，四肢不温，少腹隐隐作痛，舌质淡红，苔薄白，脉沉细。

病例李某，女，32岁。1990年9月10日就诊。

结婚7年未孕。经来过期，少腹隐痛，血量少，色淡红，3天即尽。脉沉细，苔薄白。碘油造影提示：双侧输卵管阻塞不通。辨证属血虚胞阻。宜补血通任。处方：

熟地黄 14g　白芍 14g　当归 14g　川芎 14g
制香附 14g　鹿角霜 12g　石见穿 12g　穿山甲 12g
路路通 12g　王不留行 12g　炙黄芪 20g　北细辛 3g
水沉香 6g（研末冲服）

加减调服此方30余剂即孕，次年顺产一男婴。

按：元·朱丹溪《格致余论》云："今妇人无子者，率由血少不足以摄精也。"笔者方中以四物补血，配以走厥阴、畅胞络而治输卵管阻塞之要药穿山甲、石见穿、路路通、王不留行等。寓通补兼施，增黄芪、细辛、沉香温通冲任，推血之运。故此方在临床上屡用屡效。

（三）逐瘀清宫法

笔者认为，瘀血内阻，宿血停滞，新血不生，故不能摄精成孕。症见：经量少，少腹胀痛，色暗红或夹瘀块，舌质暗红或有瘀点，脉沉涩。

病案刘某，女，36岁。1989年10月6日就诊。

结婚1年后自然流产，上环避孕1年，取环后夫妻同居生活2年未孕。月经过期半月左右，经量少，色暗有块，小腹两侧胀痛，腰骶部有坠胀感，舌质紫暗、边尖有少量瘀点，脉沉涩。妇科检查：两侧附件增厚，压痛明显。辨证属气滞血瘀，冲任失调。处方：

桃仁 12g	赤芍 12g	泽兰叶 12g	丹参 12g
当归 12g	五灵脂 12g	延胡索 12g	郁金 12g
制香附 15g	荔枝核 15g	红花 10g	制乳香 7g
制没药 7g	炒吴茱萸 6g	肉桂 6g	炒小茴香 6g

守此方加减调治 3 个月而获蓝田种玉之喜。

按： 方中乳、没、五灵脂活血化瘀功效倍增；桃仁、赤芍、红花、香附、泽兰叶、丹参、延胡索、郁金为家传活血祛瘀、调经通络之药。本方加吴茱萸、肉桂、小茴香温化气滞，气调瘀祛，即可受孕。

（四）益肾启宫法

笔者尤为推崇傅山之训言：“夫妇人受妊，本于肾气之旺也，肾旺是以摄精。然肾一受精而成妊。”肾气不足者症见：腰膝酸软，头晕耳鸣，夜尿频频，四肢欠温，带下绵绵，性欲淡漠，舌质淡，苔薄，脉沉细等。

病例张某，女，28 岁。1989 年 12 月 6 日就诊。

结婚 3 年未孕。月经 16 岁初潮，2 个月左右一汛，量少，平素腰酸，头晕，怕冷，神疲，性欲淡漠。测基础体温呈单相。妇科检查：幼稚型子宫。辨证属肾阳不足，冲任虚寒。治当温肾启宫，填精调冲。处方：

熟地黄 12g	巴戟天 12g	淫羊藿 12g	淡苁蓉 12g
鹿角胶 12g	淡附片 12g	紫河车 12g	当归 12g
茺蔚子 14g	菟丝子 14g	枸杞子 14g	炒杜仲 14g
炙黄芪 15g	川芎 7g	肉桂 4g	

服药半年余，月经正常，基础体温双相，不久报喜。

按：治疗肾阳不足者要善用右归丸方化裁。本方伍入紫河车等血肉有情之品和淡苁蓉增补肾阳，对治疗肾阳不足、先天禀衰，收效更捷。

（五）攻坚消积法

常用于因癥瘕、积聚等所致的经水不调，腹痛，经量增多，淋漓不尽，久婚不孕。如子宫肌瘤、卵巢囊肿等。

病例潘某，女，30岁。1986年3月7日就诊。

结婚5年未孕。经量多，淋漓不尽，历时15～20天不等，少腹坠痛，舌质淡红，苔薄，脉沉涩。B超提示：子宫间壁肌瘤。辨证属痰阻积，血瘀胞宫。宜攻坚祛瘀，化痰消积。处方：

桃仁 10g	桂枝 10g	牵牛子 10g	茯苓 12g
赤芍 12g	红花 12g	当归 12g	制乳香 15g
制没药 15g	三棱 15g	莪术 15g	浙贝母 15g
昆布 15g	海藻 15g	赤小豆 15g	牡蛎 30g
生黄芪 30g	焙水蛭 4g		

经来淋漓不净去三棱、莪术，加煅花蕊石、赤石脂各20g。

化裁此方服30余剂，停经泛恶，复查B超可见宫内胚胎。

按：子宫壁肌瘤多系痰湿、气血交结阻塞胞宫所致。牵牛子、赤小豆同用，攻坚散结似有冲墙倒壁之功；浙贝母、海藻、昆布治疗癥瘕必不可少；家传活血化瘀“药队”中增入三棱10g，莪术10g，加煅花蕊石、赤石脂各20g。

（六）利湿完带法

带下病为妇科四大病证之一。临床由带下导致不孕者亦不鲜矣。其主要临床表现是带下量、色、质、气味的异常。量多或色白或黄或黄绿如脓，或赤白相兼或杂色齐下，质或清或稠，气味或腥臭或腐败难闻等。治以利湿为主。

病例王某，女，27岁。1989年10月9日就诊。

结婚3年未孕。婚后月经正常，唯带下量多、色黄、质稠、其气秽臭，阴部灼热瘙痒，溲黄，口腻而臭，舌质红，苔薄黄，脉滑数。白带常规：脓细胞少许，滴虫（–），霉菌（–）。辨证属湿热下注，郁阻胞宫。守利湿完带法。处方：

赤茯苓12g　金银花12g　萆薢12g　白茯苓12g
败酱草12g　猪苓12g　泽泻12g　芡实12g
炒黄柏10g　炒黄芩10g　薏苡仁20g　生黄芪20g
车前子12g（布包）

调治3个月，带洁而孕。

按：湿热凝聚下焦，损伤冲任致使带脉失约而导致不孕，临床亦不少见。临证时常用黄柏、萆薢、猪苓、败酱草清解下焦诸般热毒，配伍薏苡仁、芡实、车前子利湿完带，增入黄芪益气扶正，利中有收，有益于助孕。

三十七、不孕症治疗四法临床体会

笔者治不孕症的宗旨为“综合月经周期变化，以调经为先，又参之以补肾、疏肝、健脾，察其脉络，究其亏盈，审而治之”。

（一）温肾益精

温肾是温肾中真阳，益精是填肾中真阴。肾中真阳真阴充足则肾气旺盛，方能促进胞宫的发育，有益于受孕。拟性衰益肾方：

仙茅 9g　　淫羊藿 9g　　肉苁蓉 9g　　覆盆子 9g

巴戟天 9g　　红枣 9g　　金刚丸 9g　　阳起石 12g

锁阳 12g　　桑寄生 12g　　菟丝子 12g　　党参 12g

熟地黄 12g

方中仙茅、淫羊藿、阳起石、锁阳温肾阳；肉苁蓉、桑寄生、菟丝子、覆盆子、巴戟天、熟地黄填肾精；党参、红枣健脾益气以充肾气；金刚丸为融温肾阳、填肾精于一体的有效中成药。临床可酌情用河车大造丸、乌鸡白凤丸、玉液金丹、妇科金丹、妇宝宁坤丸等替代。如平素情志不畅，肝气郁滞，乳房作胀者加逍遥丸、香附、鹿角片等；形体肥胖，痰湿内盛者加莱菔子、生山楂、茯苓等。湿热瘀滞损伤冲任者去阳起石、锁阳加黄柏、山栀、败酱草等；经血瘀阻为癥瘕者去熟地黄加血竭、没药。于月经干净后每日 1 剂，连服 4 剂。平时可配服上述金刚丸等中成药。

（二）疏肝理气

肝为一身气机疏泄之中枢，藏血，主疏泄，宜条达。冲为血海，冲脉附于肝。若情志不舒或暴怒伤肝，则肝失条达，疏泄失常，冲任不调而致经前乳胀及婚后不孕。故疏肝养血、理气调冲亦为治本病大法之一。拟妇科乳胀方：

当归 9g 茯苓 9g 白术 9g 香附 9g
山楂核 9g 荔枝核 9g 枳壳 9g 川楝子 9g
鹿角片 9g 甘草 3g 牡蛎 12g 柴胡 6g
青皮 4.5g 生姜 4.5g 木香顺气丸 9g

本方由疏肝解郁代表方“逍遥散”加减而来。香附、青皮、枳壳、川楝子、木香顺气丸加强其疏肝理气作用；山楂核、牡蛎、荔枝核、鹿角片则协助以软坚散积消乳房肿胀结块。一般用于经前乳房胀痛或其他时间有乳房作胀或情志不畅者。

（三）调补脾肾

脾为后天之本，气血生化之源。肾为先天之本，藏精主生殖，温补脾肾，气血双调，既补先天，又补后天，滋水涵木，使胞脉得养，血海得充，方可调经助孕保胎。拟妇科调理方：

党参 12g 黄芪 12g 白术 12g 川续断 12g
桑寄生 12g 狗脊 12g 茯苓 9g 当归 9g
白芍 9g 炙甘草 4.5g

方中党参、黄芪、白术、茯苓、甘草健脾益气；当归、白芍养血柔肝；川续断、桑寄生、狗脊壮腰补肾助孕安胎。如基础体温双相欠佳，示黄体功能不足者加鹿角霜、覆盆子、补骨脂等；有流产史者加炙升麻、苎麻根。一般用于基础体温上升后，每日1剂，可连续服 7 ～ 8 剂。若基础体温上升超过 14 天不降者可一直服用，作为保胎药使用。

（四）调畅冲任

痰湿、瘀血、气滞可壅阻冲任脉络而致不孕，出现输卵管阻塞不通，或通而欠畅，或附件盆腔炎症、水肿、粘连，影响输卵管蠕动。故在温肾填精、调养气血基础上理气活血，疏调冲任，为治疗不孕症的重要一着。拟通管方：

当归 9g　川芎 9g　香附 9g　泽兰 9g
红花 9g　丹参 9g　川续断 9g　益母草 9g
月季花 9g　艾叶 4.5g

如明显腹胀、经量少者加血竭、琥珀、三棱、莪术；腰痛加桑寄生、杜仲；乳胀加郁金、路路通、川楝子。一般从月经来潮第 1 天开始服药，连服 3 天。方中月季花另配 60g，分成 3 包，分 3 天煎服。煎时放四小碗水，一匙赤砂糖。煎成一碗后冷却，加黄酒一匙冲服。服后隔两小时再服通管方煎剂。服后以出现肠鸣泄泻的反应为佳兆，此示经脉之气已通畅。

（五）病案举例

笔者曾治一女干部，31 岁，结婚 5 年未孕。18 岁初潮，周期 30 ～ 40 天，行经 2 ～ 3 天，量少有块，时有痛感，体质素弱，面色晦暗，眼圈发黑，腰膝酸软，形体消瘦，右小腹时感抽痛，经行痛甚，脉细弦，舌暗淡，边有瘀斑，苔薄。基础体温双相欠佳，示黄体功能不足。妇科检查：子宫后倾，体略小，右侧附件增厚轻度压痛。碘油造影：子宫体 5cm×4cm×3cm，右侧输卵管不通，左侧通而欠畅。爱人精液检查正常。拟诊为原发性不孕症，证属肾精亏损，气滞瘀阻，冲任失调。月经干净后服性衰益肾方，基础体温上升后改服妇科调理方，月经期服通管方，平素加服河车大造丸。治疗 3 个月基础体温双相明显，右侧腹痛缓解，痛经消失，精神转佳，面色红润。原法继续两个月，经停，尿HCG阳性。1981年11月底分娩一男婴，母子健康。

又治一女性农民28岁，结婚6年不孕。16岁初潮，周期15～45天，行经4～7天，先后不定期，量时多时少，色暗有块，痛经。行经前后10天左右乳房胀痛有块。外科检查有双侧乳房小叶增生伴纤维瘤。平素头痛，小腹胀痛，经量少时胀痛尤甚，舌暗红苔薄，脉细弦滑。基础体温单相，偶尔双相欠佳。妇科检查：子宫中后位，大小正常，两侧增厚感，轻度触痛。输卵管碘油造影：双侧输卵管阻塞不通。爱人精液正常。拟诊为原发性不孕症，证属肾虚肝郁，气滞瘀阻，络脉不畅。经期服通管方加三棱、莪术、血竭、没药；月经干净后服性衰益肾方加逍遥丸；经前乳胀明显时服妇科乳胀方。先后服药4个月，妊娠。1981年3月分娩一男婴。母子健康。

（六）体会

安定病人的情绪，使其对治疗充满信心很重要。笔者认为婚后性交过频或多次人流等，伤耗精血，或感染后引起炎性粘连，是不孕症形成的常见原因。在服药同时对患者进行性知识指导。告知患者服药治疗期间暂不同房，应测量基础体温，推算出排卵期方可同房，以提高受孕率；基础体温上升，则可能受孕，此时又需禁止同房，以防损胎碍孕而致流产。如由子宫发育不良，卵巢功能低下，或过多、久服避孕药及性激素，使下丘脑—垂体—卵巢之间内分泌功能平衡失调、排卵障碍等原因，而致不孕。笔者认为此多属肾虚证，因而选用被现代医学研究证实有促性腺机能作用的仙茅、淫羊藿、巴戟天、阳起石、锁阳、鹿角等中药。

临床证明，性衰益肾方有促进卵泡发育之功，不少患者服药前雌性激素水平偏低，服药后阴道细胞涂片示激情素水平提高。本方尚有触发排卵的功能，不少基础体温单相或双相欠佳者经治疗后出现双相基础体温，并且黄体功能好转而妊娠。

输卵管阻塞不通所致不孕症，在治疗上比较棘手。一般主张以攻实为主。笔者认为，此虽属实证，但若大量使用峻攻克伐之品，往往损伤正气，致使一些患者难以坚持接受治疗，或虽治而鲜效。对此，应以攻补兼施为主，采用上述按月经周期用药原则进行治疗。即①经净后以补肾填精、扶正顾本为主，旨在使肾气盛，天癸充，黄体发育良好，功能健全，一旦输卵管疏通，即能为受精卵着床和发育准备良好条件；②月经期则以理气活血、化瘀通络为主，以冀子宫内膜剥脱良好而正常行经，且达疏通输卵管目的。“通管方”以温经理气、活血调经为治法，主药为月季花。月季花甘温无毒，入肝肾经，能活血调经，消肿解毒，一般用量为每天 3 ～ 6g，而吴老则每天投 30g 以上，超出常用量 5 ～ 10 倍，取空腹服，使产生肠鸣腹泻，以冀疏畅气机，荡涤水湿瘀血。对输卵管盆腔因炎症渗出、水肿引起输卵管阻塞不通，或炎症后输卵管粘连、疤痕挛缩、管壁僵硬、周围粘连等因素而致不孕者，服用后能使输卵管通畅而受孕。

三十八、不孕症辨证施治临床体会

不孕症是妇科常见病。笔者采用中西医结合方法治疗不孕症 112 例，疗效确切。现报道如下：

（一）临床资料

本组112例中，年龄最小23岁，最大40岁；不孕年限2～3年者76例，4～5年者29例，6年以上者7例。治疗前，男方精液常规检查均正常，女方均做妇科和B超检查，排除生殖系统肿瘤、囊肿等。诊断标准：育龄夫妇婚后同居2年，或流产分娩后2年以上而双方均未采取任何避孕措施的不孕者，诊断标准符合国家中医药管理局发布的《中医病证诊断疗效标准》。

（二）治疗方法

1. 辨证治疗

（1）肾阳虚（27例）：症见月经不调，经行量少，色淡，头晕耳鸣，腰膝酸软，神疲乏力，小腹冷痛，带下清稀，性欲淡漠，四肢不温，小便清长，大便时溏，舌淡苔白，脉沉细弱。治以温阳调经。方选毓麟珠。如阳虚甚加鹿角粉3g，淫羊藿12g；少腹冷痛甚加紫石英、胡芦巴各9g；基础体温上升不满意则加仙茅、肉苁蓉各9g。

（2）肾阴虚（22例）：症见经行先期，量少色红，五心烦热，咽干喉燥，头晕心悸，腰酸腿软，舌红少苔，脉细数。治以滋阴清热，养血调经。方选知柏地黄汤合两地汤。大便干结加全瓜蒌15g，玄参9g；内热甚如黄连6g，黄芩9g；形体消瘦，五心烦热甚加丹皮、龟板、女贞子各9g，枸杞子12g。

（3）肝郁气滞（17例）：症见长期不孕，经行先后无定期，腹痛，经量少，色暗，经前两乳房胀痛，精神抑郁，烦躁易怒，苔正常或薄黄，脉弦细。治以疏肝解郁，养血调经。方选开郁种玉汤加减。如胸胁胀满去白术加川楝子 12g；多梦或睡眠不安加夜交藤 12g，炒酸枣仁 9g；心烦内热加栀子、柴胡各 9g；乳房胀痛加郁金 9g，荔枝核 12g。

（4）痰湿凝滞（9 例）：症见婚后久不受孕，素体较胖，经行延后，经量涩少，质稠色暗，甚则闭经，带下量多，质黏稠，性欲淡漠，头晕心悸，胸闷泛恶，苔白腻，脉滑。治以燥湿化痰，健脾调经。方选启宫丸。化痰软坚加夏枯草 10g，海藻 5g，昆布 5g，牡蛎 30g；心悸加远志 9g；泛恶剧加姜竹茹 9g；里湿重加厚朴 9g，薏苡仁 12g，白术 9g。以上各型均每日 1 剂，从月经初潮之日起，连续服 13 天后停。

（5）瘀血阻滞（37 例）：症见月经不调，少腹疼痛，疼有定处，疼时拒按，经错量少，或伴有血块，色暗滞，苔薄边有瘀点，脉弦。治以活血化瘀，理气调经。方选少腹逐瘀汤。如瘀血甚加水蛭、䗪虫各 6g，穿山甲 9g 等虫类活血祛瘀药；兼有寒邪加小茴香 9g，炮姜 6g，肉桂 6g；兼热加蒲公英 30g，红藤 12g，败酱草 12g；软坚散结加夏枯草 12g，象贝 9g，海藻 15g，昆布 15g，牡蛎 30g（月经期减量或月经干净后，每日 1 剂，连服至月经第 13 天停）。

2. 西药配合治疗

（1）对卵巢功能失调者，用人工周期疗法，乙底酚 0.5mg，每晚服 1 次，从月经第 5 天起连续服 20 天，在服药第 16 天加服黄体酮，每天 1 次，每次 20mg，连用 5 天停药。

对输卵管通畅基础体温测定曲线单相者，可在人工周期疗法的基础上加促排卵药克罗米芬，从月经第 5 天开始，每天 1 次，每次服 50mg，连服 5 天，在服克罗米芬第 3 天时再加用绒毛膜促性腺激素1000单位，肌肉注射，每日1次，连用5天。

（2）对输卵管不通或通而不畅者，于月经干净后第2天行通管术，即用青霉素80万单位（需做皮试），庆大霉素4万单位，复方丹参注射液2mL，地塞米松4mg，生理盐水加至12mL，再加温至37℃做宫腔注入，隔2日1次，月经期、排卵期停。

（三）疗效分析

1. 疗效与疗程、年龄及不孕年限的分析

112例患者经治疗后受孕81例，受孕率为72%。其中1～3个疗程（1个月经周期为1个疗程）受孕者46例，4～6个疗程受孕者23例，7～12疗程受孕者11例，1年以上者1例。23～30岁受孕者51例，31～36岁受孕者28例，37岁以上受孕者2例。不孕年限：2～3年受孕者63例，4～5年受孕者16例，6年以上受孕者2例。

2. 疗效与辨证治疗的分析

肾阳虚型受孕22例，肾阴虚型受孕17例，肝郁气滞型受孕12例，痰湿阻滞型受孕3例，瘀血阻滞型受孕27例。

（四）讨论与体会

通过对112例不孕症患者的治疗，笔者认为：月经正常、基础体温双相、输卵管通畅、选择最佳受孕机会是治疗不孕症的四个基本条件。从本文统计资料看，半数受孕者经1～3个疗程治疗后妊娠。从年龄方面看，不孕者年龄愈小治愈率愈高，年龄愈大治愈率愈低。从不孕年限方面看，不孕年限越长治愈率越低，年限越短治愈率越高。从而说明，不孕症的治疗，应抓住时机，及早治疗。肾为先天之本，主藏精，胞脉系于肾。本文 112 例病人中，涉及肾的就有 49 侧，经温肾或滋肾治疗及西药人工周期疗法，促排卵剂应用后受孕者 39 例，说明治疗女子不孕症应抓住肾这个主生殖发育的根本。但无论温肾还是滋肾，勿使太过或不及。月经不调是不孕症病人的常见症状，但治疗应抓住实质，按中医辨证，依型调经，同时，结合西药人工周期治疗，大部分月经不调均能恢复正常。瘀血阻滞型不孕症，常伴有输卵管炎症或粘连不通。除中药治疗外，还可采取西医消炎药或活血化瘀的中成药宫腔注入。笔者认为，此法能直达病所，使药力集中，增强了活血化瘀、行气散结的力量。基础体温的测定使医者能够了解病人排卵情况，从而把握时机，在最佳受孕机会即排卵的当天行房事，这样最容易受孕。我们与本文的受孕者建立了密切联系，嘱其选准最佳受孕机会，故能事半功倍。痰湿阻滞型不孕，患者往往体型较胖，或伴有生殖系统结核，本文 9 例中有 4 例患有此症，虽经治疗，尚无 1 例受孕，说明中西医结合治疗此型病人效果并不好，值得进一步探讨。

三十九、不孕症治验三则

（一）肾气不足，精亏血少

杨某，女，33 岁，已婚，个体户。初诊日期：1989 年 8 月 5 日。患者曾于 24 岁时生 1胎，后夫妻离异。其遂赴广东沿海做生意并再婚，婚后 4 年不孕，双方均做过生殖系统检查，报告均属正常范围。形体消瘦，面色少华，月经周期推后 5 ～ 7 天，量少色淡，无瘀块，经期腰痛，四肢乏力，舌质淡，苔薄少津，脉细弱。西医诊断：继发性不孕症。中医辨证：肾气不足，精亏血少，冲任失调。治宜补肾益精、滋阴养血。处方：

熟地黄 10g　茺蔚子 12g　淫羊藿 10g　旱莲草 10g
仙茅 10g　女贞子 10g　当归 10g　枸杞子 10g
桑寄生 12g　紫河车 15g　白芍 15g　牛膝 9g
炙甘草 5g　阿胶 12g（烊化）

患者服药 3 个月后赴广东，2 个月后即怀孕。生一女婴，现已 6 岁。

按：本案患者由于身处沿海热地，汗出过多，伤其津液，加之生意劳累，气血失调，冲任不能相资，而且生育能力随着年龄的增长而逐渐下降，肾气衰退，故难怀孕。处方中多加补肾益精养血等血肉有情之品调之，并在家乡修身养息数月，冲任得以荣养，故有子。

（二）肝郁气滞

龙某，女，24 岁，已婚，农民。1994 年 5 月 20 日初诊。患者 18 岁结婚，婚后一直未孕，夫妻曾到省城大医院检查，生殖功能均属正常。患者神情抑郁，心思重重，月经 16 岁初潮，周期正常，量偏少，经色暗红无血块，经期乳房胀痛，善太息，纳差，大便偏干，舌红苔薄黄，脉弦。西医诊断：原发性不孕症。中医辨证：肝郁气滞，冲任失调。治法：疏肝理气，调理冲任。方选逍遥散加味：

当归 12g　茯苓 12g　白术 12g　香附 12g
焦三仙各 4g　柴胡 10g　川芎 10g　枳壳 10g
薄荷 9g　栀子 9g　炙甘草 5g

同时辅以心理诱导，经服药 15 剂，1 个月后怀孕，足月生产 1 男婴。

按：本案患者初潮年龄偏大，生殖功能改良随之延后，由于早婚未能及时受孕，加之心理素质差，不能承受公婆及周围环境的压力，情志不舒，久之导致肝气郁结，气血不畅，冲任失调，故难怀孕。投以逍遥散加活血调经之品，使肝气得舒，气血调和，加之精神安慰，故很快有子。

（三）气滞血瘀，经脉不通

唐某，女，29 岁，已婚，工人。1990 年 10 月 7 日初诊。患者结婚 3 年，婚后即怀孕，因外出学习而做“人流术”，术后未采取任何避孕措施而无子。妇科门诊做输卵管通液术报告：双侧输卵管不完全性堵塞。诊时两侧少腹隐痛，排卵时胀痛尤显，白带多，质稠味浓，大便干，小便偏黄，舌红，苔黄腻，脉滑数。西医诊断：继发性不孕症。中医辨证：气滞血瘀，经脉不通，兼湿热下注。治法：活血化瘀，行气通络，清热利湿。处方：

红花 10g　败酱草 15g　泽泻 10g　延胡索 10g
当归 10g　制香附 10g　赤芍 10g　白芍 10g
萆薢 12g　土茯苓 12g　丹参 10g　生甘草 5g

服药 12 剂，白带质、量转正常，两侧少腹疼痛减轻。原方去土茯苓、萆薢、败酱草，加益母草 15g，柴胡 9g，坚持服药 4 个月，服药期间连续 2 个月于排卵期前 1 周做一次输卵管通液术，半年后怀孕，顺产 1 男婴。

按：本案是由于术后体虚，休息不当，感受湿邪浊气，导致气血瘀滞，阻塞通道而不孕。先取清热利湿、疏通气血等综合法治之。待热退湿去，即以活血通络为主，辅以通液术，以增强疏通力量，可取事半功倍之效果。

四十、不孕症辨证施治体会

女子不孕的原因，中医各家学说虽论述纷纭，见解不一，但临证基本分为两类。

（一）先天性生理缺陷

《格致余论·受胎论》云："男不可为父，女不可为母，与男女兼行者……其类不一。以女函男有二，一则与男为妻，遇女为夫，二则可妻而不可夫，其有女具男之全者。"其意言有女子不能做母亲，是因为生殖器女中"函男"，也就是阴阳人（西医谓假两性畸形）。另一种则是先天性生理缺陷，即属《广嗣纪要·择配篇》中所谓"螺""纹""鼓""角""脉"五不女之范畴。

（二）后天的病理变化

中医历代诸家谓：受孕的机理是赖肾气旺盛，精血充沛，任脉通，太冲脉盛，月事正常，方可受孕。而后天引起不孕的主要原因大多责于七情六淫所伤或阴阳气血失调。清代名医陈士铎将女子不孕的原因列为"十病"，他在《石室秘录·子嗣论》中云："女子不能生子在十病。一胞胎冷也，一脾胃寒也，一带脉急也，一肝气郁也，一痰气盛也，一相火旺也，一肾水衰也，一督脉平凡也，一膀胱气化不行也，一气血虚不能摄也。"

（三）辨证论治

1. 肾阳虚型

月经延期，经色暗淡，量少，经后腹痛，小腹冷盛，喜暖喜按，面色苍白，腰膝酸楚，白带较多，四肢清冷，精神疲乏，性欲淡漠，舌淡嫩，苔薄白，脉沉细。治法：温补肾阳，暖宫散寒。处方：

山药 15g	当归 15g	熟地黄 15g	菟丝子 10g
川芎 10g	仙茅根 10g	淫羊藿 10g	巴戟天 10g
山萸肉 10g	补骨脂 10g	紫石英 10g	鹿角胶 10g
甘草 6g			

加减法：月经量多者加棕榈炭 10g，炮姜 10g；少腹冷痛者加肉桂 6g，香附 9g，乌药 9g。

2. 肾阴虚型

月经提前，量多色鲜红或深红，质黏而稠，面红口干，五心烦热，夜间多汗，心胸烦闷，尿黄大便不畅，舌边尖红，苔薄黄，脉滑数。治法：滋肾养阴，清泄宫热。处方：

玄参 10g	生地黄 15g	黄芩 10g	黄柏 6g
丹皮 9g	栀子 9g	枸杞子 15g	山约 15g
龟板 15g	旱莲草 10g	益母草 15g	
生牡蛎 15g（先煎）		生龙骨 15g（先煎）	

加减法：月经量少者加川芎 10g，赤芍 10g，川牛膝 15g；白带量多发黄腥臭者加椿白皮 10g，海螵蛸 5g。

3. 气血两虚型

头昏头晕，乏力，面色无华，形体羸弱，月经量多，色淡如水，心悸心慌，气短神疲，少寐失眠，舌淡红，脉濡细。治法：益气养血，补精种子。处方：

黄芪 20g	党参 15g	白术 10g	茯苓 15g
当归 15g	白芍 15g	熟地黄 15g	丹参 15g
酸枣仁 15g	甘草 6g	龙眼肉 10g	阿胶 15g（烊化）

加减法：心悸心慌者加麦冬 15g，五味子 10g；心烦失眠并出汗者加柏子仁 15g，合欢皮 10g，生龙骨 15g（先煎），生牡蛎 15g（先煎），浮小麦 10g。

4. 痰湿内盛型

形体肥胖，胸闷腹胀，月经逾期或经闭，带下量多，黏稠，重倦困，倦怠嗜睡，纳呆，大便溏薄，舌苔滑腻，脉象沉滑。治宜健脾燥湿化痰，开启胞宫。处方：

党参 15g	白术 10g	苍术 10g	茯苓 10g
姜半夏 9g	山药 15g	砂仁 6g	枳壳 12g
薏苡仁 10g	橘红 10g	石菖蒲 10g	厚朴 10g
焦山楂 15g			

加减法：大便秘而不畅者加瓜蒌仁 15g，当归 15g；浮肿较甚者加防己 10g，木通 10g，椒目 6g。

5. 肝郁气滞型

月经延期，经色紫暗，量少不畅且伴血块，经前乳房胀痛，或少腹坠胀疼痛，烦躁易怒，性情郁闷，善太息，胸胁胀满，口干，夜寐多梦，舌暗红，苔薄黄，脉弦。治法：疏肝解郁，理气活血。处方：

柴胡 10g	当归 10g	白术 10g	白芍 15g
青皮 10g	广木香 6g	枳壳 12g	香附 10g

延胡索 10g　郁金 10g　川楝子 10g

加减法：月经量少色暗兼有血块者加丹参 15g，泽兰 10g，炮姜 10g；经期兼有鼻衄者去香附、延胡索，加菊花 10g，代赭石 12g（先煎），侧伯叶 10g，大小蓟各 10g。

6. 胞脉阻滞型

月经先后无定期，经行腹痛，拒按，经量少，色紫暗，多血块，甚则经闭。皮肤干糙，目眶青暗，经前烦躁，或带多色黄如脓，舌紫发青，舌下静脉怒张，脉弦涩。治法：活血化瘀，疏通胞脉。处方：

当归 15g　川芎 10g　桃仁 9g　丹参 15g
炒蒲黄 10g　炒五灵脂 10g　丹皮 10g　川牛膝 15g
王不留行 10g　路路通 10g　三七粉 9g（冲服）

加减法：经闭或月经量少者加三棱 9g，莪术 9g；腹痛甚加乌药 9g，桂枝 9g，香附 10g，制乳香 6g，制没药 6g。带黄且兼脓液者加金银花 15g，蒲公英 30g，败酱草 10g。

（四）结语

上述六证，为中医对不孕症不同证候和不同分型的辨证论治。其一，肾阳虚型：多属肾气不足，命门火衰，胞脉失于温煦，宫寒不能摄精，冲任不荣，导致不孕。正如清代妇科名医傅山所言："寒冰之地，不生草木，重阴之渊，不长鱼龙，今胞宫既寒，何能受孕？"又如近代医家张锡纯说："女子生育，皆赖肾气作强，肾旺自能萌胎也。"其二，肾阴虚型：因过事房帏，阴精亏虚，相火偏旺，或素体阳盛以及情志抑郁化火，灼烧胞脉，致卵宅燥热，火扰胞宫致使不孕。其三，气血两虚型：多属素有慢性疾病或体质孱弱，或因失血过多，俾气血不足，血海空虚，冲任不固，胞宫失养所致。朱丹溪《格致余论》谓："今妇人无子者，率由血少不足以摄精也。血之少也，固非一端，然欲得子者，必须补其精血，使无亏欠，乃可推其有余以成胎孕。"揆其义，皆实理耳。其四，痰湿内盛型：《傅青主女科》云："肥胖之妇内肉必满，遮隔子宫不能变精。"此证多属素体肥胖，或脾失健运，升降失司，水谷精微无以生精荣血养脏腑，反聚湿生痰，阻于胞脉，使胞脉脂聚，胞宫闭塞，碍于受精所致不孕。其五，肝郁气滞型：女子以肝为先天，肝为血脏，性喜条达，任脉附隶于肝而与胞宫相连。本证多属情志抑郁，疏泄失运，致肝气郁结，气血失和，冲任不得相资，胞宫不宁而致不孕。清代名医叶天士曰："妇人善怀多郁……肝经一病，则月事不调，艰于生育。"其六，胞脉阻滞型：《千金方衍义》云："妇人立身不产，断续不孕，皆子藏有瘕之故，非竣用决渠量，虽曰从事调经，补天终乏术耳。"本证多属脏腑失调，气血不畅，或经期感受外邪，乘虚进入胞宫，使气血凝滞，恶血不去，新血不生，瘀血稽留胞宫，胞脉气血痹阻，不能摄卵受精，冲任不能相资，或输卵之道闭阻致使不孕。

综观上述，不孕患者之体质各异，病种病程不同，且临床证型多虚实互见，并症多兼杂，故临床用药应随症变化，灵活组方化裁，只要辨证施治准确，即可取得较好效果。

四十一、调整月经周期合活血化瘀法治疗不孕症

笔者在 1983 ～ 1986 年，按照中医辨证论治原则，运用西医检查诊断技术，采取中药调整月经周期及活血化瘀法，治疗不孕

症患者165例，其中治愈怀孕者135例，妊娠率为81.8%。现报告如下：

（一）临床资料

1. 一般资料

本组病例均系结婚两年以上，男方精液检查正常者。年龄23～39岁，平均29岁。其中结婚2～3年未孕者109例，4～5年未孕者30例，6～7年未孕者17例，8～9年未孕者5例，10～12年未孕者4例。原发性不孕者133例，继发性不孕者32例。

2. 月经情况

月经过少者36例，过多者9例，周期推后者14例，周期提前者5例，经期延长者3例，月经先后不定期者1例，痛经者79例，闭经者8例（原发性1例，继发性7例），月经正常者10例。

3. 妇科检查

子宫稍小者84例，幼稚子宫者21例，正常者60例。输卵管通畅检查：输卵管通液不显色者56例，显色者25例。碘油造影双侧输卵管阻塞者40例，一侧阻塞而对侧积水者3例，双侧积水者1例，输卵管因宫外孕切除一侧而对侧阻塞者4例，双侧输卵管造影显影者19例，盆腔脓肿1例，急性子宫内膜炎1例，患一侧附件包块者12例，双侧附件包块者3例。

4. 基础体温测量

每例均测量基础体温直至怀孕为止。单相体温无排卵者56例，双相体温黄体分泌不足者61例，典型双相体温者48例。

（二）治疗方法

1. 调整周期法

适用于无排卵或黄体功能不足者。临床表现为月经周期、经量、经色、经质发生改变并伴有一定症状。分四期进行调治。

（1）经后期：治宜滋肾养阴，补脾益气。主方选用左归饮：熟地黄 15g，山萸肉 10g，山药 15g，枸杞子 15g，茯苓 15g，甘草 6g。在月经来潮后第 5 天开始服，共 9 剂。

（2）真机期：治宜养阴通络。主方选用养精神玉汤，服 4 剂。

（3）经前期：治疗宜补肾温阳，养血活血。主方选用“四二五”（四物汤、二仙汤、五子衍宗丸合方）；当归 15g，川芎 15g，熟地黄 15g，淫羊藿 12g，仙茅 10g，五味子 6g，菟丝子 15g，枸杞子 15g，车前子 15g。在月经周期第 18 天至经前服 13 剂。

（4）行经期：治宜活血通经。主方选用益母胜金丹：当归 15g，丹参 15g，白芍 12g，白术 10g，茺蔚子 15g，香附 10g，益母草 19g。经潮第一天始服，共 4 剂。

加减用药：月经先期者酌加生地黄、旱莲草、玄参、麦冬；月经过少或月经后期者加丹参、鸡血藤、卷柏；月经过多者酌加仙鹤草、鹿衔草、乌贼骨；经痛者酌加吴茱萸、九香虫、艾叶、延胡索；闭经者酌加巴戟天、紫石英、鹿角片、桃仁、泽兰、卷柏。

2. 活血祛瘀方

适用于输卵管阻塞、盆腔炎、附件包块。临床表现为两侧少腹痛或小腹痛，白带多等症。

（1）内服方

当归 15g	丹参 15g	桃仁 10g	马鞭草 15g
丹皮 10g	赤芍 12g	制香附 10g	延胡索 12g
茯苓 15g	穿山甲 15g		

共 3 剂，每日空腹服 2 次。

加减用药：若伴有小腹冷痛，舌质有瘀斑者酌加艾叶、吴茱萸、没药；若少腹灼热刺痛，白带色黄者，则加红藤、鱼腥草、虎杖、冬瓜仁、土茯苓；若伴有胸闷、乳房胀痛者，酌加佛手片、橘核；若患有附件包块者，酌加鳖甲、三棱、莪术。

（2）外敷消癥散

千年健 30g	羌活 20g	透骨草 60g	独活 20g
血竭 15g	乳香 30g	红花 30g	没药 30g
归尾 30g	赤芍 30g	艾叶 60g	白芷 30g
五加皮 30g	川椒 15g	川乌 20g	土鳖 30g
防风 20g	干漆 20g		

上药研为细末，将半斤粉剂置于布袋内，蒸透后热敷小腹部或两侧少腹。每日敷 1 ～ 2 次，每 20 分钟左右，每包药一般可连续使用 10 ～ 12 天。

（三）结果

1. 疗效评定标准

（1）痊愈：治疗后一年内受孕者（按月经周期计算，1 个月为一个周期）。

（2）好转：治疗后虽未受孕，但各种与本病有关的症状、体征及辅助检查有改善。

（3）无效：治疗后症状、体征及辅助检查均无改善者。

2. 治疗效果

（1）调整周期法：共治疗57例，其中经1～3个周期治愈怀孕者22例，4～6个周期治愈怀孕者15例，7～9个周期治愈怀孕者2例，10～12个周期治愈怀孕者5例，治疗1年未怀孕者13例。

（2）活血化瘀法：共治疗108例，其中经1～3个周期治愈怀孕者4例，4～6个周期治愈怀孕者26例，7～9个周期治愈怀孕者6例，10～12个周期治愈怀孕者5例，治疗1年未孕者17例。

本组共计165例，其中135例已怀孕。每位患者均有停经史，妇科检查子宫增大，血清HCG（放射免疫测定）>25ng/mL，基础体温显示黄体期延长，因此可确诊为怀孕。有30例未孕。妊娠总有效率为81.8%。这30例经治疗虽未受孕，但症状好转者有24例，无效者6例。

（四）体会

妇女不孕的原因大体可分为两类：一是卵巢功能失调所致，其基础体温表现为单相或是黄体功能不足。其临床症状表现为功能性月经不调，辨证多以肾虚为主。二是输卵管阻塞所致，其临床表现多为“不通则痛”的证候。此乃气滞血瘀，胞脉受阻之故。前者采用调整周期法治之，而后者则用活血祛瘀法。当然，这两种方法在运用时，还须辨证与辨病相结合，并以现代医学检查的客观指标为依据，灵活掌握。

调整月经周期时要注意；①种子先调经：因不孕症与月经不调有互为因果关系，而不孕只是一种表面现象，其本质乃月经不调所致，调整好月经周期则孕育之机自然而至。②调经宜补肾：补肾法调整月经周期，从而使卵泡能正常生长、发育、排卵，为受孕奠定必要的物质基础。③补肾宜调其阴阳。在经后期宜补肾阴，经前期宜补肾阳，这样方能维持正常生殖期的动态平衡，才能受孕。

因输卵管阻塞以致不孕者，宜活血化瘀法。若出现小腹冷痛等血瘀证候，则原方加温阳化瘀之品；若见两侧少腹刺痛等瘀热相攻证候，则加清热解毒、利湿通络之品；若有乳房胀痛等肝郁证候，则加疏肝解郁、理气通络之品；若患有附件包块者，则加活血化瘀、消癥散结之剂，同时外敷消癥，内外合治，表里夹攻，使药力直达病所，方能使阻塞之输卵管疏通而受孕成胎。

四十二、中西结合治疗不孕症临床体会

近几年来，笔者采用中西医结合的方法治疗因月经失调或附件炎所致的不孕症 30 例，获得满意效果，现报告如下：

（一）临床资料

本组病例均为育龄夫妇婚后一年一直同居，性生活正常，或曾怀孕但近两年来未再怀孕者，共计 30 例。年龄 24 ～ 34 岁，平均 27 岁；病程 1 ～ 6 年，平均 2.5 年。其中原发性不孕症 24 例，继发性不孕症 6 例，月经失调 19 例，附件炎或附件炎合并月经失调 11 例。病例选择经妇科检查及 B 超检查无生殖器官畸形。输卵管通液或碘油造影提示：输卵管通而不畅。男方精液常

规检查正常或基本正常。

（二）治疗方法

1. 西医治疗

对月经失调者，可采用雌孕激素周期疗法，时间 3 ～ 6 个疗程，必要时可加用促排卵药物治疗。对附件炎者，依炎症的轻重可采用抗生素静脉滴注或肌肉注射和口服疗法。

2. 中医治疗

（1）对月经失调者，依证型选用方药。肝郁证以服逍遥丸为主；肾虚证以服五子衍宗丸为主，脾虚证以服六君子丸为主。若月经过频者加服二至丸。各类证型在治疗过程中均每日加服紫河车 30g。

（2）对附件炎者，本组附件炎或附件炎并发月经失调 11 例均采用中药内服、外敷配合治疗。内服：急性期内服“消炎清热饮”（金银花、蒲公英、赤芍、车前子、盐陈皮、黄柏等），以解毒、活血、止痛；慢性期内服少腹逐瘀汤加减（肉桂、干姜、制乳香、制没药、川芎、五灵脂、赤芍、柴胡、小茴香、蒲黄等）。服药方法：上述方剂，每日 1 剂分 2 次服，连服 30 剂为 1 个疗程。外敷：“千年健药袋”（千年健、红花、川羌活、没药、白芍、追地风、川椒、血竭、川独活、乳香各 6g，桑寄生、五加皮、川续断、赤芍、当归尾、防风各 12g，艾叶、透骨草各 25g）热敷。将该药袋高压蒸 5 ～ 10 分钟或常压下蒸 20 分钟左右，能闻到药味后，热敷下腹部 30 分钟，每袋药可连用 3 ～ 5 天，20 天为 1 个疗程。

（三）治疗结果

治疗3个疗程后受孕者3例，4个疗程受孕者5例，6个疗程受孕者10例，7个疗程受孕者6例，服药中断及无效者6例，受孕率为80%。

（四）典型病例

吕某，女，24岁。1994年5月8日就诊。患者自诉婚后3年未孕，夫妇双方一直同居，性生活正常（男方生殖器官无异常，精液常规检查正常）。妇科检查：外阴未产式，阴道通畅，宫颈光滑，宫体水平位，正常大小，活动度好，无触痛。两侧附件稍增粗，轻度触痛，未扪及包块。输卵管碘油造影提示：输卵管通而不畅。月经史：16岁初潮，经期3～7天，周期15～40天，周期不正常，时而缩短，时而延长，量少色淡。整日愁眉不展，腰膝酸软，性欲低下，时有头昏目晕。诊见：舌质淡红，苔薄白，脉细弱。为肾虚证，投以五子衍宗丸（汤）及紫河车30g，煎服，每日1剂两煎，连服30剂。腹部敷“千年健药袋”，再配合西医雌孕激素周期疗法及抗生素治疗。经3个疗程的治疗，患者很快妊娠，并足月分娩一男婴。

（五）小结

西医认为月经周期是在复杂的神经内分泌调节下进行的。由于子宫发育欠佳，不利于胚胎着床，或黄体功能不足，所分泌的雌孕激素不足以维持胚胎着床后的发育，或由于下丘脑—垂体—卵巢轴调节功能失调，使卵泡不能正常发育达到排卵。故必须采用内分泌药物治疗。中医认为肾藏精，精化气，肾精即肾气，主人体生殖机能。肾气虚，生殖机能衰退，血海空虚，冲任不足，则不孕。脾乃气血生化之源，脾虚易导致肾虚。肝主疏泄，肝气郁结，气机失调，可致月经紊乱，气血失调。附件炎可使输卵管阻塞，瘀血阻滞经络。笔者根据各种症情，辨病辨证治，中西医合治，使30例不孕患者经短期治疗后24例受孕，充分体现了中西医结合在妇产科领域的作用。

四十三、峻竣煎治疗输卵管炎变阻塞探析

（一）造模成功的指导意义

关于输卵管炎变阻塞（血瘀）模型的建立，目前尚无有关细菌造模的临床报道，但临床观察输卵管炎变阻塞多由细菌所引起。据文献报道，临床上输卵管炎变阻塞的原因依次为非特异性慢性输卵管炎（50%）、结核性输卵管炎（31.3%）等。慢性输卵管炎大多由急性输卵管炎演变而来，致病菌多为链球菌、葡萄球菌或大肠杆菌。其中B型溶血性链球菌是下生殖道常见的寄居细菌。1989年笔者就曾以β-溶血性链球菌（B型）每侧0.40mL接种于兔两侧输卵管初获成功。

1994年笔者在此基础上再次以该菌液制作动物炎症模型，同样成功，病理切片显示为慢性中度炎症，提示该模型制作具有一定的重复性和可能性，且造成的细菌性炎症模型较化学损伤性炎症更具有说服力，并对一些指标进行了观察、对比研究，如血液流变学、输卵管组织PGE、PGF_2卵子回收、输卵管平滑肌自发收缩活动及其对外源性神经递质（NE）的反应、输卵管

的组织形态等，为峻竣煎治疗输卵管炎变阻塞提供了科学的依据。该实验方法简捷、有效，在国内为首创，国外亦未见报道，值得推广。

（二）峻竣煎作用机理的探讨

峻竣煎具有活血化瘀、清解益气之功，有抗菌消炎抗凝，提高免疫功能的效果。峻竣煎对输卵管炎变症的作用机制是多途径的，有对细菌的直接作用，减少炎性渗出，促进炎症吸收的作用，还有改善微循环及结缔组织代谢的功效等。

笔者于术后第 42 天半全部将动物处死并取材，分别通过光镜、电镜对输卵管的组织形态进行观察，在光镜下炎症组黏膜皱襞充血、水肿、炎细胞浸润，乳头增粗增长，纤毛减少甚至消失，管腔变狭窄，无正常的分泌现象，而治疗组乳头间质充血水肿消退，出现纤维母细胞，分泌细胞分泌良好，组织形态趋于正常，两组对照有显著性差异。在扫描电镜下观察输卵管黏膜上皮细胞表现，发现炎症改变了输卵管内表面结构，使黏膜皱襞间距增大，上皮细胞变矮，分泌细胞形状改变，纤毛折断、减少，这些改变可能干扰了卵子在输卵管内的正常通行，治疗组则改变了上述异常的变化，提示峻竣煎对黏膜上皮细胞功能恢复有良好作用。相反，在透射电镜下，发现炎症组与正常组细胞器形态无显著差别，提示慢性中度炎症并未影响到细胞超微结构的变化，但治疗组却见分泌活动明显旺盛，内质网显著增多，从而进一步增强了细胞功能，可见峻竣煎还具有较强的增强细胞功能的作用。笔者认为细胞超微结构的改变与否是衡量输卵管是否复通治愈的重要指标。

血液流变学指标被视为疾病诊断和治疗是否有效的根据之一。笔者通过临床及实验观察发现，治疗后全血比黏度、血浆比黏度显著下降，红细胞压积、血沉也有所下降，上述指标的改善提示改善了血液黏滞性、黏稠度、聚集性，对促进“散瘀”有一定的意义。所以观察血液流变学是临床观察的一项重要指标，同时也表明峻竣煎是通过纠正由于炎症所致血液的“浓、黏、凝、聚”状态，从而增加了局部血流量，减少有毒物质的侵害，促进炎症吸收，使阻塞部位得以松解、复通，使输卵管通畅了，兔卵回收率也就增加了，因此观察兔卵回收率的增加也充分证实了输卵管的通畅程度。

（三）峻竣煎的组方机理

中医认为输卵管炎变阻塞是由于脏腑失调，气血不畅，或经期不慎，感受外邪，乘虚进入冲任，气血凝滞，羁留胞宫而致，邪毒内侵瘀血阻滞为内之根本。峻竣煎治疗本病以化瘀为主，大量使用三棱、莪术、穿山甲、路路通等活血化瘀；红藤、丹皮清热解毒凉血，同时考虑到本病病程比较长，难以速效，遂配伍黄芪、当归等攻补兼施，从缓和中求消化，临床及实验证明疗效显著。

现代药理研究发现峻竣煎中的三棱、莪术能抗体外血栓形成；穿山甲伍路路通，可增强祛风通络、祛瘀血、除积聚之功；当归既能抗血栓形成，又能促进淋巴细胞转化；丹皮、丹参均有抗菌抗炎作用；红藤也有良好的抗菌作用；黄芪有抑菌、强壮、利尿的作用，可提高机体的免疫功能，有抗感染和较强的解毒作用，且具有扩血管作用。综观全方，活血化瘀之品占 41.67%，清热解毒凉血占 33.33%，补气养血理气占 25%，全方配伍通过活血化瘀能改善微循环，调整结缔组织代谢，调整机体免疫和内分泌功能，并调节前列腺素的产生和代谢。其中活血化瘀药能减少输卵管局部瘀血现象和组织张力，并增加对局部血肿的吸收，因此峻竣煎中的活血化瘀药起着重要的作用。总之，从临床观察及动物实验所测试结果分析，笔者认为峻竣煎是治疗输卵管炎变阻塞的良药。

四十四、不育症生活指南

不育症药物治疗当然重要，但常因不被人们注意的生活小事而影响疗效或不能治愈，而又非药物所能奏效，因此在药物治疗的同时应注意以下几点。

（一）食

不吃棉油、芹菜：现代研究表明，棉油中棉酚及芹菜均影响生精功能。《妙一斋医学正印种子编》载有：《内经》云：精不足者补之以味，然浓郁煿炙之味不能生精。唯恬淡之味，乃能补精耳。盖万物皆有真味，调和胜则真味衰。不论腥素淡，煮之得法，自有一段冲和恬淡之气益人肠胃。《洪范》论味而曰：稼穑作甘。世间之物，唯五谷得味之正，只能淡食谷味，少佐以滋味，最能养精，是故当慎味。

最好忌酒。《景岳全书·妇人规·子嗣类》指出：“凡饮食之类，则人之脏气各有所宜，似不必过为拘执，唯酒多者为不宜。盖胎种先天之气，极宜清楚，极宜充实。而酒性淫热，非唯乱性，亦且乱精，精为酒乱，则湿热其半，真精其半耳。精不充实则胎元不固，精多湿热，则他日痘疹、惊风、脾败之类，率已受造于此矣。”“酒可乱性，亦且乱精”的结论是有科学根据的，胎儿智力低下或畸形，就多由酗酒所致。现代研究表明，长期或大量饮酒，可降低睾酮，影响生育，如一旦怀孕则胎儿智力多受影响。

少食辛辣之物：尤其是中医辨证属湿热者。

（二）吸

限制吸烟：烟草中的尼古丁有降低性激素的分泌和杀伤精子的作用。

（三）衣

不穿紧身衣裤：因为长时间穿牛仔裤及紧身内裤，阴囊及睾丸被紧紧裹住，影响睾丸的散热功能与血液循环，睾丸局部温度增加，有碍精子的生成。

（四）行

减少外阴受压：若长期鞍座、骑自行车，使外阴受压，睾丸局部颠簸振荡。加之外阴部经常处于充血状态，会影响生精功能及精囊和前列腺的分泌。

（五）养

精须节劳：《妙一斋医学正印种子编》曰：“精成于血，不独房室之交，损吾之精，凡日用损血之事，皆当深戒。如目劳于视，则血以视耗，耳劳于听，则血以听耗，心劳于思，则血以思耗。吾随事而节之，则血得其养，而与日俱积矣，是故贵节劳。”

这种观点的科学性已被现代科学所证实。过于劳累不仅影响精子的生成，而且因体内酸性代谢产物（如肌酸、肌酐、乳酸等）增多，而使精子的活动力减弱，受孕机会减少。

（六）神

尽量保持乐观:《妙一斋医学正印种子编》指出:“主闭藏者肾也，司疏泄者肝也，二脏皆有相火，而其系上属于心，心君火也。怒则伤肝，而相火一动，上煽君火，辗转炽盛，由疏泄者用事而闭藏不得其职，虽不交合，亦暗流而潜耗矣，是故当惩怒。”如果一个人的精神长期处于紧张状态会影响内分泌功能，影响精子的产生，而且精神因素往往影响性欲，这一点在男子最为明显，不少男子因精神因素而阳痿、早泄或无性欲，以致无法交合而不孕。

注意外生殖器的清洗常用温水清洗外生殖器，最好每次性生活前，夫妇双方用温水洗净外生殖器官，以免将细菌带入生殖道。

（七）视

观看电视不要太久、太近。中医有久视伤血、血耗则精少之说。现代研究认为离电视太近观看，则电视所产生的放射线会影响生精功能。

四十五、下乳涌泉散治疗不孕症临床体会

下乳涌泉散为清代太医院配方，由当归、白芍、川芎、生地黄、柴胡、青皮、天花粉、漏芦、通草、桔梗、白芷、穿山甲、

王不留行、甘草14味药组成，是治疗产后由于肝失疏泄，气机不畅，致使乳汁分泌过少，甚或全无的有效方剂。近几年来，笔者依据本方疏肝解郁、通经活络之功，治疗原发性、继发性不孕症40例，取得了较好的效果。现简要介绍如下：

（一）临床资料

本组40例均为婚后夫妇同居2年以上未孕者，最长者达13年之久，未采取任何避孕措施，且排除男方功能异常者。其中原发性不孕12例，继发性不孕28例。年龄25～30岁者22例，31～40岁者15例，41岁以上者3例；婚龄2～3年者28例，4～6年者7例，7～10年者3例，11年以上者2例；月经周期正常者13例，月经先期者7例，月经后期者5例，前后不定期者15例。

（二）治疗方法

所有病例一律采用纯中药治疗，以下乳涌泉散为基本方，随症加减。如兼见瘀血者加赤芍、牛膝；痰湿内盛者加枳实、茯苓；气郁化热者加丹皮、栀子；中气虚陷者加党参、黄芪；阳虚血寒者去生地黄、天花粉，加肉桂、吴茱萸；阴血亏耗者重用方中四物或酌加女贞子、旱莲草、阿胶、枸杞子。

（三）治疗效果

以本方加减治疗后，妊娠25例，占62.5%，其中疗程最短者2个月，最长者9个月。

（四）典型病例

例 1 韩某，29 岁，农民。1987 年 9 月 17 日初诊。患者婚后 7 年未孕，曾服调经种子中草药百余剂而不效。述其 16 岁月经初潮，经血后期而至，色暗黑有血块，经行则少腹冷痛，且每于经前 10 余日即觉半身以上胀痛，两胁乳房尤甚，舌淡红，苔薄白，脉沉弦。证属寒滞肝脉，气血瘀阻。治宜解郁疏肝，温经活血。用下乳涌泉散去生地黄、天花粉、白芍，加肉桂、吴茱萸、赤芍、牛膝。水煎服，5 剂后半身以上及两胁乳房胀痛悉减。续进 5 剂则经潮，血色鲜红，血块全无，少腹冷痛消失。后改汤为丸调理旬日则经停而孕。

例 2 胡某，26 岁，农民。1988 年 10 月 23 日初诊。患者婚后 5 年未孕，经某医院疑诊为“宫腔结核”。几年来从未间断治疗，然中西药迭进而罔效。月经 3 ～ 5 个月一行，经前两胁少腹胀痛，牙龈出血，烦躁不宁，经潮后则诸症皆无，血色紫暗，夹少量血块，舌质红，苔薄黄，脉弦数。此乃肝郁化热，血热瘀阻，经脉逆行。治以疏肝解郁，凉血散瘀。方用下乳涌泉散加丹皮、栀子、赤芍、牛膝。水煎服。5 剂药毕，牙龈出血止，胁腹胀痛亦减。效不更方，继以原方 10 余剂，则经停而孕，足月顺产一男婴。

四十六、中西医结合治疗输卵管阻塞性不孕症

我们从 1987 年 5 月至 1992 年 5 月，采用中西医结合方法治疗了 58 例输卵管阻塞性不孕，疗效满意，报告如下：

（一）一般资料

根据国际妇产科联合会标准及国内标准：临床诊断为不孕症，丈夫精液检查正常，基础体温双相，子宫输卵管造影示输卵管不通或通而不畅的患者。58例中原发性不孕症32例，继发性不孕症26例；完全性不通24例，通而不畅34例；年龄25岁以下者7例，26～30岁29例，31～35岁者20例，36岁以上者2例。病程最长9年，最短2年。

（二）中医辨证

1. 肝郁肾虚（35例）

平素腰酸膝软，少腹胀痛或刺痛，临经乳胀，脉象弦细。可兼见眩晕或头痛，情志怫逆，经行腹痛或夹块，舌部瘀点或瘀斑。

2. 肝经瘀阻（6例）

经前乳胀且痛，经行量少或夹块，少腹胀痛或刺痛，脉弦或弦滑。可兼见胸胁胀闷，烦躁易怒，经前尤盛，舌侧瘀点或瘀斑。

3. 肾虚夹瘀（17例）

平素腰酸膝软，经行尤盛，少腹隐痛，经行夹块，脉弦或细滑，可兼见眩晕，耳鸣，健忘，畏寒或烦热，面色晦暗，舌部有瘀点或瘀斑。

（三）治疗方法

1. 中医中药

以化瘀消积为总的原则，并根据月经周期不同阶段，采取内外并治，分别给药，3 个月为 1 个疗程。

（1）月经期：为冲任满盈，盆腔充血，胞宫溢泻阶段，因此多用活血化瘀通下之品以期消除输卵管的炎性渗出，分解粘连。处方：

益母草 14g	月季花 12g	桃仁 10g	三棱 10g
当归 10g	延胡索 10g	赤芍 10g	莪术 10g
川芎 6g	红花 6g		

于经行第 1 天开始服用，连服 3 剂。

（2）排卵期：主要用活血化瘀、搜剔通络、软坚散结之品，以达继续疏通输卵管和消除炎症，促进输卵管蠕动的功能。处方：

路路通 15g	败酱草 15g	红藤 15g	穿山甲 10g
三棱 10g	皂角刺 10g	当归 10g	赤芍 10g
白芍 10g	桃仁 10g	海螵蛸 10g	生茜草 10g
制香附 10g	川芎 6g	石菖蒲 15g	薏苡仁 30g

肝经瘀阻加郁金 10g，柴胡 6g；肝郁肾虚去红藤，加菟丝子 12g，柴胡 6g；内热明显加丹皮 10g，生地黄 12g；虚寒明显去红藤，加桂枝 6g，荔枝核 10g。

（3）黄体期：根据患者临床不同主症，采取补肾养肝、疏肝理气等方法，以提高黄体功能，以便一旦受孕后利于孕卵的着床与发育。对平素黄体功能良好者，此期可不加治疗，观察经期是否来临，再进行下一周期治疗，其他患者继续服药。处方：

菟丝子 12g　当归 10g　白芍 10g　淫羊藿 10g
肉苁蓉 10g　熟地黄 10g　川芎 6g　制香附 12g
败酱草 12g　桃仁 5g　红花 5g　鹿角霜 30g

乳胀者加橘核 10g；小腹痛剧加延胡索 10g，赤芍 10g；以冷痛为主者去红藤，加艾叶 6g。

（4）理疗：采用 2GL–1 型直流感应电疗机治疗。阴极放在八髎穴，阳极放在关元穴。阴极部位贴敷浸过药液的吸水纸。通电后，通过离子穴位透入作用，达到局部活血化瘀的目的。于经净第 3 日起，每日 1 次，每次 20 分钟，连用 10 天。处方：桃仁、路路通各 250g，皂角刺、忍冬藤各 400g，浓煎制成 100mL 药液。

（5）外敷：无理疗条件用自制外敷药。

败酱草 20g　红藤 20g　忍冬藤 20g　赤芍 15g
延胡索 15g　当归 15g　艾叶 10g　红花 10g

用纱布包后隔水蒸热敷下腹部，上加热水袋，每日 2 次，每次 20 ～ 30 分钟，每包药用 8 次。经净第 3 天开始，连用 10 天。

2. 西医西药

（1）宫腔给药：将输卵管造影管直接放入宫腔，用庆大霉素 8 万单位、氢化可的松 25mg 加生理盐水至 20mL，从造影管直接缓慢推注。于经净第 3 天开始，隔日 1 次。

（2）黄体功能明显不佳患者，于经行第 13、14 天分别肌注绒毛膜促性腺激素 2000IU。

（3）根据基础体温指导性生活。

（四）治疗结果

本组病例仅以治疗后是否妊娠来判断疗效。一般 3 个月为 1 个疗程。58 例患者经上述治疗后有孕者 40 例，受孕率 68.9%。其中治疗 1 ～ 3 个疗程受孕者 26 例，治疗 4 ～ 6 个疗程受孕者 14 例，治疗 7 个疗程仍不受孕者 18 例。

（五）疗效分析

1. 年龄、病程与疗效的关系

25 岁以下的 7 例中妊娠 5 例，26 ～ 30 岁的 29 例中妊娠 23 例，31 ～ 35 岁的 20 例中妊娠 12 例，36 岁以上的 2 例未孕。病程 2 年的 36 例中妊娠 29 例，3 ～ 4 年的 18 例中妊娠 10 例，5 ～ 6 年的 2 例中妊娠 1 例，7 年以上的 2 例均未孕。经 χ^2 检验，三者疗效无显著性差异（$P>0.05$），病程的长短与疗效之间存在显著差异（$P<0.05$），说明病程越长，其治疗难度也越大。

2. 中医辨证与疗效的关系

治疗后肝郁肾虚 35 例中妊娠 24 例，肝经瘀阻 6 例中妊娠 5 例，肾虚夹瘀 7 例中妊娠 11 例。经 χ^2 检验，三者疗效无显著性差异（$P>0.05$）。

（六）讨论

1. 女性不孕中 40% 为输卵管功能障碍所致，其中输卵管炎症引起输卵管堵塞是女性不孕的重要原因。炎症不仅能引起输卵管堵塞，且因瘢痕形成，输卵管僵硬和输卵管周围粘连，影响输卵管蠕动。因此采用西医宫腔直接给药，能尽快地改善局部血液循环，有效地使粘连的纤维组织松懈，促使炎症吸收，消除组织水肿，从而有利于输卵管功能的恢复，为受孕创造条件。

2. 中医认为，本病多属气滞血瘀，下焦胞阻所致。临证所见几乎都有肝经瘀滞症状，郁滞的程度往往跟输卵管阻塞程度呈正比，因此，组方以活血疏通为主。其中，穿山甲能破气行血通经脉；生茜草、海螵蛸这一药对出自《素问·腹中论》“四乌鲗骨一藘茹丸”，有人提出可以治疗输卵管狭窄；路路通祛风通络，利水除湿。全方具有活血化瘀、消积疏通的作用，临床用后全身症状消失较快。

四十七、中西医结合治疗输卵管阻塞性不孕症疗效观察

我院自1992年以来，采取子宫输卵管碘油造影进行诊断，西药输卵管药物通液协同进行综合治疗的方法，治疗输卵管阻塞100例，疗效较为满意。现简介如下：

（一）临床资料

100例中，年龄最小22岁，最大42岁；原发性不孕症36例，继发性不孕症64例。经子宫碘油造影术诊断、X线片报告示：宫体正常，双侧输卵管充盈柔软，双侧或单侧伞端位置上移或伞端粘连。24小时后，腹部平片可见伞端周围囊状阴影，或部分通畅者诊为炎性阻塞68例；双侧或单侧输卵管壶腹部囊状扩张，呈桑椹状碘油阴影，24小时后下腹平片显示囊状阴影、残留者诊为输卵管积水8例；腹部平片发现钙化点，输卵管僵直如钢丝状或内膜不光整，呈羽毛状、锯齿状或输卵管扩张，伞端粘连

呈小囊状、珠状堆积者诊为结核性阻塞18例。另外6例X线片可见一侧输卵管柔软，伞端粘连，另一侧输卵管从间质部开始不显影，治疗后通畅。

（二）治疗方法

月经净后3～7天内，做输卵管碘油造影确诊后，服中药至第2个月经周期，月经净后3～12天内根据输卵管阻塞情况进行输卵管药物通液术2～4次。中药基本方：

薏苡仁30g　红藤25g　蚤休20g　地龙15g
皂角刺10g　炙山甲6g　月季花15g　沉香6g
路路通15g　土鳖虫10g　白芥子10g　僵蚕12g
夏枯草15g　王不留行15g

每日1剂，水煎分早晚服，连续服至经水来潮。

输卵管药物通液配方：输卵管炎症引起的阻塞及合并积水者用地塞米松5mg，庆大霉素8万单位，注射用水10mL，2%利多卡因5mL。若输卵管结核者加雷米封0.1g。

（三）治疗结果

本症100例，痊愈42例，其中妊娠22例，好转50例，无效8例。临床有效率92%。

（四）典型病例

张某，女，28岁，已婚。婚后4年未孕，月经史：15岁，3～4/29～32天。1995年5月2日月经来潮，色红，量中等，白带量多，色黄，脉弦，舌苔薄白。妇科检查：外阴（-），阴道通畅，有少量分泌物，宫颈光滑，子宫前位，右侧附件增厚，左侧附件有压痛。于月经净后5天做输卵管药物通液术，药液注入5mL时阻力大，腹剧痛，不能连续进行；次日作输卵管碘油造影，提示左侧输卵管不通，右侧不畅。壶腹部狭窄，24小时后腹部平片可见少量碘油外溢腹腔，诊为输卵管炎性不完全阻塞，即连续服中药35剂，月经净后4天做输卵管药物通液术无阻力，无反流，下腹微痛，并做子宫碘油造影术。提示：双侧输卵管通畅，管壁内膜光滑。24小时后腹部平片可见碘剂呈弧形弥漫于腹腔。

9月4日复诊，已停经2个月，有早孕反应，尿妊娠试验（+）。

（五）讨论

输卵管阻塞，按其症状属“腹疼”“带下”“癥瘕”范畴，大多数是由于慢性输卵管炎症所致。一般可见白带多、腹疼、小腹肿块等，辨证分型多与热毒、湿热、气滞血瘀有关，所以投以清热解毒、活血化瘀、行气软坚之品。碘油造影具有杀菌和消炎作用，可刺激输卵管扩张，肌肉收缩及蠕动，能消除输卵管炎性分泌物所造成的轻度阻塞。早期侵犯部位表浅，输卵管仅有袖口状改变，容易使内膜上皮修复和功能恢复。当侵入肌层或浆膜层，管壁坚硬失去弹性，与周围粘连者很难治愈。服中药及输卵管药物通液术（压力不易过大，以免输卵管破裂），能促进炎症吸收，加速输卵管血液循环，使粘连的内膜软化。

四十八、中西医结合治疗功能失调性不孕症

功能失调性不孕症是一种比较常见的妇科病，常常伴有子宫

出血，经检查，内、外生殖器无明显器质性改变，系由内分泌失调所引起的疾病。

笔者近年来的临床观察发现，已婚妇女未避孕而未受孕的功能失调性不孕者，多为原发性不孕症，且表现为月经初潮即出现不正常月经。偶有继发性不孕症患者，但多为自然流产或人流术后而出现的不孕。在治疗方面，笔者以中西医结合的方法，临床上治疗观察了20余例患者，成功率在98.5%，取得了显著的疗效，现介绍如下：

根据病人的卵巢排卵情况分两类：一类是无排卵型和排卵型的黄体发育功能不健全者，另一类是排卵型的黄体萎缩不全者。是否排卵则根据基础体温和阴道脱落细胞涂片来判断其性质。治疗上除上述依据外，还要结合中医学的辨证论治、同病异治等方法。无排卵型和排卵型黄体发育不健全不孕症，临床主要表现前者为月经明显不正常，不规则阴道流血，基础体温单相，伴腰酸腿软，经量多少不定，但色淡，舌淡苔薄白，脉沉细。后者主要表现为月经的经期长，经前淋漓，以后逐渐增多，伴随症状同上。方以补肾益气为主，药用鹿角胶、龟板、紫河车、人参、白术、茯苓、白芍、川芎、菟丝子、山萸肉，同时配合口服避孕药1号，按避孕药服法即可，共同治疗3个月经周期。第二类为排卵型黄体萎缩不全至不孕者，基础体温双相但下降延迟，患者伴肾虚症状外，还有少腹胀痛经行有血块，故上述方剂再加疏肝理气活血化瘀之品如桃仁、香附、丹皮等。

病例选择23岁至40岁的女性，结婚1年半至3年以上未避孕，夫妇同居，经检查无器质性病变者，爱人健康。

现举验案如下：

患者，杨某，女，32岁，干部。1989年1月初诊。该病人述自17岁月经初潮即出现月经紊乱现象，曾多处就医均未见效。结婚3年，夫妇同居，未避孕而未受孕。其爱人检查身体健康，精液正常。妇科检查、B超均未见器质性病变，测基础体温呈单相波形，月经表现为17/15～60天，色淡，量少，面无光泽，伴腰膝酸软，舌淡苔薄白，脉沉细。辨证为脾肾两虚，冲任不固。处方：

龟板20g　鹿角胶15g　人参20g　白术15g
茯苓15g　紫河车20g　白芍15g　川芎10g
山萸肉20g　菟丝子20g

1日1剂。共服1月后，原方去掉人参、白术、茯苓，继服2个月，3个月为1个疗程，同时配合口服避孕药1号，与中药同时服3个月。该患者治疗3个月后即出现基础体温双相，在治疗停止后第6个月，患者来报怀孕，且十月怀胎正常，喜得一子。

按：本例患者先天禀赋不足，肾气虚，精血不足，冲任脉虚，胞脉失养，子宫发育不良，封藏不固而致月经时前时后，持续时间长，色淡，量少，不孕。妇人生育之道，当以肾气盛，天癸至，冲任通盛为先决条件。然欲得子者，必须补其精血，使无亏欠，乃可以成胎孕。补肾以“精不足者补之以味”“培其不足，不可伐其有余”为主导思想。此患者曾多处求医，且均以滋补肝肾，填精养血，调补冲任等为法。其辨证思维略同，然而何以不孕，究其原因，该患者为天癸匮乏，经水迟至，乃先天亏损后天失养，“冰冻三尺非一日之寒”，故非峻补之剂难达病所。方中紫河车、鹿角胶、龟板均为血肉有情之品，可峻补精血以养肾胞；

人参大补先后天之气以益肾元；白术、茯苓健脾而益气血。此外，山萸肉、川芎、白芍、熟地黄、菟丝子补肝益肾生精养血。上方使血气得以填补，肾胞得以温养，故虚损不孕者，久服多可获效。

四十九、少腹逐瘀汤为主治疗输卵管阻塞临床体会

1981年10月至1993年6月间，笔者采用中西医结合方法治疗输卵管阻塞性不孕854例，疗效较为满意，现总结报道如下：

（一）一般资料

本组84例，年龄22～25岁者34例，占40.5%；26～30岁者37例，占44.4%；31～35岁者12例，占14.3%；36岁以上者1例，占0.12%；其中原发性不孕症73例（86.9%），继发性不孕症11例（13.1%）；不孕时间2～3年者7例，10年以上者11例，其中4～10年者66例，占78.5%。全部病例均经输卵管碘油造影或B超下输卵管通液确诊为输卵管阻塞或通而不畅，其中双侧阻塞53例（63%），部分通而不畅31例（36.9%）。

（二）治疗方法

1. 中药少腹逐瘀汤加减

小茴香10g　五灵脂10g　当归12g　川芎10g
赤芍12g　桃仁10g　香附10g　艾叶10g
肉桂3g　没药5g

加减：输卵管有积水者加茯苓皮、大腹皮、木通；下腹隐痛加延胡索；有粘连或包块者加三棱、莪术、王不留行；输卵管增

厚、子宫活动差者加紫花地丁、蒲公英、川楝子、败酱草。

用法：每日 1 剂，水煎服。1 个月为 1 个疗程，经期停服。

2. 辅助治疗

①经中药治疗 1 ～ 2 个疗程后，加用理疗（超短波、短波透热），或中药下腹局部热敷，每次 40 分钟，每日 1 次，经期停用。②肌注胎盘组织液 2 支，α－糜蛋白酶 1 支，每日 1 次，每个疗程开始的前 10 天使用。③经过以上治疗 2 ～ 8 个疗程后，B 超下进行通液诊治，每月 1 次，连续 2 ～ 3 个月。个别病例可连续通液 3 ～ 5 个月。通液剂用生理盐水内加庆大霉素 8 万单位，地塞米松 2mg，α－糜蛋白酶 1 支。

（三）治疗结果

1. 疗效标准

痊愈：碘油造影或 B 超下通液证实输卵管已通，并受孕。好转：输卵管欠通畅，通液后 B 超下后穹窿可见液性暗区，未孕。无效：输卵管仍不通。

2. 疗效

84 例痊愈 53 例，占 63.1%；好转 20 例，占 23.3%；无效 11 例，占 13.1%。其中 3 个月治愈者 6 例，4～6 个月治愈者 14 例，7 ～ 9 个月治愈者 17 例，10 ～ 12 个月治愈者 6 例，13 ～ 15 个月治愈者 4 例，15 个月以上治愈者 6 例。

（四）体会

因炎症引起的输卵管堵塞是女性不孕的重要因素。炎症不仅引起输卵管的堵塞，同时输卵管内膜因炎症破坏而影响纤毛运动，从而影响精子与卵子的相遇及运送而致不孕。

输卵管阻塞性不孕属中医少腹血瘀之症，为此本组采用少腹逐瘀汤为主方加减治疗。方中赤芍、桃仁、五灵脂活血祛瘀；没药活血散瘀镇痛；香附、小茴香理气定痛；当归、川芎活血调经；艾叶、肉桂暖宫散寒；蒲公英、紫花地丁、败酱草清热利湿解毒；三棱、莪术行气破血、软坚攻瘀。从而使输卵管管腔复通。

现代医学认为，用活血化瘀中药治疗可改善输卵管局部血循环，从而使局部炎症吸收，粘连松解，并恢复原来的组织结构形状。本组结合采用理疗、注射胎盘组织液和 α－糜蛋白酶等方法，加上输卵管通液可分离轻度的粘连，而起到协同治疗作用。输卵管通液内加入药物，使药物和输卵管病灶直接接触，可减轻局部充血、水肿，抑制纤维组织形成和发展，达到溶解或软化粘连的作用，因而取得了良好的效果。

五十、家传验方治疗不孕症二则

（一）肾阳衰微，胞宫寒冷不孕方

方药组成：

巴戟天 10g　艾叶 10g　川芎 6g　熟地黄 15g
吴茱萸 6g　肉桂 6g　香附 9g　当归 15g
酒白芍 10g　甘草 3g

水煎服，每月经前服 5 剂，连服两个月。再以温经种子方善后：

当归 15g　熟地黄 10g　小茴香 10g　酒白芍 10g

紫石英 15g	柴胡 6g	菟丝子 15g	女贞子 10g
金樱子 10g	白术 9g	茺蔚子 9g	覆盆子 10g

每月经后服 3 ～ 5 剂。

（二）阳盛血热，经血妄行不孕方

方药组成：

当归 15g	白芍 12g	地骨皮 12g	生地黄 15g
黄柏 10g	川芎 6g	麦门冬 10g	龟板 21g
黄芩 10g	丹皮 9g		

水煎服，每月经期服 3 剂，连服 3 个月。经后服育阴种子方：

当归 15g	女贞子 12g	生地黄 20g	益母草 25g
白芍 10g	地骨皮 10g	麦门冬 10g	石楠叶 10g

连服 3 ～ 4 剂即可。

五十一、中医药治疗输卵管阻塞性不孕症近况

输卵管阻塞是导致女性不孕的重要原因，近年来以中医药为主治疗本病取得了较好的进展。现综述如下：

（一）基本方加减

一般认为，本病属瘀血阻滞于胞脉所致，故通常以活血化瘀药为主组方，结合辨证，或辨病，配伍温通、补肾、利水等药物。

雍半医用卵通汤（丹参 30g，赤芍、桃仁、红花各 20g，酒大黄 5g，当归、川芎、香附、熟地黄、生牡蛎、昆布各 12g）辨

证加减，治疗100例，痊愈96例。刘伯平用桃红四物汤加减（桃仁、红花各20g，当归、赤芍、川芎、炮山甲各15g，水蛭10g，香附15g，金银花、蒲公英各30g），治疗85例，总有效率85.9%。张卫平自拟通管方（皂角刺、穿山甲、琥珀、川牛膝各15g，紫花地丁30g，细辛3g）治40例均获痊愈。钱芝嫦自拟通塞汤（当归、川芎、桃仁、红花、三棱、莪术、台乌药各15g，刘寄奴、地鳖虫、淫羊藿各12g，益母草或生山楂30g，甘草6g）治疗输卵管不通18例，结果妊娠和复通者各6例。刘家磊用穿山甲通瘀汤（穿山甲、路路通各20g，当归、川芎各15g，桃仁、制乳香、红花、赤芍、柴胡、枳实、生地黄各10g，三七粉4g（冲服）、川牛膝30g，肉桂8g，甘草5g）治86例，复通78例，其中妊娠36例。李积敏用慎言通瘀汤（丹参、益母草各30g，石见穿、柞木枝各20g，菟丝子、肉苁蓉、熟地黄各15g，当归、白芍、赤芍各12g，皂刺、红花、穿山甲、路路通各10g，桃仁6g）治疗75例，67例复通，其中62例受孕。吕春英自拟补肾通管汤（当归10g，赤芍10g，山药15g，柴胡6g，青皮6g）治疗65例，25例妊娠，20例复通。张惠和等则用益肾逐瘀法，以川芎、当归、桃仁、桂枝、赤芍、三棱、莪术、炙鳖甲、炮甲珠、乌药、延胡索、锁阳、川续断、鹿角霜作基本方。

用法及疗效：一般从行经第5日或经净后2～3天开始服药，共服12～20剂，经期停用。有的学者主张经期服药。服药后无明显不良反应，也可以出现轻微腹痛、便溏。一般以1个月经周期为1个疗程，用1～3个疗程。用本法治疗者有7篇共469例，痊愈（妊娠或复通）411例。总有效率87.63%。综合用内服基本方的19篇报道，和药频次在前9位的依次是穿山甲、赤芍、当归、桃仁、红花、丹参、路路通、香附、桂枝，体现了活血通络为主，理气通阳为辅的原则。

（二）内服外敷并用

中药外敷以温通活血软坚为主，疗效显著，配合内服药以进一步提高疗效。

虎发光用暖宫排卵散（赤芍130g，大黄20g，透骨草、桂枝各60g，白芷、小茴香各50g，川乌、吴茱萸各30g）外敷腹部治疗130例，愈116例。用温通散（桂枝、红花、川芎各10g，当归、王不留行、香附各12g，菟丝子、败酱草各30g，紫石英、淫羊藿各20g，山药15g，三七粉6g）水煎内服，药渣外敷治98例，痊愈44例，有效38例。崔岩等用通管Ⅰ号内服（当归、桃仁、红花、皂角刺、泽兰、益母草、香附、淫羊藿各15g，丹参30g，赤芍15g，昆布12g，桂枝10g，蜈蚣1条）。通管Ⅱ号外敷（透骨草200g，三棱、莪术各20g，夏枯草、红藤各18g，地龙、海藻各15g，蜈蚣3条）治疗103例，双侧通畅51例、单侧通430例。王红波等内服舒通汤（丹参、香附、白芍各15g，柴胡、枳壳、川芎、制乳香、制没药、川楝子、路路通、桃仁、穿山甲各10g，橘叶12g），外敷消瘀散（透骨草70g，水蛭、虻虫、大黄、桂枝、附子各10g，昆布20g，红藤、赤芍、丹皮各15g，槟榔12g）治疗76例，有效率92.19%，其中43例妊娠。孙松龄用内服方（土茯苓、丹参各30g，桂枝、山甲各15g，桃仁、赤芍、路路通各12g，制香附20g，王不留行60g）和外敷方（独活、土鳖虫各15g，透骨草、防风、归尾、艾叶、五加皮、白芷各15g，血竭、制乳香、制没药各6g，红花、川椒各12g）治疗87例，愈 70 例。

用法及疗效：内服方用如上述。外敷方一般共研细末，加酒或醋以浸透药物为度，装袋蒸透，置于少腹部热敷 1 小时，每晚 1 次，15 天为 1 个疗程，经期停用。2 ～ 3 个月经周期为 1 个疗程，治疗 1 ～ 3 个疗程。用本法者有 5 篇共 494 例，有效（受孕或复通）419 例。总有效率 84.8%。

（三）中药保留灌肠

中药保留灌肠通过局部渗透作用和药物吸收后的整体作用，兼收内服外敷并举的效果。

王子柱用丹参、柴胡、黄柏、薏苡仁、蒲公英、莪术、路路通、赤芍、青皮、陈皮、香附、皂角刺、穿山甲、木香等，先后分别治疗 60 例和 52 例，有效率分别为 83.82% 和 84.6%。倪鸿珠以桂枝、丹皮、制乳没各 6g，郁金、炒赤芍、金雀根、路路通、穿山甲各 9g，山海螺、败酱草、红藤、石见穿、地龙、皂角刺各 15g，赤茯苓 12g。灌肠治疗 43 例，37 例受孕。石洁玉用红藤 I 号（红藤、虎杖、败酱草、当归、路路通、丹参、土鳖虫、三棱、莪术、失笑散、生黄芪等），第 1 个月经周期用 Ⅰ 号方，其后用Ⅱ号方。治疗 37 例，受孕 32 例。

为进一步提高疗效，有的学者内服与灌肠并用。张立营用灌肠方（红藤、土茯苓、蒲公英各 15g，赤芍、乳香、没药、莪术、当归、透骨草各 10g）和内服方（丹参、海藻、昆布、败酱草各 30g，香附、皂角刺、熟地黄、紫石英、路路通、三棱各 15g，当归、川芎、穿山甲、赤芍、黄柏各 12g，甘草 6g）治疗 80 例，受孕率达 78.8%，疗效明显优于西药宫腔内注药。李鸿芝等用灌肠方（赤芍 30g，丹参 15g，三棱、莪术、皂角刺、桂枝各 15g，细辛 3g，当归 20g，透骨草 30g，甘草 10g）并内服加味四逆散外敷用药。

用法及疗效：灌肠方浓煎成 100mL 左右，经净后 2 日起每晚 1 次保留灌肠，10 次为 1 个疗程，每个疗程间休息 2 天。经期停用。治疗 2 ～ 3 个月经周期。本法有 5 篇共治疗 274 例，有效 232 例，总有效率 84.7%。本组多以受孕为统计指标。

（四）宫腔注药

宫腔注药可使药物作用直达病所，在辨病和辨证基础上局部用药与整体治疗相结合，取得了良好效果。

李淑君以子宫输卵管保留通液（庆大霉素 8 万单位、玻璃酸酶 3000IU，注射用水 20mL）配合川芎、细辛外敷神阙穴和中药（三棱、莪术、鸡内金、党参、山药、白术、黄芪）保留灌肠，治疗 88 例，总有效率 86.30%。白秀梅宫腔注药（生理盐水 20mL、庆大霉素 8 万 IU、地塞米松 2mg，α－糜蛋白酶 5mg，阿托品 0.5mg）与灌肠方（当归、赤芍、三棱、莪术、枳实、皂角刺、丹参、败酱草、蒲公英、桃仁、红花）合用治疗 46 例，30 例妊娠。耿钧宫腔注药（庆大霉素 8 万 IU、地塞米松 10mg，利多卡因 5mg，α－糜蛋白酶 5mg，654–2 注射液 2mg，生理盐水 20mL），并用莪术、丹参、细辛、炮山甲、水蛭、当归、桃仁、红花、三棱、甘草常规量煎服、灌肠、外敷，治疗 58 例，39 例痊愈，有效率 89.6%。郑云萍宫腔注药（庆大霉素 8 万 IU、地塞米松 10mg，654–2 注射液 2mg，利多卡因 5mg，生理盐水 20mL），辨证分四型给内服，治疗 256 例，完全性阻塞 160 例，痊愈125例，不完全性阻塞96例全部治愈。秦月好等用复方丹参注射液4～8mL，生理盐水20～30mL宫内注药，配合保留灌肠方（水蛭、鱼腥草、蒲公英、丹参、郁金、王不留行、香附、三棱、莪术），治疗100例，痊愈58例。常云清等用复方丹参注射液2ml，加生理盐水宫腔保留注药治疗50例，受孕28例，复通13例。疗效明显优于西药对照组。

用法及疗效：经净后3～5日起每2～3日用导管宫内注药1次，注药量据宫腔大小以10～20mL为宜，如推注时下腹疼痛则停止推注。5次为1个疗程，用3～5个月经周期。内服及灌肠法同上述。本法治疗者6篇共598例，痊愈478例，总有效率80%。

（五）其他

连方等用导管扩张术后宫内注药（复方当归注射液2mL、生理盐水20mL），并服痛经宝，治疗50例，再通率达94%，明显优于西药对照组。并认为导管扩张术与中药配合治疗本病是一种新的有效方法。范爱芳等用活血化瘀中药内服（官桂、小茴香、干姜、当归、川芎、五灵脂、蒲黄、没药、赤芍、延胡索），庆大霉素8万单位肌肉注射，每日2次；胎盘组织液4mL肌肉注射，每日1次；维生素E 200mg口服，每日3次。治疗60例，47例受孕。王莉娜内服方分经期、排卵期、黄体期分别用，并配合理疗、外敷、宫内注药、治疗58例，40例受孕。陶仁甫等内服胞络疏通汤（当归、赤芍、小茴香、炮姜、柴胡、云苓、肉桂、白术、甘草），配合中药保留灌肠、超声波或加克罗米酚、HCG等治疗52例，37例受孕。

参考文献

[1] 李鸿芝．治疗输卵管阻塞性不孕的经验．中国医药学报，1993，8（3）：185

[2] 刘同亭．活血化瘀法治疗输卵管梗阻不孕近况．山东中医学院学报，1992，16（5）：361-363

[3] 刘旭．活血化瘀法在治疗输卵管阻塞性不孕中的应用．山东中医学院学报，1994，18（增刊）：186

[4] 白成振．输卵管阻塞不孕辨治．辽宁中医杂志，1994，21（4）：178

[5] 雍半医．卵通汤治疗输卵管不通 100 例疗效观察．安徽中医学院学报，1992，11（1）：39-40

[6] 刘伯平．桃红四物汤加减治疗输卵管阻塞 85 例．辽宁中医杂志，1994，21（3）：126

[7] 张卫平．自拟通管方治疗输卵管不通之临床体会．陕西中医函授，1992，（6）：21-23

[8] 钱芝嫦．自拟通塞汤治疗输卵管阻塞性不孕 18 例．江苏中医，1993，14（5）：24-25

[9] 刘家磊．穿山输通祛瘀汤治疗输卵管阻塞 86 例．吉林中医药，1992，（5）：25

[10] 李积敏．慎言通瘀汤治疗输卵管粘连性不孕症 75 例临床疗效观察．陕西函授，1992，（6）：13

[11] 吕春英．补肾通管方治疗输卵管阻塞不孕 65 例．吉林中医药，1992，（1）：23

[12] 张惠和．不孕症从肾辨治四法．四川中医，1992，10（12）：6-7

[13] 虎发光．暖宫排卵散热敷治疗输卵管不通 130 例．安徽中医学院学报，

1993，14（3）：17–18

[14] 虎发光．温通攻治疗输卵管不畅 98 例．安徽中医学院学报，1994，14（3）：17–18

[15] 崔岩．通管汤治疗输卵管阻塞 103 例．新中医，1995，27（6）：41

[16] 王红波．自拟舒通汤治疗输卵管阻塞性不孕症 76 例．四川中医，1993，11（7）：41

[17] 孙松龄．中药内服外敷治疗输卵管阻塞 87 例临床总结．河南中医，1993，13（1）：23–24

[18] 王子柱．中药保留灌肠治疗输卵管阻塞 68 例疗效观察．内蒙古中医药，1993，12（4）：7

[19] 王子柱．中药保留灌肠治疗输卵管阻塞 52 例疗效观察．新中医，1994，26（4）：38–39

[20] 倪鸿珠．中药保留灌肠治疗输卵管阻塞性不孕症附 43 例临床分析．上海中医药杂志，1994，（3）：23–24

[21] 石洁玉．中药保留灌肠治疗输卵管阻塞性不孕 37 例．上海中药杂志，1992，（12）：13

[22] 张立营．中药治疗输卵管阻塞性不孕 80 例．浙江中医杂志，1994，29（7）：298–299

[23] 李淑君．内外结合治疗输卵管阻塞性不孕症 88 例临床观察．中医杂志，1994，35（5）：294–295

[24] 白秀梅．宫腔注药加中药保留灌肠治疗输卵管阻塞性不孕 46 例．内蒙古中医药，1992，12（3）：2–3

[25] 耿钧．中西医结合治疗输卵管阻塞性不孕症 58 例．江苏中医，1994，15（7）：23

[26] 郑云萍．中西医结合治疗输卵管阻塞 256 例．辽宁中医杂志，1993，20

（9）：19-20

[27] 秦月好，等.输卵管阻塞100例临床疗效分析.河南中医,1995,15(1)：34-35

[28] 常云清.中西医结合治疗输卵管炎性不孕50例.中国中西医结合杂志，1993，13（9）：57

[29] 连方.导管扩张术和活血祛瘀中药治疗输卵管阻塞的临床研究.中国中西医结合杂志，1994，14（2）：80-82

[30] 范爱芳.活血化瘀为主治疗输卵管阻塞不孕症60例.中医研究，1994，7（3）：38-39

[31] 王莉娜.中西医结合治疗输卵管阻塞性不孕58例临床观察.上海中医药杂志，1994，（12）：22-23

[32] 陶仁甫.胞络疏通汤为主治疗输卵管梗阻性不孕52例.安徽中医学院学报，1994，13（3）：19

五十二、治疗输卵管炎性阻塞临床体会

（一）慢性盆腔炎（输卵管部分阻塞粘连、右侧积水——并发不孕）

陈某，女，29岁，工人。1986年10月30日初诊。

结婚4年未孕，男方精液检查正常。月经史：15岁，5～7/26～28天，量中等，用纸一包半，色紫红，有血块，经前及行经时小腹隐痛作坠，乳房微胀，腰酸，带下色白量较多。基础体温呈双相，有时显示黄体功能不足。妇科检查：外阴未产式，阴道通畅，宫颈光滑，子宫中后位正常大小，两侧附件稍有压痛，未触及包块。1986年3月曾在上海妇产科医院行子宫输卵

管碘油造影术提示：两侧输卵管通而不畅，右侧伴有积水，24小时盆腔内仅见极少量碘油弥散。患者面色少华，形寒肢冷，舌苔薄白，舌质偏淡有紫斑，脉细涩。证属气虚血瘀，络脉受阻。治宜益气活血，化瘀通络。处方：

生黄芪 45g	潞党参 15g	赤白芍 15g	红藤 15g
鹿角片 10g	全当归 10g	桃仁泥 10g	红花 10g
柴胡 6g	炙甘草 6g	路路通 20g	

临床根据月经周期变化，酌情加减用药。同时，在月经干净后3天，基础体温上升前，行子宫输卵管通液术，药用三联（药物为：0.9% 生理盐水 20 ～ 50mL，复方当归或复方丹参注射液 4 ～ 12mL，α－糜蛋白酶 5mg）和四联（药物为：0.9% 生理盐水 20 ～ 50mL，庆大霉素 8 万单位，氢化可的松 25mg，α－糜蛋白酶 5mg）宫腔注药交替使用。术前肌肉注射阿托品 0.5mg，以防输卵管痉挛。注药每月 2 ～ 3 次，隔日 1 次，药量逐渐加大，术中推注药液快慢相结合，阻力由大变小，每次漏出液一次比一次减少。嘱测基础体温，了解排卵期的具体时间。并配合术后理疗，或中药第二煎后药渣装入布袋中趁热外敷局部，或袋上再加热水袋以增加药效，或将药液取 50 ～ 100mL，做保留灌肠，抬高臀部约 30 分钟左右。患者经上法治疗 3 个月经周期，于 1987 年 4 月 16 日复诊。末次月经 2 月 26 日，停经 50 天，基础体温双相 32 天，尿妊娠试验（+）。其后随访足月顺产一女婴。

（二）慢性盆腔炎（两侧输卵管炎性阻塞伴黄体功能欠佳——继发性不孕症）

李某，女，25 岁，农民。1987 年 10 月 21 日初诊。

患者结婚翌年怀孕 8 个月时早产，小孩未能存活，至今将近两年未孕。在连江某医院诊为输卵管不通。并在某院经冷冻法治疗宫颈炎，效果欠佳。患者月经周期尚属正常（28 ～ 34 天），经期 5 ～ 8 天，末次月经 10 月 6 日，8 天干净。妇科检查：外阴已产式，阴道通畅，分泌物多，有秽浊之气，阴道壁轻度膨出，外口具有撕裂伤 2 ～ 3 处，宫颈Ⅲ度炎症、充血肥大，子宫后位正常大小，两侧附件压痛。平素小腹疼痛。初用中药清热解毒、活血化瘀之剂内服外洗，宫颈药物外敷，经治 1 个疗程，宫颈炎已基本治愈。并于 1988 年 4 月 14 日行子宫输卵管碘油造影术，提示：两侧输卵管阻塞不通（片号 5173）。诊时舌苔薄白微腻，脉象细弦。证属产后体虚，湿聚胞宫，络脉阻塞。治宜行气活血化瘀通络，佐以清利余邪。处方：

皂角刺 15g　生茜草 15g　乌贼骨 20g　制香附 10g
制乳香 10g　制没药 10g　云茯苓 10g　蓬莪术 10g
地鳖虫 10g　川桂枝 6g　生黄芪 30g　蒲公英 30g
炮山甲粉 5g（分冲）

以上方随症加减，每月服 5 ～ 10 剂。测基础体温，显示黄体功能欠佳。于 1988 年 8 月 6 日月经干净后 3 ～ 7 天，开始行子宫输卵管三联、四联宫腔注药治疗，两法交替使用，方法同前例，迄 11 月止，共计通液、服药 4 个月经周期。其后随访，末次月经 1988 年 11 月 2 日。于 1989 年 8 月 14 日顺产一男婴，现已 4 月余。

（三）体会

输卵管炎性阻塞是导致不孕症的主要原因之一，一般治疗往往乏效。中医学认为，经期或产后，外邪乘虚侵入胞宫胞络，余邪留滞为患，以致气血瘀阻，因此选用“行气活血化瘀法”为主，佐以“清利余邪”，再根据月经周期的变化，加减用药，并配合局部用药。临床验证，效果较为满意。

上述二例均系慢性盆腔炎导致双侧输卵管阻塞、粘连、积水，以致不孕。现代医学认为其病理主要是炎症使部分组织呈纤维化增生、水肿，或充血、粘连，或局部缺血。使用行气活血化瘀法，有改善局部血液循环及代谢功能，从而使增生组织软化吸收，促进生理功能得以恢复正常。

据现代药理研究证实，活血化瘀药能改善输卵管和盆腔局部的血液循环，调节合成代谢，吸收输卵管炎症病灶，分解粘连、修复增生的结缔组织，疏通管腔，促进输卵管运送卵子和受精卵的功能，并能改善输卵管内的受精环境。

在临诊中配合宫腔注药，采用三联、四联交替使用，每月治疗 2 ～ 3 次，使中西两法相辅相成，实践证明也是必要的。

五十三、中西医结合治疗输卵管不通临床疗效观察

我们近 2 年采用中西医结合治疗输卵管不通 32 例，效果明显，现总结如下：

（一）病例选择

1. 原发性或继发性不孕症 2 年以上。

2. 有自觉症状：腰骶部、下腹部疼痛。白带多，月经不调。

3. 妇科检查：子宫正常或略小，附件压痛、增厚、粘连，或有包块。

（二）临床资料

1. 年龄

表 5　发病年龄与人数的关系

组别	20 ～ 25 岁	26 ～ 30 岁	31 ～ 35 岁	36 ～ 40 岁	总计
人数	3	21	6	2	32
百分比	9.37%	65.63%	18.75%	6.25%	100%

从表中可见，发病年龄以 26 ～ 35 岁年龄为多，且患者多为不孕症，占 84.4%。

2. 病程

表 6　病程与人数的关系

组别	2 ～ 3 年	3 ～ 5 年	5 ～ 6 年	6 ～ 8 年	8 年以下	总计
人数	2	12	15	2	1	32
百分比	6.25%	37.5%	46.88%	6.25%	3.12%	100%

可见，病程以 3 ～ 6 年为多，约占 84.3%。

（三）治疗方法和结果

1. 中药以桃红四物汤加减，常用药物：桃仁、红花、丹参、当归、赤芍、川芎、益母草、三七、穿山甲、水蛭、虻虫、郁金等。

2. 经期静脉滴注抗生素治疗。

3. 玻璃质酸酶肌肉注射。

4. 激素递减7周疗法，用药期间加100%氯化钾合剂、钙糖片。

采用上述治疗方法，一般治疗2～3个疗程，（30日为1个疗程），即可收到明显的效果，疗效验收可用76%泛影葡胺造影术、输卵管通液术。通过双腔导管注入宫腔20～30mL液体，注射中无阻力，无外溢，患者无明显腹痛者为通畅（有效），由不通到部分通畅者为显效，仍未通者为无效。

表7 治疗结果

组别	有效	显效	无效	合计
人数	24	6	2	32
百分比	75%	18.75%	6.25%	100%

（四）注意事项

1. 应做好患者的思想工作，保证心情舒畅。

2. 详细询问病史，注意有无过敏史、结核史、手术史等。

3. 妇科检查证实有阴道炎、宫颈炎时可选择有效的抗生素及清热解毒中药。

（五）体会

输卵管阻塞不通多因经期、流产后、产褥期摄生不慎，复感外邪，邪侵胞脉，使宿血停滞，壅塞胞脉，而瘀阻不通。不通则不能摄精成孕，或出现腰骶部及下腹部疼痛等。应用中西医结合治疗2～3个疗程后观察疗效，总有效率为93.75%，说明了中西医结合疗法对本病治疗的广阔前景。本法中激素类药物有抑制渗出，溶解或软化纤维组织的作用。经期使用抗生素可起到防止感染的作用。实验研究证明当归、丹参、桃仁、红花等对不同类型的实验性炎症均有抗炎作用，且能降低毛细血管的通透性，减少炎症渗出和促进炎症吸收。可见活血化瘀药物能从多个环节发挥作用，再配合西医的综合疗法内外合治，表里夹攻，使药力直达病所，以疏通阻塞的输卵管，使输卵管阻塞所致不孕症的患者得以治愈或改善。

五十四、中药合输卵管通液术治疗肝郁不孕症体会

不孕症，为中医妇科常见病，一般有肾虚、肝郁、痰湿、血瘀等原因。笔者用柴胡疏肝散加减配合输卵管通液术，治疗肝郁不孕 30 例，效果满意。现介绍如下：

（一）临床资料

1. 一般情况

所治 30 例患者，年龄在 23 ～ 31 岁之间，不孕年限最长 5 年，最短 2 年；原发性不孕症 12 例，继发性不孕症 18 例。妇科检查附件压痛及增厚者 18 例，只有压痛无增厚者 10 例，卵巢囊肿者 2 例（经 B 超确诊）。22 例基础体温呈双相反应，8 例诊刮为分必期子宫内膜。

2. 病例纳入标准

除不孕外，伴见证候有：经前半月左右乳房胀痛、膨隆，甚者有肿块；少腹腰骶胀痛；胸闷喜叹息，烦躁易怒，精神抑郁；月经周期正常或前后无定期，量时多时少，色紫暗夹血块，带下量多色黄；纳呆，时便溏；舌正常或舌质紫暗或瘀点，脉弦。

（二）治疗方法

1. 内服柴胡疏肝散加减

当归 10g　柴胡 10g　白芍 15g　川芎 10g
云苓 15g　枳壳 10g　香附 15g　白术 10g
甘草 3g

附件处有压痛或增厚者加金银花 15g，红花 10g，败酱草 30g，三七粉 1g（冲服）。乳房附件处有压痛，或增厚者加二花 15g，红花 10g，败酱草 30g，三七粉 1g（冲服）。乳房胀痛，甚者有肿块者加橘核 10g，橘络 6g，青皮 6g，于月经净后服药，每日 1 剂，每周 5 剂，20 剂为 1 个疗程。

2. 输卵管通液法

在服中药 1 ～ 2 个疗程后，施行本术。生理盐水 20mL，用 20% 普鲁卡因 20mL，庆大霉素 8 万～ 12 万单位，地塞米松 5mg，混合后，常规消毒外阴、阴道，通过通液器导管推入宫腔内流入双侧输卵管，于月经干净后 3 ～ 7 天进行，每天 1 次。

（三）治疗结果

治疗后，2 ～ 3 个月受孕者 12 例（原发性不孕症及继发性不孕症各 6 例）；4 个月受孕者 8 例（继发性不孕症）；5 ～ 8 个月受孕者 6 例（继发性不孕症）；10 ～ 12 个月受孕者 4 例。

（四）体会

从疗效结果看，首先进行全身治疗，用疏肝理气法来解除精神上的抑郁，使心情舒畅，兼用清热解毒利湿之品，再用局部通液法，扩张输卵管，两者配合才能取得可喜的效果。

五十五、综合治疗输卵管阻塞性不孕症临床体会

笔者自1988年以来，运用综合疗法治疗输卵管阻塞所致的不孕症54例，收到较为满意的效果，现简介如下：

（一）一般资料

54例患者，年龄在25岁以下者25例，26～30岁者21例，31～35岁者6例，36岁以上者2例；婚龄在2年以内者35例，3～6年者16例，7年以上者3例；原发性不孕症者28例，继发性不孕症者26例。

全部病例均经妇科检查、B超、输卵管造影、X线摄片明确诊断，为输卵管程度不等病变。其中通而不畅者17例，双侧峡部阻塞者4例，双侧壶腹部阻塞者8例，双侧伞部阻塞者7例，单侧伞部阻塞者10例，各部混合性阻塞者8例。54例中，23例伴有输卵管积水。本病多由瘀与诸邪相搏，塞于胞系，造成精卵相遇障碍，遂病不孕。临床多兼夹肝郁、湿热、痰湿、肾虚等证。

（二）治疗方法

治疗原则：以行气活血，化瘀通络为主。

1. 内服中药

常用当归、丹皮、香附、川楝子、苏木、路路通、穿山甲、三棱、莪术、桃仁、红花等。若兼肝郁者加醋柴胡、郁金、白芍、佛手等；兼痰湿者加川贝母、苍术、白术、昆布、皂角刺、

浮海石等；兼肾阳虚者加肉桂、制附片、淫羊藿、锁阳；经量多、黏稠，带下色黄者，加红藤、败酱草、蒲公英、黄芩、黄柏等。每日1剂，经后期、经间期服。严重者经后、经间、经前期均服用，或配合外治，并予避孕。3个月后改经后期服，停止避孕。

2. 理疗法

药物以清热利湿、活血化瘀、软坚散结之品（红藤、千年健、红花、三棱、川芎等）为煎剂，通过“直流电离子透入理疗仪”，将药液中的离子透入盆腔，能使局部血管扩张，血液循环加强，组织营养改善，帮助病变的组织消化吸收，提高疗效。

3. 外敷法

内服药物用毕之药渣，加等量生铁屑，用粗布或纱布包扎好备用。治疗时用醋拌调生铁屑全部湿润即可。外熨药加生铁屑和醋，是因为铁和醋拌和而成醋酸铁，并产生氢。

4. 通液法

用“复方当归注射液”（南通中药厂出品）经宫腔、输卵管通液治疗，可使输卵管局部达较高的药物浓度，起活血化瘀作用，可改善局部血液流变和微循环，促使粘连松解和吸收，促使阻塞之管腔再通。再者加压推注药液，通过物理性的冲击，亦可达到解除阻塞和积水的目的。

方法：用复方当归注射液2mL加生理盐水稀释至10mL为1个剂量单位。患者先小剂量试通，完全适应后，再逐渐加大剂量，一般每次5～8个剂量，最大可达10个剂量。于月经干净后3天至基础体温上升前，每月可通1～3次，每次间隔1～2天，阴道流血者暂停。

（三）疗效观察

凡治疗3个月～2年，经妇科检查，或尿HCG测定试验证实怀孕为治愈；超过2年未孕为无效。54例中有43例妊娠为治愈；其中原发性不孕症22例，继发性不孕症21例，11例为无效。

（四）典型病例

陈某，女，28岁。1991年8月16日初诊。

婚后5年未孕，月经周期5/28～30天，色紫红，量中等，有血块，小腹隐痛，白带化验正常，BBT测定双相。妇科检查：子宫水平位，正常大，不活动，双侧附件增厚，轻度压痛。于9月7日行子宫输卵管碘油造影，诊断为双侧输卵管伞部阻塞。拟以气活血、化瘀通络为法。处方：

当归10g　丹皮6g　制香附10g　赤芍10g
苏木10g　三棱10g　莪术10g　路路通2g
穿山甲10g（先煎）

随症加减：配合输卵管通液法，用复方当归注射液10mL，加生理盐水稀释到60mL，推注时适当加压，逐渐加量，连续治疗3个月为1个疗程，于第2疗程时，推注已畅通无阻。并结合外敷法：以内服之药渣加等量醋拌调生铁屑，一般1次用醋量以2两为宜，拌好后，外熨小腹两侧附件，如热度过大，可用毛巾或干布隔开，以勉烫伤皮肤和污染被褥。如此交替使用3个月，患者停经40天，尿HCG为阳性。1992年底，正常产一健康女婴。

（五）体会

输卵管阻塞导致的结果是输卵管不通。临床多伴小腹疼痛，肛门坠胀，经行时腹痛加剧。妇科检查示：可触及附件有条索状物或片状增厚，并有触痛。此时，则须配用外治法、中药离子透入法、中药外敷法、待急性炎症控制后，再行输卵管通液法。易于局部病灶变软、松动，粘连组织消散，水肿消失，加速病情好转。但必须注意在活动期肺结核、生殖器化脓性炎症、肿瘤、功能性出血、经期时均不得使用。

本病的治疗一般以化瘀通络为法。但临床多伴见肾虚肝郁证，故瘀阻肾虚型宜配淫羊藿、紫河车、菟丝子等益肾化气通络，兼促排卵，健黄体以助孕；对瘀阻气滞型宜加柴胡、川楝子以疏肝理气；瘀阻湿滞型宜分清寒热，湿随寒化治宜温燥，故加白芷、白芥子辛温除湿、豁痰散结；湿随气化治宜清化。如热毒甚则宜用清热解毒消痈之红藤、败酱草；输卵管积水严重则宜用泽泻、路路通，通过利尿以促水行湿去。此外，思想工作不能忽视，加强心理疏导，可以收到事半功倍之效。

五十六、输卵管阻塞治验三则

（一）病例一

戚某，女，31岁，营业员。

婚后五载未孕。平素经事愆期，经行腹痛，经色紫暗伴有瘀块，两侧少腹隐痛、拒按。经前两乳房作胀，性情急躁，一年前曾做过卵巢囊肿切除术。经福建省妇幼保健院检查并做输卵管碘油造影，诊为右侧输卵管阻塞。男方精液常规检查正常。辨证为冲任气血失调，热瘀蕴遏，凝于胞络。拟方清热活血，调经血，佐以外熨方治之。

1. 内服方

制香附 12g　蒲公英 30g　紫丹参 15g　败酱草 20g
炮山甲 10g　王不留行 30g　炒赤芍 12g　茺蔚子 15g
紫花地丁 30g　熟大黄 6g（后下）　车前子 20g（布包）

20 剂。上药每次经前 10 天开始服用，每日 1 剂，月经净后，隔日服 1 剂。

2. 外熨方

千年健 200g　羌活 200g　川椒 200g　全当归 200g
制乳香 150g　炒赤芍 200g　红花 150g　五加皮 200g
追地风 200g　防风 200g　血竭 200g　香白芷 200g
透骨草 400g　艾叶 400g　独活 200g　制没药 150g

药研粗末。每用 250g，粗布袋装好，蒸透后热敷少腹两侧，每日敷一次，至冷却为限，连续使用，10 日一更换。3 ～ 6 个月为 1 个疗程。经治 4 个月，受孕，后分娩一男婴。

按：输卵管阻塞多因脏腑气血不足，或因手术后、月经后胞脉空虚，感受湿热毒邪，客于胞宫或胞络，气血凝滞而成。本例通过清热解毒、活血祛瘀、解郁通络之药内服，配合热敷以改善局部血液循环，终至输卵管通畅。

（二）病例二

魏某，女，33 岁，职工。

结婚四载未孕。经期腹痛且胀，平素两少腹亦感胀痛，经水量少色暗，腰酸楚，乳房作胀，舌质紫，苔薄白，脉沉迟。经福建省妇幼保健院输卵管碘油造影示：双侧输卵管阻塞。辨证为气滞血瘀，寒凝胞宫，胞络受阻。治宜温经通络，活血化瘀。

1. 内服方

桂枝 10g	赤芍 12g	桃仁 10g	丹皮 10g
乌药 10g	刘寄奴 12g	香附 12g	茯苓 15g
当归 15g	三棱 10g	路路通 15g	

20 剂。每次经前 10 天开始服药，月经净后，隔日服 1 剂。

2. 外熨方

千年健 200g	羌活 200g	川椒 150g	当归 300g
制乳香 200g	白芷 300g	炒赤芍 300g	五加皮 300g
追地风 300g	桂枝 200g	血竭 200g	红花 200g
透骨草 200g	艾叶 200g	香附 300g	紫苏 200g
制没药 200g	独活 200g		

上药共研粗末。每用 250g，装入布袋内，蒸透后热熨两侧少腹，每日熨 1 次，以冷却为度。

每袋药可连续使用 10 天，再更换新药。

按：本例为气滞血瘀，寒凝胞络，选用桂枝茯苓丸以温阳，加桃仁、赤芍、丹皮、三棱、当归、刘寄奴以活血祛瘀；香附、乌药、路路通以行气通络。再加用外熨局部，使药力直达病所，而使输卵管疏通。用药半年后受孕，翌年生一女婴。

（三）病例三

黄某，女，31 岁，农民。

结婚 4 年未孕。月经周期及量、色、质均正常。夜眠梦多，口干而不欲饮，舌质红，边有瘀点，苔薄白，脉弦数。男方精液常规检查正常。经多次妇科检查未发现明显阳性体征，输卵管碘油造影示：右侧输卵管阻塞，左侧输卵管部分阻塞。辨证为气血瘀滞，胞络受阻。治以理气化瘀，通络利窍。

1. 内服方

路路通 15g	石见穿 30g	炮山甲 10g	王不留行 30g
威灵仙 15g	京菖蒲 10g	淫羊藿 15g	菟丝子 15g
制香附 12g	仙茅 15g	当归 10g	

20 剂。

每次经前 10 天起服，月经净后，每隔日服一次。

2. 外熨方

千年健 200g	炒赤芍 300g	川椒 150g	当归 300g
制乳香 200g	制没药 200g	白芷 300g	羌活 200g
五加皮 300g	追地风 300g	桂枝 200g	血竭 200g
红花 200g	透骨草 200g	艾叶 200g	香附 300g
紫苏 200g	独活 200g		

上药共研细末。每用 250g，装入布袋内，蒸透后热熨两侧少腹，每日熨 1 次，以冷却为度。

每袋药可连续使用 10 天，再更换新药。

持续治疗 6 个月，经停受孕，次年分娩一男婴。

按：本例辨证为气血凝滞，治用理气化瘀之香附、当归、穿山甲、石见穿、路路通、王不留行；通络利窍之威灵仙、京菖蒲；壮肾之菟丝子、淫羊藿、仙茅。外熨方法是治疗输卵管阻塞的关键性手段，有攻有守，故能取效。

五十七、内外合治输卵管阻塞性不孕症临床观察

（一）临床资料分析

1. 一般资料

本组86例中，住院患者18例，门诊患者68例；年龄23～28岁者61例，29～34岁者21例，35～39岁者4例，平均年龄28.5岁；病程:1～2年者12例，2～3年者31例，3～5年者37例，5～8年者4例，10年以上者2例，平均病程3年零6个月；疗程:1个疗程者18例，1～2个疗程者38例，2～3个疗程者22例，3个疗程以上者8例，平均2.13个疗程。

2. 病种分类

原发性不孕症者56例，继发性不孕症者30例。其中患有慢性盆腔炎者26例，炎性肿块者16例，输卵管积水者15例，输卵管炎者19例，无伴发病者10例；既往史中曾患有结核者18例，腮腺炎者16例，无特殊病史者52例。

3. 检查与造影分类

经子宫输卵管碘油造影，双侧输卵管完全性阻塞者28例，部分阻塞者58例；月经期子宫内膜检查：分泌反应良好者38例，欠佳者29例，少许分泌反应者19例；全部患者经妇科内诊：内外生殖器官发育基本正常。

4. 阻塞部位

输卵管近端阻塞者29例，峡部阻塞者36例，伞部阻塞者21例。

5. 基础体温测定

基础体温显示双相曲线者 49 例，后期上升期小于 10 ～ 12 天，上升幅度小于 0.45℃者 28 例，呈单相曲线者 9 例。

6. 就诊情况

就诊前经西药治疗者 16 例，中药治疗者 21 例，中西药同时治疗者 19 例，针刺治疗者 10 例，未治疗者 20 例。

（二）诊断与治疗

1. 诊断标准

（1）婚后同居 2 年不孕。

（2）子宫输卵管碘油造影证实输卵管阻塞。

（3）妇科内诊：内外生殖功能发育基本正常。

（4）基础体温基本正常。

（5）配偶精液检查：量、计数、色泽、形态、活动度、酸碱度、液化时间等基本正常。

2. 治疗方法

（1）中药内服方

紫石英 30g　熟地黄 30g　当归 24g　鹿角片 10g
香附 18g　甲珠 6g　王不留行 18g
白芍 18g（酒炒）　延胡索 10g（醋炒）

用法：将上药用冷水浸泡 60 分钟，文火煎 30 分钟，取汁约 300mL，于经来第 1 天始服，连续用 3 ～ 6 剂，月经干净后继服 3 ～ 6 剂。3 个月为 1 个疗程。

（2）中药外敷方

芒硝 60g　透骨草 60g　丹参 120g　吴茱萸 50g

小茴香 50g　生附子 60g　桂枝 60g　路路通 20g

艾叶 30g

用法：将上药研末，用白酒浸透，拌均匀，装入长 20cm×8cm 的纱布袋内，放于蒸笼中蒸 1 小时，取出；用干毛巾包住，置于关元穴上，保温、热敷 60 分钟，以下腹部微微汗出为佳。于经来第 1 天开始放置，每晚 1 次，连放 15 日。3 个月为 1 个疗程。

（三）疗效与治疗结果

1. 疗效标准

（1）治愈：经治疗妊娠试验阳性。

（2）显效：经治疗，双侧输卵管碘油造影通畅。

（3）好转：经治疗，临床症状消失，输卵管完全性阻塞转为部分阻塞。

（4）无效：治疗 3 个疗程以上，临床症状基本消失，但输卵管阻塞程度改善不显著。

2. 治疗结果

86 例中治愈 63 例，占 73.26%；显效 9 例，占 10.46%；好转 6 例，占 6.98%；无效 8 例，占 9.30%。总有效率为 90.70%。

五十八、中药内服合外用治疗输卵管阻塞性不孕症

笔者根据西医诊断，采用辨证分型方法，以自拟内服通络方合外敷消癥散为主，治疗输卵管阻塞性不孕症，取得满意疗效，现介绍如下：

病例来源于不孕症专科门诊，均经输卵管碘油造影证实。一

般均系婚后2年以上，夫妇同居，配偶生殖功能正常，未避孕而不受孕者，其中包括原发性不孕症与继发性不孕症。年龄为30～35岁，治疗时间一般为3～5个月。

（一）基本方药

1. 内服方——通络方

当归尾30g　赤芍15g　桃仁15g　穿山甲15g
王不留行15g　路路通15g　粉丹皮10g　白芥子10g
石菖蒲10g　沉香末3g（吞服）

水煎服，每日1剂。本方具有活血行瘀、利气通络、芳香开窍之功，借以通畅输卵管。

2. 外敷方——消癥散

当归尾100g　艾叶50g　三棱50g　莪术50g
皂角刺50g　血竭50g　地鳖虫50g　白芷50g
透骨草100g　红花30g　乳香30g　没药30g

共研细末，先取一半置于布袋内，蒸透后分成6小包，待温度适宜，分敷少腹两侧各1包，冷则更换，时间为15～20分钟，隔天1次。药包每周更换1次。本方具有活血破瘀、温通经络、消癥散结作用，可辅助内服方以通畅输卵管。

（二）辨证施治

1. 癥结瘀滞型

症见：少腹部两侧刺痛明显，月经期疼痛尤甚，经行量少并伴有血块，血块下则少腹疼痛减轻，舌质紫晦，舌边有瘀点，脉细涩而沉。用通络方加三棱、莪术各15g，藏红花3g，大黄䗪虫丸 3g（吞服）。

吴某，33 岁。婚后 2 年余，继发不孕，曾于 2 年前因难免流产行清宫术。做输卵管碘油造影，提示两侧输卵管完全阻塞。诊见：少腹两侧刺痛明显，经期加剧，经行血块畅下则大减。舌质紫晦，舌边瘀点明显，苔薄腻，脉沉细涩。证属瘀阻胞络，冲任受损。治宜化瘀行气通络。予通络方去白芥子、石菖蒲，加桂枝 3g，青皮、陈皮各 10g，大黄䗪虫丸 6g（吞服），内服；消癥散 1 料，外敷。前后诊治 21 次，服药 140 余剂，外敷 20 余料，末次就诊时已停经 41 天，尿妊娠试验（+）。后顺产一男孩。

2. 肾亏瘀滞型

症见：经行腰酸如折，少腹有冷感隐痛，喜温喜按，性欲淡漠，小便频数，有时耳鸣，舌质淡，苔薄腻，脉细缓、尺无力。用通络方去丹皮、赤芍，加鹿角霜 30g，淫羊藿 12g，菟丝子 15g，细辛、肉桂各 3g。

朱某，35 岁。婚后 4 年不孕，以前无流产史。输卵管碘油造影提示：两侧慢性输卵管炎症伴轻度阻塞。基础体温：双相不典型，呈爬升状。输卵管通液：通而不畅。诊见：月经愆期，少腹发冷，喜温喜按，经行腹痛，腰酸如折，小便频数，性欲淡漠，舌质偏淡，苔薄腻，脉细缓。证属肾阳不足，瘀滞胞络。治宜温肾助孕，化瘀通络。予通络方去赤芍、丹皮、石菖蒲，加制川芎 6g，熟地黄 15g，鹿角霜 30g，淫羊藿 12g，肉桂、炙细辛、艾叶各 3g。以上方为基础，前后诊治 10 余次，共服药 90 剂，获孕。

3. 热蕴瘀滞型

症见：少腹两侧有灼痛之感，经临赤带淋漓，经量偏多，色鲜红，质黏稠，伴小血块，平时大便多不畅，舌质偏红，边有瘀点，苔根黄腻，脉沉细小数。用通络方去沉香、白芥子，加忍冬藤、红藤、紫花地丁、车前子各30g，败酱草15g。

沈某，30岁。婚后4年余未生育。输卵管碘油造影提示：两侧输卵管炎伴高度阻塞。诊见：少腹两侧隐痛，经前较甚，须用药物控制才能缓解，平时腰膝酸软，耳鸣失聪。舌质淡红，苔根黄腻，脉细、尺无力。证属瘀热内蕴，胞络不通，兼因肾亏。治宜活血化瘀，清热通络，佐以益肾启宫之品。予通络方去王不留行、丹皮、白芥子，加忍冬藤、紫花地丁各30g，枸杞子10g，红藤、覆盆子、菟丝子各15g，车前子12g。以上方为基础，前后断续治疗10余次，共服药120余剂，末次就诊时已受孕。后顺产一女孩，重4750g。

4. 肝郁瘀滞型

症见：少腹两侧胀痛，月经错后，量少不畅，经前两乳胀痛明显，平时郁抑寡欢，舌质淡红，舌边有瘀斑，苔薄腻，脉弦细。用通络方加柴胡6g，白芍、香附各10g，血竭3g。

马某，35岁。婚后4年不孕，曾于3年前人工流产1次。输卵管碘油造影提示：右侧输卵管通畅，左侧炎症，伴轻度阻塞。行通液术，左侧输卵管通而欠畅，有回流现象。基础体温呈双相不典型。诊见：两乳胀痛，经前尤甚，经期错后，量少不畅，伴有小血块，少腹胀痛，抑郁寡欢，舌质稍红，边有瘀点，脉弦细。证属肝失条达，疏泄无权，气滞瘀凝胞络。治宜疏肝理气，化瘀通络。予通络方去王不留行、丹皮、白芥子、石菖蒲、沉香，加柴胡、川芎、橘皮、橘叶各6g，白芍、香附、八月札各10g，三棱、莪术各15g，血竭、藏红花各3g，内服；消癥散

1 料，外敷。前后诊治 10 余次，按上法用药 3 个月，月经正常，基础体温上升 20 天未降，尿妊娠试验（+）。

（三）体会

笔者体会到，除用上述方法治疗外，指导患者在排卵期抓住机会同房也很重要。排卵期即古人所谓之氤氲期，此时阴道有蛋清状白色分泌物，基础体温会持续上升。

五十九、中药热敷加输卵管通液术治疗输卵管梗阻

女性输卵管疾患占不孕症的 25% ～ 50%，输卵管梗阻的治疗虽取得一些进展，但效果并不理想。笔者自 1994 年 6 月至 1995 年 6 月对 116 例输卵管梗阻患者进行了中药热敷加输卵管通液术综合治疗，取得了满意疗效。且对病程与疗程进行了相关性分析，结果报告如下：

（一）临床资料

116 例女性输卵管梗阻患者，均经输卵管碘油造影或输卵管通液术，证实为双侧输卵管完全性梗阻。其中原发性不孕症 69 例，继发性不孕症 47 例；年龄最大 37 岁，最小 23 岁，平均年龄 27.5 岁；病程时间最长 10 年，最短 1 年，平均 2.8 年。

（二）治疗方法

1. 中药方

路路通 20g　红花 20g　透骨草 20g　赤芍 15g

威灵仙 40g　莪术 20g　木香 20g　肉桂 15g
乳香 15g　没药 15g　蒲公英 40g　艾叶 20g
川牛膝 20g

2. 热敷方法

缝制两个棉布袋，长约 30cm，宽约 15cm。将上述中药装入一只棉布袋中封口，放入锅中，隔水蒸，待煮沸后，再蒸 40 分钟，待用。再将 3 ～ 4 斤粗制盐（大粒）放入铁锅中炒烫，装入第二只布袋中封口。患者平卧，将药袋盐袋冷却。每天用 1 帖，早晚敷 2 次，每次均要蒸药，炒盐。月经来潮时停敷。

3. 输卵管通液

生理盐水 20mL+ 庆大霉素 24 万单位 + 地塞米松 15mg，于月经干净后第 3 ～ 7 天内进行输卵管通液术 1 次。使用一次性医用塑料输卵管通液管插入宫腔，往气囊充气 3 ～ 5mL 堵紧宫口，将 30mL 药液注入宫腔。当药液注入阻力大而无法注入时为输卵管不通；药液注入有阻力，但均全部注入为输卵管通而不畅；当 30mL 药液全部注入无阻力为输卵管通畅。每个周期为 1 疗程，如经 12 个疗程治疗仍未通畅的称为无效。

4. 统计学处理

采用 T 检验和相关系数的检验。

（三）治疗结果

1. 疗效标准

治愈和未愈标准：输卵管完全梗阻的患者经过中药热敷后进行输卵管通液术证实为完全通畅（30mL 药液全部注入，无阻力，无回流），或经输卵管碘油造影（HSG）证实为完全通畅的为治愈；当通流术或 HSG 证实为不通或通而不畅者为未愈。

2. 总疗效分析

116 例输卵管梗阻的患者经中药热敷加输卵管通液治疗 12 个疗程观察发现，总的治愈人数 104 人，占 89.66%，未愈人数 12 人，占 10.34%。平均治愈周期为 3.34 个（表 8）。

表 8　116 例输卵管梗阻患者中药热敷加通液疗效及疗程观察

疗程	治愈		未愈		平均不孕时间
	n	%	n	%	y
1	17	14.66	99	85.34	1.47
2	33	28.45	66	56.84	2.41
3	23	19.83	43	37.07	2.85
4	15	12.93	28	24.13	2.75
5	2	1.72	26	22.41	3
6	2	2.59	23	19.83	4.5
7	1	0.86	22	18.97	3
8	2	1.72	20	17.24	4
9	2	1.72	18	15.51	4
10	2	1.72	16	10.34	4.5
11	2	1.72	14	10.34	5
12	2	1.72	12	10.34	5
合计	104	89.66	12	10.34	–

3. 病程与疗效

对 104 例治愈的患者进行了前 6 个疗程与后 6 个疗程平均不

孕时间与治愈人数的比较，发现前6个疗程中治愈人数93人，占治愈人数的89.42%，平均不孕时间为2.8年；后6个疗程中治愈人数11人，占10.58%，平均不孕时间4.08年。经统计学处理，$P<0.01$，有极显著性差异。说明不孕3年以内的输卵管梗阻患者经上述治疗后，大多4年内治愈，而超过4年的不孕症患者，治愈时间需要半年以上；病程愈短，见效愈快。相关性分析，平均不孕时间越长，所需的治愈疗程越长，两者之间呈正相关。相关系数为0.9334。

（四）体会

输卵管梗阻，多数由于急、慢性炎症造成。输卵管局部组织由于炎症而发生肿胀、充血，最后导致粘连和纤维化。单用输卵管通液治疗，很难达到满意的疗效。而采用中药热敷加输卵管通液术治疗，116例输卵管完全性梗阻的病人，经12个疗程观察，痊愈104人，占89.66%，疗效比较满意。红花、乳香、没药、莪术、肉桂、赤芍、川牛膝具有活血化瘀、促进血液循环的作用；蒲公英具有清热解毒的作用；木香、威灵仙具有消肿止痛、理气散结、软坚祛湿的作用；艾叶、透骨草、路路通具有散结祛湿的作用。炒烫的食盐可以起到保温作用，另外，还可辅助中药药力的透入。

诸药合用对病变起到活血化瘀、消炎止痛、祛湿消肿、软坚散结、改善局部血液循环的作用，使得粘连纤维化的局部组织软化，再施以输卵管通液治疗，使粘连的管腔分离，从而达到输卵管通畅的目的。同时还可使周围组织的粘连缓解。这种治疗要比单纯通液术有效得多，无任何危险性。

研究还发现不孕时间越长，输卵管梗阻治愈的时间就越长，两者之间呈正相关，前6个疗程与后6个疗程治愈的病人中，平均不孕时间之间有极显著性差异（$P<0.01$）。说明输卵管局部炎症可引起局部充血、粘连，最后纤维化。随着时间的延长，这种损害将逐渐变得不可逆，而且使治愈的难度也越来越大。所以对各种生殖道炎症应及时治疗，特别对不孕症患者，一旦确诊输卵不通，必须及时处理，以免贻误病情。

参考文献

[1] 李素春，等. 中华妇产科杂志，1993，28（7）：44

六十、中药保留灌肠治疗输卵管梗阻性不孕症

作者采用中药保留灌肠治疗输卵管梗阻性不孕症19例，取得满意的疗效。现介绍如下：

引起不孕的输卵管疾病有先天性输卵管发育不良、功能性输卵管痉挛、炎症性输卵管阻塞。其中，最多见的是慢性输卵管炎所致的输卵管阻塞。

慢性输卵管炎可分为结核性和非结核性，前者原病灶多在肺，多发于青春期，应给予抗痨治疗；后者多由于分娩、流产、宫腔内手术及异物残留所致感染，或邻近组织器官炎症漫延所致。常规用抗生素治疗疗效差、副作用多，手术治疗成功率低，即使成功，亦只能恢复输卵管的通畅，而不能恢复其功能。用中药灌肠的方法可避免以上弊端而取得良好效果。

（一）临床资料

本组患者共19例，均由炎性输卵管阻塞而致不孕。年龄最小者28岁，最大者35岁；继发不孕最短3年，最长8年；其中有15例曾经抗炎治疗，效果不佳。

（二）方药与用法

中药方

丹参 12g	柴胡 12g	当归 12g	赤芍 9g
川芎 9g	陈皮 9g	三棱 12g	莪术 12g
桃仁 12g	败酱草 12g		

临床可随症加减，如胃虚者加菟丝子15g，肉桂9g；兼肝郁者加香附9g，川楝子9g；热毒壅盛者加蒲公英30g，黄柏10g；偏痰湿者加苍术6g，茯苓10g。

药物煎法同内服煎药法，每剂药煎两遍后去渣，将药液浓缩至200mL，分两次保留灌肠，于每晚睡前排便后用一粗导尿管插入肛门20cm，用注射器抽取药液100mL（药温38℃～39℃）缓慢注入后取出导尿管，药液保留8～10小时，每晚1次，20天为1个疗程，经期停用。

（三）治疗结果

本组19例，治愈16例（通水试验示输卵管通畅，B超显示原有包块消失）占84.2%，再孕及顺利分娩者14例，显效3例（自觉症状减轻，炎性包块缩小）。

（四）病案举例

王某，女，31岁。患者婚后4年，继发不孕3年且伴下腹隐痛半年。月经正常，丈夫精液正常。妇科检查：盆腔内于子宫左后方触及10cm×9cm×9cm形态不规则包块，触痛，右侧附件增厚，压痛。B超提示：左附件炎性包块。两次输卵管通液均提示双侧输卵管不通。诊刮排除卵巢功能、子宫内膜疾患。用主方加薏苡仁12g，川续断15g，鸡血藤12g，延胡索12g，灌肠治疗14天后患者腹痛明显减轻，盆腔包块比前缩小，但仍有触痛。连续治疗1个月后盆腔内包块消失，治疗两个疗程后输卵管通液证实输卵管通畅。嘱患者避孕，改为每月治疗10天，方中加佛手、砂仁各6g，焦三仙各12g，细辛1.5g，又治疗2个疗程后停止避孕。停药3个月后妊娠。妊娠经过顺利，足月分娩一女婴，体重3200g。

（五）讨论

炎性输卵管阻塞属中医癥瘕范畴，多由邪毒入侵胞宫，胞脉阻滞，气滞血瘀，宿血积于胞中所致。输卵管不通则不能摄精成孕，不孕的根本原因在于“瘀”。如《石室秘录》云：“任督之间倘有癥瘕之证，则精不能施；因外有所障也。”故临床治疗应以行气活血，化瘀消癥为主，攻补兼施，以避免虚虚实实之弊。方中以柴胡、陈皮理气行滞；三棱、莪术破血逐瘀消癥，丹参、赤芍、川芎、桃仁均入血分，具有活血祛瘀作用；败酱草清热解毒。诸药合用，共奏行气活血消癥之功。

中药灌肠是中医外治法的一种，用此法药物可通过直肠黏膜吸收而直达病所，利于发挥药效而使局部病灶变软，粘连组织松动，瘀滞消散而加速病情好转。另外，温热药液可加速局部组织血液循环，促进炎症吸收，还可起到物理疗法的作用。此法用于炎性输卵管阻塞性不孕可取得优于口服药物治疗的效果。此外，对于盆腔炎性疾患如急慢性盆腔炎、附件炎性包块、术后盆腔的粘连，甚至子宫内膜异位症亦能取得良好效果。

六十一、中药人工周期治疗卵巢功能失调性不孕症

引起女性不孕症的原因，以卵巢性（下丘脑—垂体—卵巢轴）功能失调占首位。笔者根据妇女月经周期阴阳消长变化规律，采用中药人工周期治疗卵巢功能失调性不孕症23例，收到较好效果，现总结如下：

（一）临床资料

1. 一般情况

本组病例23例，其中年龄25～30岁者12例，占52.17%；31～35岁者11例，占47.83%。不孕年限为：2～5年者10例，占43.48%，6～8年者11例，占47.83%；9年以上者2例，占8.7%。所有患者均做基础体温测定，部分病人还经子宫内膜检查、内分泌测定。其中，属排卵障碍者10例，占43.48%；黄体功能不足者13例，占56.52%。

2. 诊断标准

全部病例均做如下检查：

（1）一般体格检查及妇科检查：初步排除先天性发育异常、内外生殖器官器质性病变及全身性疾病引起的不孕，通过妇科检

查排除子宫颈因素引起的不孕。

（2）输卵管通畅实验：排除输卵管阻塞性不孕。

（3）卵巢功能测定：采用基础体温测定、宫颈黏液涂片检查、阴道细胞学检查、诊断性刮宫与子宫内膜活组织检查确定不孕是因卵巢功能失调所引起。

（4）男方生殖功能检查：排除男性不育症。

（二）治疗方法

根据月经周期不同阶段脏腑阴阳相应出现的消长变化，分四期辨证施治，1 个月经周期为 1 个治疗疗程。

1. 经后期

即卵泡期（相当于月经第 5 ～ 10 天），此时血海空虚正待修复，卵泡处于发育阶段，受雌激素水平轻度影响，基础体温呈低温相，按阴阳消长情况属于以阴为主的阶段。选用归肾汤（熟地黄、紫河车、首乌、菟丝子、枸杞子、山萸肉、怀山药、党参、阿胶）。月经延后量少者，可加当归、黄芪、肉苁蓉；经期尚准，月经过少者，加黄精、白芍。形体丰满，体重增加较快，经少或闭经者，宜化湿调冲，用天竺黄、生山楂、川贝母、法半夏、泽兰、薏苡仁，先化痰湿，后从脾胃论治。此类患者要注意是否合并甲状腺功能低下、柯兴综合征或多囊卵巢综合征，参考基础代谢水平，以便对症治疗。

2. 真机期

即排卵期（相当于月经第 11 ～ 14 天），是肾中阴阳从阴转阳的过渡阶段，其基础体温虽处于低温相，但即将向高温相转化，是受孕着床的好时机。选用归肾汤加鹿角片、胡芦巴、淫羊藿、潼蒺藜、丹参、川芎。基础体温不升或双相不稳定则调肾气，加锁阳、当归；经中期出血，应补养肝肾，加女贞子、旱莲草、紫石英、玉竹、仙鹤草。

3. 经前期

即分泌期（相当于月经周期的15～24天），是以阳为主的阶段，选用上海曙光医院二仙汤加减（仙茅、淫羊藿、巴戟天、菟丝子，当归、龟板、枸杞子、女贞子、炙何首乌）。体质弱、经量少者，加白芍、山茱萸，经前乳胀者，加木通、穿山甲、路路通、瓜蒌皮、丝瓜络。

4. 行经期

即黄体退化期（一般为月经周期的第25～28天），此期血海满盈，泻而不藏，是阳转为阴的过渡阶段，基础体温也趋向下。选用活血调经汤（益母草、当归、熟地黄、山楂、泽兰）。月经周期经调整已有规律，卵巢功能已恢复者，减去行气活血之品，加菟丝子、枸杞子、桑寄生、川续断；经来腹痛，量时少时多，色暗红夹块者，加蒲黄、五灵脂、血竭。

（三）治疗结果

基础体温恢复正常17例，其中，无排卵型7例，占70%；黄体功能不足的10例，占76.92%。总恢复率为73.91%。妊娠者16例，其中，无排卵型7例，占70%，黄体功能不足9例，占69.2%，总妊娠率为69.6%。

（四）病案举例

徐某，女，28岁，工人。病历号：870016。患者结婚3年未孕，月经史 4/24 天，经量不多，色偏暗淡，有血块，伴痛经，平时劳累后常感腰酸。丈夫身体健康，精液化验正常。妇科检查：外阴发育可，阴道通畅，宫口光滑，宫体前位，大小正常，双附件阴性，输卵管通液检查正常。1987 年 1 月连续测基础体温 3 个月，曲线双相，但呈爬行上升，且黄体期短（仅 8 ～ 9 天）。就诊时经净 1 天，舌质淡红，边有齿痕，苔薄白，脉沉细。诊断为原发性不孕症（黄体功能不足），证属肝肾亏损，冲任脉虚，不能摄精成孕。按上述周期性给药法，用药两个疗程后，经量增加，色暗红，痛经症状改善，基础体温上升，高温相 12 天，表明卵巢功能已明显改善，趋于正常。继续用药 1 个疗程，基础体温高相持续 15 天，月经延长 1 周未至，尿妊娠试验（+），并有早孕反应。1988 年 4 月足月顺产一女婴。

（五）体会

卵巢功能失调性不孕症是非器质性病变引起的不孕，古称无子、全不产、继产、绝产、断绪等。肾为先天之本，内寓真精，主生殖，因此要摄精成孕，必赖肾气盛，天癸至，冲任通，在本症中，肾气主要表现为大脑皮层控制下的下丘脑—垂体—卵巢轴的神经内分泌调节功能。调整肾中阴阳，既能恢复卵巢功能而诱导排卵，恢复生育能力，又有使激素偏高者下降、偏低上升的双向调节作用，还可以调整免疫功能，进而改善生殖内分泌环境。

笔者在治疗时期着眼于月经周期全过程，使用中药调治分四期进行。经后期用归肾汤，其中，紫河车现代药理认为含女性激素、助孕酮、促性腺激素，能促进生殖器官的发育，全方能使肝肾精血充旺，冲任功能恢复，提高性腺及全身脏器机能。真机期用归肾汤加鹿角、胡芦巴、淫羊藿、潼蒺藜、丹参、川芎。现代药理证明鹿角、胡芦巴含卵泡激素样发情物质“雌酮”，能提高子宫的张力及节律性收缩，淫羊藿、潼蒺藜皆有类似性激素样作用，大剂量淫羊藿能治疗性机能减退，有催情作用，全方有温肾壮督扶阳，调补冲任，促使卵泡发育成熟而排卵的作用。经前期用二仙汤，有类性激素及肾上腺皮质激素样作用，能改善内分泌功能，增加垂体、卵巢促黄体功能，为受精卵着床奠定基础，全方温阳滋阴，调理冲任，补阳以阴中求，能改善机体的调节机能及内分泌功能失调现象。行经期用活血调经汤，有活血理气调冲的作用，调整女性激素使之相对平衡，从而达到调整月经的作用。整个中药人工周期的治法着眼于调整肾中阴阳，滋养冲任，填补精血，因势利导。

六十二、中西医结合治疗排卵障碍性不孕症

1988 ～ 1990 年，我科应用调经补肾为主，合西药乙底酚治疗排卵障碍性不孕症 63 例，取得较好疗效，现报告如下：

（一）临床资料

1. 病例选择

本组 63 例均根据 1986 年 10 月中国中西医结合研究会妇产科专业委员会第二届学术会议制定的试行草案标准，均系婚居 2 年以上未孕者。其中原发性不孕症 46 例，继发性不孕症 17 例。年龄 22 ～ 26 岁者 29 例，27 ～ 31 岁者 19 例，32 ～ 36 岁者 7 例，37 岁以上者 8 例。不孕年限:2 ～ 4 年者 43 例，5 ～ 7 年者 14 例，8 ～ 11 年者 3 例，12 年以上者 3 例。63 例输卵管通畅，且其丈

夫精液常规检查正常。

2. 病因分类

①无排卵38例：其中稀发月经22例，无排卵月经9例，继发闭经4例，多囊卵巢1例，无排卵功能性子宫出血2例；②黄体不健者25例；③子宫大小正常者53例，发育欠佳者10例。

3. 辨证分型

肾阴虚11例，肾阳虚28例，肾阴阳失调24例。

（二）治疗方法

1. 中药补肾为主调整月经周期

在辨证论治的基础上结合月经周期分四期进行治疗。

（1）月经后期：治宜养血滋肾为主，辅以温补肾阳，以促进卵泡发育、成熟。处方：

当归12g　白芍12g　枸杞子15g　覆盆子3g
续断10g　菟丝子15g　山茱萸10g

在周期第5天始服，7剂。

（2）排卵期：治宜理气活血通络，意在卵泡发育成熟后，触发排卵。处方：

柴胡10g　益母草12g　枳壳10g　香附10g
路路通12g　红花10g

在周期第15天始服，5剂。

（3）经前期：治宜温补肾阳为主，辅以滋补肾阴，意在排卵成功后，维持黄体功能。处方：

菟丝子15g　五味子10g　枸杞子15g　覆盆子15g
山茱萸10g　巴戟天10g　紫河车2g（研吞）

在周期第18天始服，10剂。

（4）行经期：治宜活血通经，以使子宫内膜完全剥脱，为下一个周期孕卵着床做好准备。处方：

益母草15g	红花10g	泽兰10g	五灵脂10g
蒲黄6g	怀牛膝10g	当归10g	川芎10g

月经来潮第1天始服，4剂。加减用药：肾阴虚患者加熟地黄12g，女贞子15g；肾阳虚患者加仙茅12g，淫羊藿12g。

2. 西药氯蔗酚诱发排卵

氯蔗酚50mg，每日1次，在月经周期第5天始服，连服5日。对阴道脱落细胞检查激情素水平低落的闭经患者，估计黄体酮试验阴性，先服养血滋肾中药，待激素水平上升为中等以上，肌肉注射黄体酮20mg，每日1次，连用3日。在撤药出血的第5天开始氯蔗酚治疗。

（三）疗效观察

63例排卵功能障碍性不孕患者中，经补肾中药合氯蔗酚治疗后，有51例妊娠，妊娠率为80.95%。其中1～3个周期妊娠者45例，4～6个周期妊娠者5例，1年内妊娠者1例。全部病例用药期间无1例出现毒副反应。

（四）讨论

排卵功能障碍的病因主要为下丘脑—垂体—卵巢轴功能紊乱。中医认为属肾阴阳功能失调。其表现多为月经周期的紊乱或闭经。故治疗应紧紧抓住“种子先调经，调经宜补肾”这一要点，补肾又要注意阴阳同补。《景岳全书》指出：“善补阳者，必于阴中求阳，则阳得阴助而生化无穷；善补阴者，必于阳中求阴，则阴得阳升而泉源不竭。”结合月经周期，我们体会到卵泡期和黄体期恰是两个不同的时期，前者似应属阴，而后者似应属阳，其转折点即为排卵时。因此经后期即卵泡期偏重滋阴，意在促进卵泡发育、成熟，为排卵奠定基础。经前期即黄体期偏重温阳，意在维持黄体功能，并帮助受精卵运行、着床、发育，防止早期流产。

氯蔗酚是当前国内外公认有效的诱发排卵药，它对体内有一定雌激素水平的排卵障碍性不孕症患者有效。但对宫颈有抗雌激素的副作用，能使黏液变稠，妨碍精子穿透，从而影响受孕。这也是氯蔗酚排卵率高而受孕率低的原因。我们应用补肾中药合氯蔗酚提高了受孕率，可能是因为补肾中药恰当地调整了体内雌激素水平，改善了宫颈黏液，从而有利于精子上行，其确切的机制有待于今后进一步研究。

参考文献

[1] 王曼，钱祖淇，梅振翼．子宫内膜异位症、妊娠高血压综合征及女性不孕症的中西医结合诊疗标准（试行草案）．中西医结合杂志，1987，5（7）：319

[2] 陈光璧．临床实用妇科内分泌学．昆明：云南人民出版社，1984：118

六十三、溢乳闭经不孕症治验

李某，女，28岁。已婚6年未孕，曾先后就医于福建人民医院、福建医科大学。通过做CT检查确诊为垂体功能衰退合并溢乳闭经症。通过用药治疗无效，经友人介绍于1992年3月就诊。

望其面色如常，唇鲜红，舌尖边红甚，口酸，鼻及龋齿易出血，自感内热盛，食欲正常，失眠多梦，平素多食辛辣之品。大便多干色黑，小便色黄，腰酸软，脉弦细滑数无力。辨证属心肾不交，肺脾阴虚所致，溢乳闭经证。治宜养肺脾之阴，交通心肾。方用自拟清金交通汤加减：

方一

山栀子 15g　丹皮 10g　丹参 10g　龟板胶 10g
莲子肉 20g　红花 10g　生麦芽 50g　巴戟天 20g
生山药 20g　泽兰 10g　麦冬 20g　菟丝子 20g
制何首乌 20g

茅草根一握为引。从经行第 7 天始服，4 剂。

方二

当归 20g　五灵脂 10g　赤芍 20g　蒲黄 10g
白芍 20g　巴戟天 20g　砂仁 5g　肉苁蓉 20g
牛膝 10g　鹿角胶 10g　黄连 5g　淫羊藿 10g
陈皮 5g　生麦芽 50g

月经第 12 天开始服，4 剂。

方三

鸡血藤 50g　香附 10g　益母草 20g　桃仁 10g
黄芪 20g　红花 10g　生麦芽 50g　熟地黄 30g
紫菀 20g　焦白术 15g　巴戟天 15g　酸枣仁 20g
木通 20g

月经第 23 天服，3 剂。按辨证施治周期疗法，连服 3 个月后，前症基本消失，月经周期稍有不规则，但经量 3 ～ 5 日净，经色亦为正常。后连生两孩。

六十四、祛痰补肾法治疗无排卵型不孕症疗效观察

肾主生殖，补肾可以促排卵，已为多数医家所公认。笔者临床观察到不少无排卵不孕者有不同程度的痰湿表现，认为痰湿可以影响卵子的生长及排出。遂于1994年2月至1996年5月分补肾祛痰组与补肾组进行对照观察，结果报告如下：

（一）临床资料

按原卫生部制定发布的诊断标准及辨证标准选择病例（本文使用的各项标准均见中华人民共和国原卫生部《中药新药临床研究指导原则·第一辑》），共选择无排卵型不孕症患者132例，随机分为两组。祛痰补肾组67例，年龄22～40岁，多数为22～28岁；结婚时间2～20年，多数为3～4年；其中多囊性卵巢综合征25例，无排卵功能性子宫出血6例，继发性闭经15例，无排卵月经21例；辨证属肾阳虚证30例，肾阴虚证7例，痰湿证30例。补肾组65例，年龄22～39岁，多数为22～28岁；结婚时间2～19年，多数为3～4年；其中多囊性卵巢综合征24例，无排卵功能性子宫出血6例，继发性闭经14例，无排卵月经21例；辨证属肾阳虚证29例，肾阴虚证7例，痰湿证29例。对影响疗效的相关因素，如年龄、结婚时间、疾病类型、辨证等项目，进行均衡性检验，两组间无显著性差异（$P>0.05$），说明两组间有可比性。

（二）治疗方法

补肾组采用补肾方，处方：

紫石英 40g　淫羊藿 10g　川椒 2g　巴戟天 20g
枸杞子 20g　川续断 20g　熟地黄 20g　肉苁蓉 10g
紫河车粉 3g（冲服）

祛痰补肾组采用祛痰补肾方，该方由上列补肾方加陈皮、制半夏、茯苓、竹茹、白芥子各 10g 组成。两方服法相同，从月经第 5 天开始服药，每日 1 剂，连服 6 ～ 10 剂；月经周期紊乱者，服 3 剂，停 3 天，然后再服 3 剂，停 3 天。

（三）治疗结果

以上两组病例经 1 ～ 3 个月经周期的治疗后，按原卫生部制定发布的疗效判定标准制定疗效，结果如下（表 9、表 10）。

表 9　两组病例的治疗结果

组别	例数	痊愈		无效	
		例数	%	例数	%
祛痰补肾组	67	28	2.33	39	44.67
补肾组	65	16	21.67	49	43.33

表 10　各类型不孕症的治疗结果

诊断	祛痰补肾组			补肾组		
	例数	痊愈	无效	例数	痊愈	无效
多囊卵巢综合征	25	10	15	24	6	18
无排卵功能性子宫出血	6	1	5	6	1	5
继发性闭经	15	2	13	14	1	13
无排卵月经	21	15	6	21	8	13
合计	67	28	39	65	16	49

治疗结果经统计学处理 $\chi^2=4.38$，$P<0.005$，有显著性差异。两组安全性观测各项指标均正常，未见毒副作用。

（四）体会

本资料进一步证明了补肾法确有促排卵之功，同时也显示了祛痰补肾法的疗效明显优于单纯补肾法，提示祛痰法也可以促排卵，补肾与祛痰结合，可以收到更好疗效。笔者还发现不少无证可辨或用多法治疗无效的无排卵不孕患者，投祛痰补肾法常可奏效。此外，疗效的好坏与患者本身的生殖内分泌水平也密切相关，如对于多囊卵巢综合征等疗效较好，而继发性闭经则疗效较差。

六十五、“调经”为主治疗不孕症临床体会

“调经”为主治疗女子不孕症，历来医家都很重视。笔者遵此，自拟了“疏肝调经汤”和“补肾调经汤”，对女子不孕症进行了经前、经后的治疗，已治愈 11 例。今报道如下：

（一）一般情况

11 例中，年龄 25 ～ 37 岁；不孕年限 2 ～ 8 年，其中原发性不孕症 6 例，继发性不孕症 5 例；测基础体温单相型 7 例（诊刮为增生宫内膜 2 例，原因不明 3 例），4 例为无排卵性不孕症（3 例未行基础体温测定及诊刮术），有持久慢性盆腔炎及器质性疾病；月经周期正常者 3 例，月经先期者 3 例，月经后期者 4 例，闭经者 1 例。

（二）治疗方法

按月经前和月经后的调治如下：

1. 经前服“疏肝调经汤”

柴胡 8g　郁金 9g　当归 10g　川芎 8g
桃仁 8g　红花 8g　生地黄 10g　赤芍 6g
香附 10g　枳壳 8g　茺蔚子 10g　丹皮 8g
栀子 8g

服法：月经前 5 ～ 7 天服，日 1 剂。

2. 经后服“补肾调经汤”

熟地黄 5g　当归 10g　炒白芍 10g　川芎 8g
鹿角胶 10g　阿胶 15g　菟丝子 10g　杜仲 10g
潞党参 10g　白术 10g　炙甘草 8g　艾叶 6g
益母草 10g　黄芩 5g

服法：月经净后第 2 天开始服 7 剂或 10 剂。日 1 剂。1 个疗程为 1 个周期，可服至 3 ～ 6 个疗程。

（三）病案举例

余某，女，25 岁，农民。1991 年 1 月 19 日初诊。患者结婚 2 年半未孕。男方精液常规正常。患者月经提前而至，月经量多，色暗红，5 ～ 6 天干净，来潮时腰腹酸痛，行输卵管通水术，输卵管通畅，测基础体温 5 个月，一直单相型，脉细弦，舌质暗淡，苔薄黄。妇科检查：外阴（－），宫体后倾、小、质中、活动正常，附件（－）。诊断：原发性不孕症（无排卵性月经）。中医辨证：肝郁肾虚不孕。治法：疏肝、补肾、调经。按经前服“疏肝调经汤”5剂，经后服“补肾调经汤”7剂。服药1个周期后，月经来潮较准，无腰腹酸痛，量一般、色红，4天干净。嘱其再服1个周期，基础体温呈双相型，1991年4月月经未至，脉象寸关滑利，查尿液胶乳试验（+），后足月妊娠，分娩一女婴。

（四）体会

女子不孕的原因，其病变主要在于胞宫和冲脉、任脉。胞宫、冲任两脉为经脉之海，与月经有密切关系，因此女子不孕，其表现主要是月经不调。如《医学纲目》谓：“每见妇人之无子者，其经必或前或后，或多或少，或将行作痛，或行后作痛，或紫或黑，或淡或凝而不调，不调则气血乖戾，不能成孕矣。”《妇人秘科》谓：“女子素有浊漏带下之疾，经水不调者，不能成胎矣。”因此对女子不孕症的治疗也以调经为重点。《医学纲目》又说：“胎前之法始于求子，求子之法，莫失调经。”陈修园注：“种子必调经。”《景岳全书》指出：“调经之法，但欲得其和平。”于此，可见调经是种子的最主要办法。

现代医学对有关月经功能的认识：月经产生是由于子宫内膜受到大脑皮层、丘脑下部、垂体、卵巢的各级内分泌活动的刺激，而促使它产生有周期性的各种变化，即月经期、经后期（增殖期）、排卵期、经前期（分泌期）的各期的变化。所以按中医理论“五脏藏而不泻”“六腑泻而不藏”，把月经前期的“疏肝调经”作为“泻”，把月经后期的“补肾调经”作为“藏”，这样补泻适宜，正常来潮，阴阳和合，则可孕育有子。

调经之法，以疏肝调经为先，故自拟“疏肝调经汤”。方中柴胡、郁金、丹皮、栀子等疏肝解郁清热；桃仁、红花、赤芍、当归、川芎等活血行瘀；香附、枳壳、茺蔚子等理气调经。诸药合之达到疏肝解郁，行气活血而调经之功用。所以此方用在月经前，因为在月经来潮之前，是符合“泻而不藏”的原理。月经干净后，胞宫空虚，此时应“补肾调经”，所以月经净后服“补肾调经汤”是符合“藏而不泻”的道理。此方由原方毓麟珠加减而成，原方毓麟珠有补气养血益肾的作用，是治疗不孕症的要方。又加阿胶、艾叶、益母草等以养血温经调经，使肾气更足，冲任更盛；加少量黄芩，是使其减少抗精子抗体产生。

本文 11 例均属卵巢功能失调的不孕症，中医认为是肝郁合并肾虚的月经不调而无子，所以采用经前疏肝调经、经后补肾调经的治疗方法而收到满意的疗效。

六十六、不孕症从肾论治临床体会

笔者整理 1971 ～ 1993 年门诊治疗的不孕症 197 例，其中肾虚型 142 例，占总数的 72.1%。笔者认为肾虚是不孕常见和最重要的因素。现举验案几则，介绍如下：

（一）宫寒阳虚

张某，女，30 岁，工人。初诊：1982 年 5 月 7 日。患者婚后 6 年未孕。16 岁月经初潮，周期 40 ～ 45 天，经量少，色淡暗，经来少腹冷痛，泛恶，手足欠温，腰腿酸软，大便稀溏，小溲清长，舌淡苔薄白，脉沉细。妇科检查发现子宫发育差，诊刮病理报告示子宫内膜增生期，基础体温呈单相型。证属阳虚宫寒，胞宫失于温煦，不能摄精成孕。治以温肾壮阳，暖宫散寒法。方用自拟温肾暖宫汤：

当归 10g　　熟地黄 10g　　艾绒炭 5g　　补骨脂 10g
续断 10g　　炮姜 5g　　小茴香 5g　　巴戟天 10g
香附 10g　　紫石英 15g（煅，水飞）

服药 10 剂，经来少腹冷痛感大减，经量亦较前增多。按此方，先后加何首乌、淫羊藿、山萸肉、鹿角胶、肉苁蓉、菟丝子、沙苑蒺藜、茯苓、砂仁等，调治近半年，服药 67 剂。1983 年 10 月 17 日，足月顺产一男婴。

按： 宫寒阳虚，肾阳不足，寒自内生，胞宫失于温煦，难以摄精，故而无子。《圣济总录》云："妇人所以无子，由于冲任不足，肾气虚寒故也。"当归、熟地黄、香附补血调经，滋肾养肝；紫石英、艾绒炭、炮姜、小茴香温经散寒，温暖胞宫；紫石英性温味甘辛，善治女子血海宫寒不孕；补骨脂、巴戟天、淫羊藿、续断、菟丝子、沙苑蒺藜、山萸肉温养肝肾、兴阳益精。全方以温补肾阳、暖宫散寒取效。

（二）阴血亏虚

陈某，28 岁，干部。初诊：1982 年 6 月 5 日。患者婚后 3 年不孕。月经先期，经量偏少，色红，质黏稠，两颧潮红，手足心热，少寐梦多，烦躁易怒，舌质微红，脉细数。妇科检查未见异常。此乃肾阴不足，冲任失调，胞脉失养使然。拟以滋阴清热、调补肝肾为法。方用自拟滋肾促孕汤：

生地黄 10g　　生白芍 10g　　麦冬 10g　　旱莲草 15g
当归 10g　　山萸肉 10g　　丹皮 10g　　茯苓 10g
枸杞子 15g　　熟地黄 10g　　沙苑蒺藜 10g
阿胶 10g（烊化冲服）

服汤药38剂，1984年3月26日产一女婴。

按：肾阴虚不孕，多见于素体虚弱、肾阴亏损、精血不足之人。朱丹溪曰："今妇人无子者，多由血亏不能摄精也。"方中归、芍和血养肝；旱莲草、枸杞子、麦冬、生地黄、丹皮养阴清热，滋润填精；茯苓健脾安神，以后天补先天；熟地黄、山萸肉、阿胶、沙苑蒺藜滋养肝肾，补益精血。全方共奏养血滋肾之功。精血充足，冲任得以滋养，则能受胎成孕。

（三）脾肾两虚

邵某，女，27岁，工人。初诊：1982年5月7日。患者婚后4年不孕。19岁月经始行，量极少，甚则点滴即净。经信后错，经至少腹微痛，腰酸两膝无力，性欲淡漠，头晕目眩，面黄少华，形体羸瘦，胸廓扁平，乳房发育欠佳，舌淡红，苔薄白，脉濡细。妇科检查：子宫发育不良，为正常人的1/2大小。证属脾肾两虚，先后天俱不足，精血衰少，冲任失养，无以充润胞宫，不能受孕成胎。治当益肾固精，补脾养血。方用自拟益肾养精种子汤：

当归10g　熟地黄10g　白芍10g　白术10g
杜仲10g　山萸肉10g　党参15g　怀牛膝10g
黄芪15g　菟丝子10g　益母草10g
紫河车10g（研粉冲服）　鹿角胶10g（烊化冲服）

服药48剂，月经周期渐正常，经量亦增多。1984年11月29日生一女婴。

按：子宫发育不良，往往由于卵巢功能不全所致。症如月经初潮迟，月经稀发或经期紊乱，经行量少，面色萎黄，形体瘦弱，此乃肾精衰少，生化乏源，气血不足，冲任失调，胞脉失养，故难以受孕成胎。《素问·六节藏象论》云："肾主蛰，封藏之本，精之处也。"肾气旺盛则易孕育，肾气虚衰，胞脉失养，则难以摄精成孕。方中参、地、归、芍、术、杜仲、山萸肉、益母草寓大补元煎和益母八珍之意，能益气扶脾，温补肝肾，养血调经；黄芪补气；怀牛膝、鹿角胶、菟丝子补益肝肾，养血固精；紫河车益精，大补气血，此药含有胎盘绒毛膜促性腺激素，可助子宫发育。

（四）继发不孕

阮某，女，27岁，农民。初诊：1978年10月7日。患者1974年春结婚，3个月后妊娠，因跌仆损伤，造成不完全性流产，经刮宫血止。嗣后，经行愆期，量多色暗紫，夹有小血块，头晕耳鸣如蝉，目眩，如乘车舟，腰酸痛若折，经潮少腹坠痛，舌淡红，苔薄白，脉沉弦涩。妇科检查发现子宫后倾，偏小。证属刮宫后阴血大伤，戕害冲任，肾精亏虚，胞脉失荣，夹有瘀滞，无以摄精成孕。治宜补气益肾，固摄冲任，佐以通络化瘀。方用张氏寿胎丸加味：

当归10g　白芍10g　熟地黄10g　山萸肉10g
菟丝子10g　桑寄生10g　续断10g　杜仲10g
沙苑蒺藜10g　泽兰叶10g　阿胶10g（烊化冲服）

药服65剂。1980年8月11日生一女婴。

按：本案继发性不孕症乃肾虚冲任不固，胞宫瘀滞，胎失维系所致。方用寿胎丸育肾以安胎。方中菟丝子补肾；桑寄生养血强筋骨，使胎气强壮；续断亦为补肾之药；阿胶滋阴补肾；熟地黄、归、芍养血滋阴；紫河车、沙苑蒺藜、山萸肉、杜仲温养肝肾，补益精血；泽兰活血散结，祛瘀生新。合方共奏补肾益气、滋阴养血、固冲化瘀之功。

六十七、从肝论治不孕症临床体会

笔者30年来用清肝、疏肝、和肝、补肝、滋肝等法为主治疗不孕症，取得较好疗效，兹整理、介绍如下：

（一）清肝泄火，凉血调经

谭某，女，27岁。1988年6月6日初诊。患者结婚4年未曾受孕。爱人精液检查属正常范围。患者14岁月经初潮，经期5～7天，周期20～23天，量多色深红，质稠而黏，伴经期鼻衄，口渴饮冷，双目及头部胀痛，面赤，尿黄便结，舌红苔黄，脉洪数。查看其病历记录，所服药物均属益气养血、温肾暖宫之品。此为肝阳素旺，复加温补之品以助火势，热灼胞脉，冲任不固，不能摄精成孕。宜施清热泄火、凉血之法。处方：

丹皮15g　栀子15g　生地黄30g　杭芍30g
黄芩15g　白茅根20g　黄柏15g　菊花15g
茜草15g　茯苓20g　麦冬20g　生甘草10g

每日1剂，于月经净后第10天开始服药，每月3剂。调治两个周期后，月经遂转正常，继而怀孕。

（二）疏肝理气，宽郁调经

刘某，女，28岁。1985年2月初诊。患者于婚前行人工流产术两次，婚后3年不孕。妇科检查无异常，基础体温呈双相型。爱人精液检查正常。月经先后无定期，周期20～50天不等，经行腹痛，行而不畅，量少色暗有块，经前乳房胀痛，烦躁易怒，精神抑郁，脉弦。证属：肝气郁结，气机不畅，冲任不能相资之不孕症。治法：疏肝理气，宽郁调经。处方：

柴胡10g　杭芍30g　炒枳壳15g　川芎15g
香附15g　郁金15g　佛手15g　延胡索15g
白术15g　茜草20g　益母草15g　茯苓20g
炒川楝子10g

自月经来潮第一天起，每日1剂，连服5天。患者遵嘱，连服5个月经周期，第6月怀孕。

（三）和肝活血，祛瘀散结

陈某，女，27岁。1994年5月初诊。患者结婚4年未孕，曾多方治疗无效。丈夫精液检查正常。17岁月经初潮，月经愆期，经前乳房胀痛，胸腹郁闷不舒，月经量少，夹有血块，少腹疼痛拒按，块下则痛减，舌质紫暗，面色黎黑，脉涩。B超提示：左侧卵巢囊肿。此属“血癥”范围。若癥块不消，则胎孕难成。处方：

桃仁10g　红花10g　秦归20g　川芎15g
赤芍15g　益母草15g　柴胡10g　丹参30g
桂枝15g　甘草10g　鸡血藤膏20g

嘱患者月经干净后第15天开始服药，每月5剂。3个月后，月经如期而至；腹痛减轻，经量增加，脉沉细。但月经净后自觉腰痛，头晕乏力。此乃身体肝肾不足，加之连续服用活血化瘀之药物，克伐太过。故易方：

秦归 20g　杭芍 20g　川芎 6g　茯苓 20g
白术 15g　甘草 10g　丹参 30g　续断 20g
菟丝子 15g　杜仲 15g　鸡血藤膏 15g

每日 1 剂，连服 10 天，早晚加服阿胶补血膏，每次 20g。现停经 70 天，晨起头晕、恶心呕吐。晨尿乳胶试验（+）。B 超复查示：宫内活胎，与停经月份相符。

（四）补肝养血，调和冲任

王某，女，35 岁。1988 年 10 月初诊。患者结婚 12 年，未曾孕育。爱人精液检查正常。妇科检查：子宫大小正常，活动度良好，输卵管通液顺利，然迄今未能孕育。症见：月经量少，点滴即净，少腹隐隐作痛，头晕眼花，时有心悸，面色苍白，舌淡，脉虚细。治以补肝养血，益气健脾，调和冲任。处方：

炙黄芪 30g　党参 20g　白术 15g　陈皮 12g
炙甘草 10g　当归 15g　杭芍 20g　熟地黄 20g
五味子 10g　大枣 10g　阿胶 30g（烊化）

嘱每月服药不少于 10 剂。治疗中月经逐渐正常，其他症状亦随之消失，半年后怀孕。

六十八、补肾疏调气血法治疗不孕症临床体会

自 1988 年 9 月至 1993 年 2 月，我们在不孕症专科门诊中，根据女性月经周期的生理规律，应用中医补肾疏调气血法治疗不孕症 42 例，获得较好疗效。现总结如下：

（一）临床资料

1. 一般资料

本组42例，年龄23～44岁，平均27.5岁；病史平均3.5年；原发性不孕症15例，继发性不孕症27例；双方均经过血型、染色体检查，抗精抗体及其他免疫学检查，排除男性病因。女方做过基础体温测定、B超、妇科常规检查、输卵管通液术或碘油造影等，其中输卵管不通2例，输卵管欠畅8例，黄体功能不足16例，双相体温不明显、排卵不规则5例，黄体功能不足合并排卵不规则6例，输卵管不通或欠畅合并黄体功能不足、排卵不规则5例，合并月经不调7例。

2. 病例选择

妇女婚后2年以上或末次妊娠后2年以上夫妇同居，配偶性功能正常，未避孕而不孕者。

3. 临床表现

本组病例的主要临床表现为腰腿酸软，急躁易怒，精神倦怠，乳房胀痛，腹部一侧痛或腹冷痛，五心烦热，脉细弦。若临床表现不明显，据基础体温测定及内分泌检查均按本证论治。

4. 疗效判定

治疗后月经正常，黄体功能恢复正常，怀孕者为痊愈。治疗后未怀孕者为无效。

（二）治疗方法

1. 经后期

以滋补肾阴，调养冲任为主。处方：

当归 10g　白芍 10g　生地黄 12g　枸杞子 12g
山药 12g　陈皮 6g　女贞子 10g　旱莲草 10g
杜仲 10g　麦冬 10g　阿胶 10g（烊化）

可同时服用六味地黄丸、当归养血膏。一般用药时间为自月经干净 1 天后服用，服 3 ～ 5 剂。

2. 经间排卵期

以疏肝和血，通经活络为主。处方：

当归 10g　赤芍 10g　橘络 10g　香附 10g
陈皮 6g　路路通 10g　山药 10g　王不留行 10g
丹参 20g　川楝子 6g　通草 15g　白芍 10g

如湿热瘀滞不通，输卵管阻塞，加桃仁、败酱草、石见穿、三棱等。服药时间：一般自月经周期 12 天开始服用，亦可根据基础体温，于排卵前 2 日开始服药 5 ～ 7 剂。

3. 经前期（又称黄体期）

以温补肾阳，滋肾温通为主。处方：

淫羊藿 12g　锁阳 12g　川续断 12g　巴戟天 10g
菟丝子 10g　桑寄生 10g　当归 10g　女贞子 10g
仙茅 10g　黄芪 10g　木香 10g

可同时服用鹿胎膏、金匮肾气丸等。服药 8 ～ 10 剂。自月经周期第 18 天开始服用。

辨证加减：少腹冷痛加小茴香、艾叶；夹风寒者加用防风、苏叶、蝉蜕；肝火盛加用丹皮、栀子。治疗期间 2 例病人服用过克罗米芬，其他病人纯中药治疗。

（三）治疗结果

42例患者经治疗最短10天，最长2年，其中怀孕者27例，无效15例，治愈率为64%（受孕者中，3例怀孕后自然流产）。

（四）病案举例

田某，女，28岁。1991年3月11日初诊。

患者于1988年10月、1989年1月两次自然流产后，一直未孕。双方经检查，排除男方病因及免疫性不足、遗传性疾病。妇科检查：正常。症见：腰酸痛，神倦，寐多梦，性情易怒急躁。月经史：12岁，5～6/30～60天。夹血块，舌苔薄黄，质尖红，脉细弦紧。基础体温示：排卵不规则，黄体功能不全。证属肝肾亏虚，肝气郁滞夹风寒入络。治拟补肾养肝，疏理气机，散寒通络。经后期处方：

女贞子10g　白芍10g　生地黄10g　当归10g
枸杞子12g　丹参12g　杜仲12g　山药12g
陈皮6g　小茴香3g　苏叶5g

7～10剂。

排卵期（基础体温将要下降时）处方：

当归10g　生地黄10g　赤芍10g　白芍10g
云苓10g　陈皮6g　香附10g　路路通10g
苏叶3g　丹参13g　艾叶3g　蒲公英13g
王不留行10g

5剂。

黄体期处方：

生地黄 10g	枸杞子 10g	淫羊藿 10g	巴戟天 10g
川续断 10g	当归 10g	菟丝子 10g	锁阳 10g
熟地黄 10g	木香 6g		

治疗至 9 月 20 日来诊，停经 45 天，恶心不适。查尿妊娠试验（+），后足月生一男孩。

（五）讨论

不孕症的病因较多，我们体会其发病机理除免疫、遗传等因素外，多见肝肾亏损，肝气郁滞。故此类病人多有腰腿酸软，精神倦怠，急躁易怒，五心烦热或肢冷畏寒，腹部疼痛或冷痛，脉弦细。

我们紧紧围绕女性月经周期阴阳消长转换的变化特点，给予三步用药。经后期（卵泡期），投以生地黄、当归、白芍、女贞子等，滋补肝之血，肾之精，滋养卵胞，促进卵子排出，及增加胞宫的气血精气，为孕卵着床打基础。排卵期用四物汤养血以滋养胞脉胞络；香附、川楝子、王不留行、路路通等理气通络、扩通输卵管；艾叶、小茴香祛寒温通；败酱草、石见穿等清热化湿通络。黄体期用淫羊藿、巴戟天、锁阳、川续断、女贞子、当归温补肾阳，滋肾温通，使阳气足以温煦胞宫，肾精血盈，气血畅通，安养胎元。

现代医学研究证实：补肾中药复方直接促进假孕大白鼠模型垂体前叶释放 LH，能直接或间接作用于卵巢，促进孕酮合成和分泌，能提高和延长孕酮分泌高峰期，但未影响黄体寿命。我们紧密结合临床，用三步调周法治疗女性不孕症取得了较满意的疗效。

六十九、少腹逐瘀汤治疗不孕症临床体会

少腹逐瘀汤是清代名医王清任治疗妇科多种疾患的常用方剂之一。对冲任虚寒，瘀血内阻的痛经，以及现代医学所谓慢性盆腔炎、附件炎、肿瘤等症，均有较好的疗效。笔者在临床上对62例不孕妇女试用此方，有56例患者获得疗效。今举两则介绍如下：

（一）病例一

许某，女，35岁，已婚，教师。1975年10月3日初诊。患者婚后15年未孕。14岁月经初潮，周期、经期、经量、经色均正常。17岁因于经期恣食生冷及用冷水洗衣受寒，致使周期延迟，且腰腹坠胀刺痛，经量多，色深紫、有块，恶心，惧冷，便稀，舌质暗淡，稍有瘀点，脉沉细缓稍弦。证属肝郁血虚，寒客胞宫。治宜疏郁养血，温经散寒。方用少腹逐瘀汤加味：

小茴香6g　干姜3g　延胡索6g　炒没药6g
当归18g　川芎6g　肉桂3g　赤芍9g
生蒲黄9g　炒五灵脂6g　橘核6g　荔枝核3g

水煎服。服药12剂后，经期正常，寒凉感顿失。为巩固疗效，原方炼蜜为丸，继服3周。2个月后怀孕，次年足月分娩一男婴。

（二）病例二

许某，女，27岁，已婚，农民。1981年9月6日初诊。患者婚后5年未孕。平时月经后期量稍多，多深紫，有块，经来腰

腹胀坠酸痛，身恶寒，少腹冰冷，四肢欠温，纳差，伴有恶心，便溏，白带清稀量多。舌质暗淡，脉沉缓。证属寒滞血凝，阻闭胞宫。治宜温经散寒，活血祛瘀。处方：

小茴香 9g	干姜 6g	延胡索 9g	炒没药 6g
当归 18g	生蒲黄 9g	炒五灵脂 6g	橘核 6g

9 月 18 日复诊，服药 15 剂，食欲增加，月经正常，但少腹仍有凉感。上方加制附子 6g（先煎），山药 18g，炒苍术 6g，荔枝核 6g，以健脾燥湿，调经暖宫。翌年受孕，足月分娩一女婴。

七十、温经汤治疗虚寒性不孕症临床体会

近几年来，笔者以温经汤加减治疗冲任虚寒不孕者 23 例，疗效满意。现报道如下：

（一）临床资料

23 例中，年龄最小者 23 岁，最大者 32 岁。患者均有不同程度的月经不调史，且经期腹痛，小腹寒冷，婚后同居两年以上而未受孕。妇科检查：有幼稚子宫，或输卵管阻塞等异常情况。

（二）治疗方法

温经汤加减：

吴茱萸 9g	桂枝 9g	半夏 9g	麦冬 9g
当归 12g	白芍 10g	党参 10g	阿胶 10g
川芎 6g	丹皮 6g	生姜 6g	甘草 6g

腹痛者加延胡索 9g；腰痛者加杜仲 10g；月经不调者加醋炒香附 12g，益母草 15g；小腹冷痛甚者，去丹皮、麦冬，加艾叶

12g。

患者从月经初期开始服药，每日1剂，水煎两次，连服4剂，治疗2个月经周期为1个疗程。若下次月经停潮，则停药观察；如受孕者，不再服药；如仍未受孕，症状减轻者，可继续前法服药。治疗6个疗程以上，仍未受孕者，改用他法。

（三）治疗结果

服本剂2个疗程受孕者4例，3个疗程受孕者5例，4个疗程受孕者6例，5个疗程受孕者5例。治疗6个疗程未受孕者为无效，有3例。

（四）典型病例

王某，女，28岁。1986年10月初诊。患者婚后7年未孕。诊见：形体消瘦，面色萎黄，经期少腹冷痛，经量少，有紫血块，舌苔白，脉沉细。妇科检查提示：幼稚子宫。此证属冲任虚寒，经血不调。治宜温经散寒，活血调经为主，拟用温经汤加减。治疗3个疗程后诸症消除。停经45天后，作妊娠试验为阳性。于1988年元月顺产一女婴。

（五）体会

不孕症病理复杂，病因甚多，临床除有肝郁、肾虚外，还多见冲任虚寒、经水不调而致不孕症。

《金匮要略》曰：“妇人之病，因虚、积冷、结气，为诸经水断绝，至有历年，血寒积结，胞门寒伤，经络凝坚。”又《女科切要》曰：“妇人无子，皆由经水不调。”本组病例，皆因冲任虚寒，经水不调，寒邪客于胞宫，致使肾阳不足，冲任不温，宫冷不孕。故治疗虚寒性不孕症从温经散寒、活血通脉入手，可取良效。

温经汤出自《金匮要略·妇人杂病篇》。方中吴茱萸、桂枝温经散寒；当归、川芎、白芍、丹皮活血去瘀、养血调经；阿胶、麦冬养阴清虚热；党参、甘草、半夏、生姜宣通调理气血，使气血协调，五脏安和，经脉通畅，冲任脉盛，则自能摄精受孕。

七十一、辨证与辨病结合治疗不孕症临床体会

笔者自1985年5月至1991年5月，对月经周期不规则、无排卵、黄体功能不足、输卵管炎症所致的不孕症患者，采用中药人工周期、三阴交埋线疗法，并进行中医辨证论治及西药治疗共401例，疗效满意，现报告如下：

（一）一般资料

401例中，原发性不孕症272例，继发性不孕症129例。患者年龄20～29岁者278例，30～34岁者89例，35～38岁者34例。不孕原因：月经失调82例，无排卵194例，黄体功能不足96例，输卵管阻塞29例。

（二）治疗方法

1. 月经失调

治疗当以调经为主，采用中药人工周期治疗：月经周期第4～8天（卵泡发育成熟），以养血补益肝肾之法，用促卵泡汤：

当归 12g　　续断 12g　　女贞子 12g　　熟地黄 15g
肉苁蓉 15g　　菟丝子 15g　　覆盆子 15g　　枸杞子 15g
桑寄生 15g　　党参 15g　　炙甘草 5g

月经周期第 9 ～ 13 天（排卵前期）用促卵泡汤加温补肾阳药物：巴戟天、锁阳各 12g，淫羊藿 10g。月经周期第 16 ～ 24 天（黄体形成），以疏肝理气，佐以滋肝肾调整机体之气血，促进黄体健全，用促黄体汤：

柴胡 10g　　香附 10g　　枳壳 10g　　杜仲 12g
当归 12g　　白芍 12g　　菟丝子 15g　　枸杞子 15g
莲子 20g　　怀山药 20g　　紫石英 30g

月经周期第 25 ～ 28 天（黄体退化），用活血调经汤：

当归 12g　　丹参 12g　　赤芍 12g　　川芎 5g
生地黄 15g　　鸡血藤 20g　　柴胡 10g　　香附 10g

2. 无排卵

月经干净第 3 ～ 7 天，于三阴交穴羊肠线埋线，埋线一次可维持 4 ～ 6 个月。有诱导排卵的作用。部分患者加服排卵汤。

3. 黄体功能不足

基础体温测定显示呈双相，但排卵后基础体温上升少于 12 天或上升不足 0.3℃，子宫内膜活检呈分泌期变化，但腺体分泌功能较差，大多数患者在月经前 7 ～ 10 天，有乳房胀痛，属于中医的肝郁气滞之证。治疗以疏肝理气，佐以滋肝肾，调整机体之气血，促使黄体健全。用促黄体汤。

4. 输卵管阻塞

采用中西结合方法治疗，中药治以活血化瘀，益气通络。用通络汤：

当归 12g　枳壳 12g　赤芍 12g　鸡血藤 20g
党参 20g　川芎 5g　丹参 15g　路路通 15g
北芪 15g　柴胡 10g　王不留行 15g

西药用透明质酸酶 1500 单位，地塞米松 5mg，庆大霉素 8 万单位，生理盐水 20mL 注入宫腔输卵管，使组织松解，炎症吸收，并用消癥散外敷：

赤芍 30g　丹参 30g　归尾 30g　川芎 30g
羌活 30g　独活 30g　川椒 30g　乳香 30g
没药 30g　三棱 30g　莪术 30g　泽兰 30g

研成粗末，上药拌湿后装入布袋，隔水蒸 34 分钟后，敷下腹部病侧，每次 30 分钟，15 天为 1 个疗程，可连续用 2 ～ 4 个疗程，月经期停敷。

（三）治疗结果

治愈 248 例（治疗 3 个月～ 1 年受孕），好转 123 例（月经正常、基础体温呈双相反应，但有黄体功能不足表现或基础体温双相不明显，未受孕），无效 30 例。

（四）典型病例

1. 病例一

庞某，女，28 岁。于 1985 年 5 月 28 日就诊。

患者婚后 4 年未孕。丈夫精液检查正常。14 岁月经初潮，月经周期 30 ～ 50 天不等，量时多时少，经前 7 天乳房胀痛，行经时少腹胀痛。妇科检查：外阴阴道正常，子宫颈光滑，宫体后倾，大小活动正常，双侧附件轻度压痛。诊刮分泌期子宫内膜，腺体分泌功能差。输卵管通液术：双侧输卵管通畅。舌质暗红，苔薄白，脉细略弦。诊断：原发性不孕症（肝郁气滞型）。治宜疏肝理气，补益肝肾通络。以促黄体汤加减：

柴胡 10g	香附 10g	枳壳 10g	当归 10g
怀山药 20g	紫石英 30g	白芍 12g	桂仲 12g
王不留行 15g	路路通 15g	枸杞子 15g	

服药 12 剂，经前乳房胀痛减轻。继用中药人工周期治疗 3 个月，月经周期正常，基础体温测定呈双相反应，但有黄体功能不足表现，继服促黄体汤治疗，黄体期加大怀山药和紫石英用量。11 月份基础体温呈双相反应，黄体期体温持续在 36.9℃～37℃。1986 年 1 月 6 日来诊：月经过期 26 天，妇科检查示子宫增大如怀孕 50 天，乳胶试验（+）。后足月顺产一男婴。

2. 病例二

陈某，女，32 岁。1989 年 2 月 14 日初诊。

患者结婚 6 年，3 年前因甲亢，孕 2 个月做人工流产至今未孕。1988 年 4 月因附件炎住院治疗。经输卵管通液及碘油造影，提示双侧输卵管阻塞。妇科检查：外阴阴道正常，宫颈轻度炎症，宫体前倾，大小活动正常，双侧附件增厚呈条索状。子宫输卵管造影：双侧输卵管阻塞。舌质红，苔薄黄，脉细数。诊断：①继发性不孕症（肾阴虚型）；②输卵管阻塞。治宜滋养肾阴，活血化瘀，益气通络。方药：

丹皮 10g	泽泻 10g	女贞子 10g	枸杞子 15g
生地黄 15g	丹参 15g	肉苁蓉 15g	赤芍 12g
茯苓 12g	北芪 15g	太子参 15g	路路通 15g
王不留行 15g			

服药4个多月，配合外敷消癥散及输卵管通液治疗后，月经周期正常，输卵管通液通畅。于1990年6月18日足月顺产一男婴。

（五）体会

不孕症是妇科常见病之一。中医利用现代医学诊断技术，经由辨证论治发展到与辨病相结合的水平，使治疗效果得以提高。

三阴交穴位埋线是一种治疗排卵功能障碍较为理想的促排卵方法。一次埋线可长期刺激穴位，能使下丘脑释放促性腺激素释放因子，指挥垂体促性腺活动，作用于卵巢，使卵泡成熟排卵。

黄体功能不足患者，在月经前7～10天如有乳房胀痛等肝郁气滞症状，治疗以疏肝理气为主，佐以滋肝肾。用促黄体汤治疗，效果满意。

输卵管阻塞患者，采用活血化瘀、益气通络之法，用丹参、赤芍、王不留行、路路通、党参、北芪等，促进瘀血消散，使粘连松解，利于输卵管复通而受孕。

七十二、“调经三步骤”治疗不孕症临床体会

女子的不孕原因在冲任，或因任脉不通，或因血海空虚，以致月经不能按时而至，或至而不畅。不孕虽由肾虚、肝郁、痰湿、血瘀等引起，但它们都能使人体在经前、经期或经后产生一系列异常反应，在不同程度上影响月经的正常运行。故改善月经前后的症状，辨证调经，是消除病因、治疗不孕症的关键。对此，笔者通过40年的临床实践，提出治疗不孕症的“调经三步骤”。

（一）经前多实，理当审因祛实

从排卵后至行经前，大约两周为经前期。笔者认为，不孕患者，凡实证多在经前引起异常反应，而以气滞血瘀为多见。治疗当审因祛实，辨证施治。

热与血搏，血海蕴热，不能受孕者，则常出现月经先期、月经过多、经期延长、崩漏、经行吐衄等症。治当清热凉血，养阴调经。方用知柏地黄丸加减。

寒与血结，血行涩滞，宫寒不孕者，可致月经后期、月经过少、痛经、闭经等。治以温经散寒，活血祛瘀。方用《金匮》温经汤加减。

情志不舒，肝失条达，气血不调，冲任不能相资而不受孕者，易产生月经先后不定期、痛经、经行吐衄、癥瘕等症。治以疏肝理气，活血调经，化痰散结，方用自拟攻坚祛瘀调经汤（当归、赤芍、桃仁、五灵脂、大活血、橘核、牛膝、川楝子、延胡索、木通、海藻）。

痰湿壅阻，胞脉闭塞，不能摄精成孕者，常伴月经后期，甚至闭经。治当燥湿化痰，理气调经。方选导痰汤加减。

朱某，女，26岁，已婚，干部。1982年元月7日诊。患者结婚3年未孕。17岁初潮.一贯经前及经期小腹均冷痛，甚则晕厥。23岁结婚，婚后仍痛经，伴腰痛。月经周期常推后，量较少，色暗红夹块，3至5天干净，末次月经为上个月10日。妇科检查：子宫后倾，正常大小，活动正常，左侧输卵管增粗有压痛，其他未见异常。舌质暗淡，脉弦细而缓。中医诊断为不孕症、痛经，乃冲任虚损，宫寒不孕，血为寒凝，不通则痛。治拟温经散寒，活血祛瘀。投温经汤加减。处方：

桂枝 10g	当归 15g	川芎 10g	赤芍 10g
香附 10g	川花椒 7g	吴茱萸 7g	五灵脂 10g
党参 10g	益母草 10g	甘草 4g	

水煎服，每日 1 剂。服上方 3 剂后，月经来潮，腹痛大减，经量较多而通畅，4 天干净。嘱其下月初来诊治。如此每月经前服药 3 ～ 7 剂，5 个月后怀孕，后顺产一男婴。

（二）经行虚实而夹杂，治当养血“畅经”

笔者认为旧血不去则新血不生，经行不畅则余邪缠扰，主张因势利导，通因通用。经行的第一大法为活血“畅经”，月经畅行则邪随经去，但切勿过于攻伐。同时，经行则血海逐渐空虚，外邪易乘势而入侵，加之有形之血难以速生，故养育阴血至为重要。笔者把养血护宫作为经期的第二大法，但亦指出“不宜滋腻而碍邪”。

经行当养血“畅经”，可用四物汤加减，此方补血而不滞血，行血而不破血，温润不燥，行而不伤，为养血“畅经”的首选方。若经量少、质希薄、色淡者，可加党参、白术、枸杞子、阿胶以补脾养血；伴头昏乏力，时时呵欠，神疲嗜睡者，加炙黄芪、党参、白术、肉桂以补气养血；伴腰酸腿软者，加续断、杜仲、菟丝子以补肾养血；经色鲜红、量多者，当去川芎，加丹参、丹皮以凉血活血。

龙某，女，28 岁，已婚，工人。1983 年 4 月 26 日诊。患者结婚两年未孕。15 岁月经初潮，月经周朝正常，但经量少，色红，3 天干净。经前稍有腰痛，曾经医院碘油造影诊为“右侧输卵管不通”“子宫发育不良”。现月经来潮，2 天未净，色红量少，食可。舌淡苔薄，脉细缓。中医诊断为不孕症、月经过少。证属脾肾虚弱，精血不足，血海空虚，经血稀少。治拟养血调经，佐以补肾。投四物汤加减。处方：

当归 15g　川芎 10g　赤芍 10g　香附 10g
泽兰 10g　续断 12g　补骨脂 12g　枸杞子 10g
菟丝子 10g　甘草 4g

水煎服。日 1 剂。服上药后，月经量增多，5 天干净。随即以八珍汤加补肾药以调理肝脾肾，如此养血畅经，兼以补肾，半年后受孕。

（三）经后正气亏虚，治当扶正固本

从月经来潮第 4 天起，到第 14 天左右为经后期。经后冲任空虚，气血不足，此时邪气已除，或呈衰败之象，不孕者常出现肝脾肾三脏亏虚，治疗上当着重扶正固本。因为有形之血不能速生，故宜经净后早投药，以利调整下次月经周期，使精血充盈，气血调和，为天癸之至（排卵）创造条件。笔者指出此期当辨明脏腑，灵活应用，并提出本期的治疗三法：

1. 肾虚不忘封藏

肾阳虚所致月经不调，宫寒不孕者，当暖宫温肾调经。方用自拟桂子调经汤（肉桂、枸杞子、补骨脂、菟丝子、胡芦巴、当归、川芎、熟地黄、香附）。肾阴不足者，方选杞菊地黄丸加减治之。笔者药中总不离补骨脂、菟丝子、山茱萸等固肾封藏之品。

2. 肝虚当重柔养

经后血虚而见面色淡白、头昏、神疲乏力者，当补血益气，方选四物汤加阿胶、制何首乌、黄芪。肝阴不足而见头晕头痛、神情不安、失眠多梦者，当滋阴柔肝，方用归芍地黄汤加减。肝阳上亢症见月经周期紊乱、经量或多或少、烦躁易怒、头晕头痛、烘热汗出、心烦失眠者，治以滋肾调经，方用自拟滋潜调经汤（生地黄、白芍、丹参、牛膝、龙齿）。笔者治疗肝虚不孕习用酸柔之白芍。

3. 脾虚不离统调

笔者治疗脾虚不孕贯用归脾汤，认为归脾汤能使气旺营运，血有所统，气血通调。脾胃虚弱，气血化源不足所致月经后期，经量少，闭经；或脾不统血而致月经先期，量多或崩漏者，可合四物汤以健脾养血调经。经量少而渐至停闭者，可加益母草、泽兰叶、牛膝以补气养血行经。心阴虚者可加丹参、柏子仁、熟地黄；肝阴虚者可去黄芪、木香、姜、枣，加阿胶、白芍，龟板；脾肾阳虚者加肉桂、补骨脂、淡干姜。

胡某，女，37岁。1981年10月17日诊。患者结婚10年未孕。月经周期后错，经量少，色暗红，经前乳房胀痛，经期腰腹隐痛，平时头昏乏力，腰酸，面色淡白，舌淡，苔薄白，脉弦细而缓。末次月经至今已40余天。妇科检查：子宫缩小。西医诊断：原发性不孕症。中医诊断：不孕症，月经稀发。此乃肝郁气滞，兼肾虚血亏。治拟疏肝调经，兼以温肾。方选逍遥散化裁。8剂后，月经来潮，经前乳房稍有作胀，小腹不痛，经量较多；经净后，腰膝酸软，肢凉，脉沉缓。令服桂子调经汤7剂。处方：

肉桂 5g　　枸杞子 10g　　熟地黄 20g　　菟丝子 10g
当归 10g　　胡芦巴 10g　　川芎 7g　　补骨脂 10g
香附 10g

嗣后经前用逍遥散，经后用桂子调经汤治疗。8 个月后，月经周期恢复正常而受孕。

总之，治疗不孕重在调经，随月经周期之异而随证立法选方而使任脉通，气血和，精血充，太冲脉盛。月经畅行，是治疗本病之关键。

七十三、调经种子四法治疗不孕临床体会

笔者通过反复实践，拟定了调经种子四法治疗不孕症收到了很满意的效果。现介绍如下：

（一）补冲益肾调经种子法

季某，女，38 岁。1986 年 5 月 6 日初诊。患者 18 岁月经初潮，每 3 个月行经 1 次，持续 2 ～ 3 天，量少、色淡红、无块。22 岁结婚，16 年未孕，舌质淡，脉细。妇科检查：外阴发育尚可，阴毛稀少，子宫颈稍小，呈圆形，宫体前位，略小，附件无异常。西医诊断：原发性不孕症，子宫发育不佳。中医辨证：肾气亏虚，冲任不调。治宜补冲益肾调经种子。方以毓麟汤加减：

西党参 15g　　白术 9g　　茯苓 12g　　川芎 6g
炙甘草 3g　　当归 9g　　熟地黄 15g　　菟丝子 12g
杜仲 90g　　鹿角霜 9g　　川椒 3g
紫石英 20g（先煎）　　白芍 9g（酒炒）

共 5 剂，经后服 20 剂。再服桃红四物汤加减：

桃仁 12g　红花 3g　川芎 6g　赤芍 9g
当归 9g　香附 9g　川牛膝 12g　莪术 6g
桂心 3g

共 3 剂。服中药治疗 3 个月后，月经每月来潮，每次持续 4 ～ 5 天，量较前多。继续服药 1 个月，月经停止来潮，随访已怀孕后足月生下一对胞胎男婴。

（二）行滞化瘀调经种子法

陈某，女，26 岁。1987 年 6 月 4 日初诊。患者 22 岁结婚，婚后 4 年未孕。经人介绍来我处就诊：月经紊乱，经来腹痛，色紫有块，经色暗红，性情乖违，手心灼热，口干失眠，舌紫苔薄，脉涩而不畅。西医通液输卵管不畅。证属气瘀搏结冲任无权。治宜行滞化瘀调经种子。方选血府逐瘀汤，平时每日 1 剂。月经来潮前服少腹逐瘀汤 5 剂，加紫石英 30g（先煎），连续服药 3 个月。待月经正常，腹痛消失后，遂停血府逐瘀汤，改服经前少腹逐瘀汤剂。持续半年后怀孕，随访足月生得一女婴。

（三）健脾益气调经种子法

陆某，女，27 岁。1989 年 1 月 8 日初诊。患者结婚 6 年后不孕。有经期过劳史。近 1 年加重，每次持续 8 ～ 10 天，量多，色粉红，极稀薄，愈后食纳欠佳，面色萎黄。妇科检查：子宫如 40 天妊娠大小。诊断为子宫肌炎。证属月经不调，脾不摄血。治宜健脾益气调经种子。以归脾汤加减：

生黄芪 12g　党参 12g　煅龙骨 15g　茯苓 9g
当归 9g　白术 9g　地榆炭 9g　升麻 3g

艾叶 6g　　　炙甘草 6g　　　紫石英 30g（先煎）

阿胶 15g（烊化）

每月服 20 剂，连服 2 个月后，月经停止来潮，妊娠试验（+）。随访足月生得一男婴。

（四）中药人工周期调经种子法

周某，女，31 岁。1988 年 8 月 6 日初诊。患者结婚 5 年多未孕。月经初潮至今 4 个月行经 1 次，量中，色暗红。行经前乳房作胀，一般情况良好，稍肥胖，脉平，舌淡红。妇科检查：子宫如核桃大小，附件正常，基础体温测定异常。中医辨证属肾虚证。治以中药人工周期疗法。月经周期的第一天服“激素汤”：

党参 12g　　　紫河车 12g　　　菟丝子 9g　　　肉苁蓉 9g

全当归 12g　　　熟地黄 12g　　　怀山药 12g　　　女贞子 12g

每日 1 剂，连服 5 天。患者自觉有温热感和精神振奋感。月经周期的第 11 天，开始服排卵汤：

丹参 12g　　　菟丝子 12g　　　全当归 12g　　　桃仁 6g

赤芍 6g　　　怀牛膝 6g　　　茺蔚子 12g　　　辛夷 6g

甘草 6g

每日 1 剂，连服 5 剂。月经周期的第 22 天开始服温经活血汤：

党参 12g　　　吴茱萸 6g　　　桂枝 3g　　　丹皮 9g

赤芍 9g　　　茯苓 9g　　　麦冬 9g　　　川芎 6g

白术 6g

患者连服 2 个月后，月经正常来潮，继续服药 1 个月，月经停止来潮。随访足月生下双胞胎男婴。

七十四、温肾疏肝序贯疗法治疗黄体功能不足不孕症

黄体功能不足所致的不孕，中医辨证以肾虚肝郁并见为多。笔者自1991年以来，采用温肾疏肝序贯疗法治疗本病，取得了较为满意的疗效，现收集51例资料总结如下：

（一）临床资料

本组51例，不孕时间2年以下者9例，2～5年者42例，以2～3年不孕者为多。年龄平均在24～35岁。其中原发性不孕症39例，继发性不孕症12例。

经西医妇科检查及实验室特征性指标测定，以上病例均符合黄体功能不足不孕症诊断标准（参考《中西医结合杂志》1987年第5期）。其中兼子宫发育不良者8例，血清催乳素增高者5例，子宫内膜异位者4例。中医辨证均属肾虚肝郁型，以肾阳虚与肝气郁并见为多。主症为腰膝酸软，小腹冷感，经前乳胀，经期便溏，舌淡红或嫩，脉细弦。基础体温测定示高温相维持天数均<11天，幅度<0.3℃，其上升曲线多呈阶梯式或锯齿形不等。

（二）治疗方法

采用温肾疏肝序贯疗法，分为三个阶段治疗。

第一阶段为月经周期第5天开始到月经周期的第14天，相当于卵泡发育期至排卵前期。治宜温肾暖宫，填精养血。处方1，即四二五合方（《刘奉五妇科经验》）加减：

熟地黄12g	菟丝子12g	白芍12g	女贞子12g
当归10g	枸杞子12g	川芎3g	覆盆子10g

仙茅 12g　　五味子 5g　　党参 12g　　鹿角霜 15g
香附 6g　　山茱萸 10g　　淫羊藿 15g
紫河车 6g（吞服）

第二阶段为月经周期的第 15 ～ 24 天，相当于黄体形成期。治宜疏肝解郁，理气通络。处方 2，即逍遥散加味：

柴胡 6g　　当归 10g　　白芍 10g　　茯苓 12g
白术 12g　　炙甘草 6g　　青皮 6g　　川芎 5g
香附 6g　　蒲公英 15g　　路路通 12g　　鹿角霜 15g
橘核 10g　　生麦芽 15g

第三阶段为基础体温高温相超过 18 天后至妊娠的 3 个月间。治宜补肾益气安胎。处方 3，即寿胎丸加味：

杜仲 12g　　桑寄生 12g　　续断 12g　　党参 12g
菟丝子 15g　　白芍 12g　　白术 12g　　黄芩 6g
怀山药 2g　　炙甘草 6g　　阿胶 12g（烊冲）

服法：自月经来潮的第 5 天开始，无论月经干净与否，即开始服处方 1，每日 1 剂，连服 10 天。服完后紧接着在月经周期的第 15 天开始服处方 2，同样是每日 1 剂，连服 10 天。然后等待月经来潮。经潮后下个月经周期接此方法重复治疗，3 个月经周期为 1 个疗程。同时测量基础体温，如服完一个周期停药后，月经未潮，基础体温高温相超过 1 天仍居高不下者，则提示有早孕可能，即用处方 3，每日 1 剂，或隔日 1 剂，服至妊娠 3 个月。

（三）结果

1. 疗效标准

参照国家中医药管理局所颁《中医内外妇儿科病证诊断疗效

标准》（第 1 辑），凡治疗后 2 年内受孕者，为痊愈；治疗后虽未受孕，但各种与本病有关的症状、体征及物理、实验室检查有改善者为好转；治疗后症状、体征及物理、实验室检查均无改善者为无效。

2. 治疗结果

（1）治愈：39 例，均在服药 1 年内受孕，最短受孕时间是在服药后 1 个月，多数在服药 2 ～ 3 个月左右。

（2）好转：9 例，临床症状改善，BBT 较前好转，但尚未正常。

（3）无效：3 例，治疗 2 个疗程，临床症状及基础体温均无改善。

本组治愈率为 76%，黄体功能改善率为 94%。

（四）病案举例

陈某，女，28 岁。1993 年 8 月 25 日初诊。

患者自然流产后 3 年未孕，性情忧郁。平素月经周期尚准，唯带下量多质稀，腰骶酸痛，小腹冷感，容易疲劳，月经前两侧乳房胀痛，行经期大便稀溏，日解 2 ～ 3 次，舌质淡嫩，脉细弦。测量基础体温呈双相，但高温相上升缓慢，维持时间仅 9 天。曾经西医妇科检查，排除器质性不孕及免疫性不孕而诊为继发性不孕症（黄体功能不足）。但西药治疗效果不佳。中医辨证为肾虚宫寒，肝郁气滞。即给予温肾疏肝序贯疗法治疗。用药 2 个月经周期，经前乳胀明显好转，腰酸见轻，行经期大便次数减少，BBT 改善，高温相维持时间达 11 天。用药 3 个月经周期，停药后月经未潮，观察 BBT 高温相上升已 18 天，即用处方 3 治疗至停经35天，妊娠试验（+）。停经55天经B超确诊为宫内早孕，一直用上方加减治疗至妊娠3个月，而后一切正常。在第二年秋足月分娩，喜得一女婴。

（五）体会

黄体功能不足，中医古书中无此专论。近代研究，黄体期是阴充阳长，肾阳渐旺，胞宫温暖待孕阶段。如肾阳不足，阴转阳化迟缓，可致黄体功能不足，基础体温呈现升而不稳，维持时间过短现象，于是胞宫不暖，无以受孕。所以治疗本病，关键是温肾阳，暖胞宫。鉴于阴阳互根，及女子以血为用，经后阴血亏虚等特点，善补阳者，必于阴中求阳。故处方1选用四二五合方加减，在四物汤补血滋养冲任的基础上，加五子衍宗丸温补肾阳，填精添髓，种嗣衍宗，再加鹿角霜、山茱萸、紫河车等温润助阳之品，达到暖宫种子之目的。西医认为，黄体功能不足与卵泡发育的异常有关，月经周期的第5～14天，正是卵泡发育至成熟阶段，所以此时用温肾暖宫、养血填精之品，则可以起到促进卵泡发育、加强黄体功能的作用。可见，同样的药物，用药时间不同，疗效也不大一样。

月经周期的第15～24天，是黄体形成期。这个阶段，由于阳气不断高涨，常引起肝经气火上扰而出现乳房胀痛、心烦易怒、头痛等一系列肝气郁结或肝郁化火的证候。这些证候的出现，则进一步影响了阳气的持续高涨。所以黄体功能不足的患者，除了肾气虚寒的症状外，多兼有肝气郁滞的症状，再加上不孕患者心理上的压力，情志多不条达，更易致肝失疏泄，络脉不畅，经前乳胀严重而难愈。所以此阶段选用逍遥散疏肝解郁，加青皮、橘核、路路通理气通络，用蒲公英、鹿角霜、生麦芽消乳胀止痛。据温州已故名医方鼎如的经验，用逍遥散加蒲公英、生麦芽、鹿角霜三味治疗经前乳胀效果极佳，一旦乳胀消失，性情柔和，怀孕则易。

黄体功能不足不仅可导致不孕，而且还易引起早期流产。有些自称不孕患者，并非不孕，实为多次怀孕，屡孕屡堕的习惯性流产者。即所谓“一月堕胎”，中医又称之为“暗产”。所以治疗黄体功能不足不孕时应该注意，凡排卵期基础体温相超过18天，不管妊娠试验是否阳性应当先按妊娠保胎治疗，以防止早期流产。

七十五、输卵管阻塞性不孕症

输卵管阻塞是引起女子不孕的常见原因，约占20%～40%，而且历来是妇科疑难症。西医多用手术或通液治疗，一般患者痛苦较大。近年来中医对本病的治疗进行了广泛研究总结，取得了较大进展，现综述如下：

（一）内服中药

内服中药多以活血化瘀药为主组成固定方，或在固定方基础上进行中医辨证加减或辨病加减，也有分型治疗的。

1. 专方专药

曹氏拟祛瘀通脉的通任种子汤：香附、丹参、小茴香、络石藤、甘草、穿山甲、牛膝、王不留行、路路通。日服1剂，连服4日停1日，经期停服。共治疗60例，3个月后输卵管通畅者56例，仍不通者4例。钱氏认为此病为胞宫胞脉瘀阻，属血瘀范畴。自拟“通塞汤”治疗18例，组方：当归、川芎、桃仁、红花、三棱、莪术、刘寄奴、土鳖虫、益母草、淫羊藿、乌药、甘草。日服1剂，于经前3～4天停服，经后继用。治疗后6例妊娠，6例通畅，另6例自动停药。门氏认为此病为肾虚血瘀，于是采用补肾化瘀法自拟孕宝丹：当归、川芎、赤芍、红花、莪术、穿山甲、熟地黄、桑寄生、菟丝子、女贞子、益母草、乌药、香附、茯苓。上药研细为末，炼蜜为丸，每丸重10g，日服3次，每次1丸，经期停服。治疗126例，痊愈76例，有效30例，无效20例。

2. 金氏自拟通管汤加减

赤芍9g	三棱9g	莪术9g	川芎9g
乳香9g	没药9g	桃仁9g	昆布9g
海藻9g	夏枯草9g	炮穿山甲9g	皂角刺9g
丹参30g	益母草15g	路路通15g	

气虚加党参、黄芪；肝郁气滞加柴胡、青皮、陈皮；寒凝加附子、肉桂、乌药、小茴香；输卵管积水加猪苓、茯苓皮、泽兰、薏苡仁；少腹痛加延胡索、生蒲黄、五灵脂。共治108例，通畅92例，其中妊娠22例，有效5例，无效11例。杨氏认为本病临床表现多有肝郁气滞、血瘀寒凝等特点，因此自拟温阳疏通汤加减：柴胡、香附、王不留行、桃仁、红花、三棱、莪术、牛膝。单纯肝郁气滞加青皮；兼寒凝加肉桂、附子；兼阴虚加肉苁蓉；输卵管积水加茯苓、车前子；附件炎加蒲公英、紫花地丁。共治82例，痊愈61例，有效4例，无效17例。雍氏认为本病病机为瘀阻不通，治宜活血化瘀，设“卵通灵”随症加减：

丹参30g	赤芍20g	桃仁20g	红花20g

酒大黄 15g	当归 20g	川芎 20g	香附 20g
枳实 20g	熟地黄 20g	牡蛎 20g	昆布 20g

气血瘀阻重者加穿山甲、王不留行；肝肾不足者加菟丝子、覆盆子、淫羊藿、巴戟天；肝郁气滞者加柴胡、青皮、郁金；形体肥胖者加半夏、茯苓。于经净后第 3 天开始服，连服 5 天，停 2 天，如此循环，经期停服。共治 100 例，治愈 96 例，有效 2 例，无效 2 例。刘氏采用活血化瘀、软坚散结、行气通络法自拟“助孕通管汤”加减：熟地黄、当归、赤芍、白芍、川芎、炮穿山甲、皂角刺、三棱、莪术、乳香、没药、昆布、海藻、夏枯草、益母草、丹参、桃仁、路路通、淫羊藿、紫石英。气虚加党参、黄芪；肝气郁滞加柴胡、青皮、陈皮；寒凝加肉桂、附子、乌药、小茴香；输卵管积水加猪苓、茯苓皮、泽兰、薏苡仁；附件炎加败酱草、红藤、蒲公英、紫花地丁；结核加百部、十大功劳；少腹痛加延胡索、蒲黄、五灵脂。共治 72 例，经治 2 个月后，治愈 62 例，其中妊娠 22 例，有效 3 例，无效 7 例。

3. 辨证分型

邵氏将本病分为 3 型：

（1）气滞血瘀型

党参 9g	炒白术 9g	青皮 9g	陈皮 9g
香附 9g	郁金 9g	赤芍 9g	白芍 9g
小茴香 9g	柴胡 6g	三棱 6g	莪术 6g
当归 6g	红花 6g		

（2）气虚血瘀型

党参 12g	升麻 12g	青皮 12g	陈皮 12g
赤芍 12g	白芍 12g	丹参 12g	柴胡 9g

莪术 6g	当归 6g	红花 6g	三棱 6g
炙黄芪 15g			

（3）气阴两虚兼瘀型

炙升麻 12g	柴胡 12g	党参 12g	熟地黄 9g
制香附 12g	赤芍 12g	白芍 12g	莪术 6g
炙龟板 12g	当归 6g	红花 6g	三棱 6g
炙黄芪 15g			

共治 54 例，结果全部妊娠。

（二）外用中药

外用疗法以中药灌肠与外敷为主，如张氏在固定基础方上加减灌肠。基本方：水蛭、虻虫、三棱、莪术、当归、丹参、山药、党参、白术、薏苡仁、川楝子、陈皮。伴小腹痛拒按者，基本方去党参、白术，加蒲公英、败酱草、菊花；伴少腹刺痛，舌紫暗者，加桃仁、赤芍、红花、胆南星；伴上腹冷痛者，加桂枝、小茴香。日用 1 剂，加水 500mL，浓煎至 150mL，凉至 50℃，排便后灌肠，日 1 次，共治 30 例，1 个月后妊娠 24 例，显效 3 例，好转 2 例，无效 1 例。石氏以清热解毒、理气通络的红藤 1 号方与活血化瘀、软坚散结的红藤 2 号方交替用药，治疗 37 例。1 号方：红藤、紫花地丁、败酱草、蒲公英、鸭跖草、红花、延胡索、香附、王不留行、忍冬藤等。2 号方：红藤、虎杖、败酱草、当归、丹参、路路通、土鳖虫、三棱、莪术、皂角刺、生黄芪、失笑散等。将药浓煎成 80mL，每晚灌肠 1 次，3 个月为 1 疗程，第 1 个月用 1 号方，第 2 个月用 2 号方，连用 1 至 2 个疗程。结果全部通畅，其中受孕 32 例。

（三）内外结合

万氏以清热解毒、消癥通络组成固定方：红藤、丹参、赤芍、黄柏、败酱草、夏枯草、路路通、穿山甲、王不留行、三棱、莪术。肝郁者，加柴胡、郁金；寒湿者，加细辛、桂枝；肾虚者，加续断、桑寄生；少腹痛者，加延胡索、川楝子。日1剂。浓煎至100mL，凉至39℃灌肠。第2煎分早晚2次口服。共治100例，治愈73例，有效21例，无效6例。孙氏认为本病为血瘀、气虚、肝郁、痰湿所引起，因此用中药内服活血化瘀汤，外用消癥散，并结合辨证施治。活血化瘀汤：土茯苓、桂枝、桃仁、赤芍、丹参、香附、穿山甲、王不留行。少腹灼热刺痛、带下色黄者，去桂枝，加红藤、半枝莲、金银花、冬瓜仁；兼少腹冷痛畏寒者，加延胡索、乌药、五灵脂；伴胸闷、乳胀者，加佛手、郁金、川楝子、橘核；形体肥胖、痰涎多者，加半夏、浙贝母、苍术、山楂；伴头晕、乏力者，加党参、黄芪。外敷消癥散：独活、透骨草、血竭、乳香、没药、防风、红花、土鳖虫、当归尾、赤芍、艾叶、五加皮、白芷、川椒。研细末，将粉剂置于布袋内蒸后热敷小腹，每日1～2次，每次30分钟，每包连用10天。共治87例，痊愈70例，有效7例，无效10例。

（四）针药结合

李氏采用针刺癥积疗法：即针刺腹诊所触及的多块处，针刺入2寸后食指弹动针柄两三下后，作环形摇动针柄几分钟，不捻转即可起针。一般针刺点为3～5个，视耐受度而慢慢增加。空腹时施，日 1 次，1 ～ 2 个月为1个疗程。并配合内服破瘀消癥汤：三棱、莪术、当归尾、赤芍、川芎、丹参、丹皮、桃仁、红花、茜草、五灵脂、生蒲黄、川牛膝、黄柏、醋大黄。共治疗 105 例，全部受孕。崔氏通过针刺穴位治疗本病，第一组：三阴交、血海、肾俞；第二组：肝俞、足三里、脾俞。每日 1 次，2 组交替使用。配合内服通经散：三七、红花、血竭、炮山甲、白芷、酒当归、炒川芎、醋延胡索。研末，红糖水冲服，每日 2 次，每次 3g。治疗 100 例，痊愈 80 例，好转 17 例，无效 3 例。刑氏采用辨证施治，内服中药配合针刺。内服通管汤：穿山甲、牡蛎、当归、赤芍、川芎、川牛膝、莪术、三棱、香附、郁金、细辛。肝郁血滞者，加丹参、泽兰、柴胡；肝郁肾虚者，加淫羊藿、山茱肉、肉苁蓉、巴戟天、菟丝子、鸡血藤、益母草；寒湿凝滞者，加附子、肉桂、炮姜、小茴香等；气虚血瘀者，加党参、黄芪、白术；热结瘀阻者，加败酱草、蒲公英、黄柏、丹皮。针刺选穴：中极、关元、子宫、归来、三阴交。输卵管近端粘连取归来；伞端粘连取子宫；肝郁加行间；肾虚加肾俞；气虚加足三里。进针要大幅度捻转，边捻转边进针。腹部诸穴，针刺时针尖向下倾斜。进针后不提插，留针 10 ～ 30 分钟，隔日 1 次。治疗 38 例，治愈 30 例，有效 6 例，无效 2 例。

（五）讨论

综上所述，中医认为输卵管阻塞性不孕症的病机为瘀血阻滞，可兼有气滞、寒湿、湿热、痰浊、肾虚、气血虚等。治法则以活血化瘀为主，辨证配合理气通络、软坚散结、清热解毒、利湿化浊、温养胞宫、补养肝肾、补益气血。现代医学认为本病由输卵管炎、子宫内膜异位、输卵管先天畸形、结核、肿瘤等所引起。以炎症最多，造成输卵管组织粘连挛缩僵硬。而服用中药或针刺治疗能够解除粘连、缓解挛缩与僵硬，达到消炎镇痛作用。因此值得进一步研究。

参考文献

[1] 杨冠英. 慢性输卵管炎症引起不孕症 82 例临床分析. 河北中医，1989，11（1）：39

[2] 郎景和. 要重视不孕症诊断和治疗. 中华妇产科杂志，1989，24（4）：194

[3] 曹志光. 通任种子汤加味治疗输卵管阻塞性不孕 60 例. 山东中医杂志，1991，9（1）：22

[4] 钱芝嫦. 自拟通塞汤治疗输卵管阻塞性不孕症 18 例. 江苏中医，1993，14（5）：24

[5] 门珍瑞. 孕宝丹治疗输卵管阻塞性不孕症 126 例. 河北中医，1991，14（5）：24

[6] 金维新. 通管汤治疗输卵管阻塞性不孕症 108 例. 中国中医药报，1991，6（2）：32

[7] 杨汝欣. 温阳疏通汤治疗输卵管阻塞性不孕症 82 例. 中西医结合杂志，1991，11（3）：168

[8] 雍半医. 卵通灵治疗输卵管不通 100 例疗效观察. 安徽中医学院学报，1992，11（4）：39

[9] 刘承云. 助孕通管治疗输卵管阻塞 72 例 X 线观察. 山东中医杂志，1991，10（4）：22

[10] 邵公权. 活血化瘀法治疗 54 例输卵管功能障碍不孕症. 北京中医，

1991，（2）：22
[11] 张鲜梅 . 中药灌肠为主治疗输卵管阻塞性不孕 . 山西中医，1992，8（1）：41
[12] 石洁玉 . 中药保留灌肠治疗输卵管阻塞性不孕 37 例 . 上海中医药杂志，1992，（12）：13
[13] 万如忱 . 治疗输卵管炎性阻塞性不孕症 100 例临床观察 . 北京中医，1990，（3）：19
[14] 孙松龄 . 中药内服外敷治疗输卵管阻塞 87 例临床总结 . 河南中医，1993，13（11）：23
[15] 李成贤 . 针刺为主治疗不孕症 105 例临床观察 . 中国针灸，1991，（6）：13
[16] 崔广渊 . 针刺配合中药治疗输卵管不通 100 例 . 中国针灸，1990，（3）：20
[17] 邢维山 . 中药针刺结合治疗输卵管阻塞性不孕症 . 中医药研究，1989，（6）：16

七十六、调经育肾法治疗不孕症疗效观察

不孕症是妇科常见病，多与肾气虚衰、月经不调有关。《女科要旨》云："妇人无子，皆由经水不调，经水所以不调皆由内有七情之伤，外有六淫之感，或气血偏盛，阴阳相乘所致。"武之望《济阴纲目》亦说："求子之法，莫先调经。"都说明了治疗不孕症当先调经的道理。

《内经》曰："肾者，主蛰，封藏之本，精之处也。"肾藏精，主生殖，肾气旺盛，精血充足，则"任脉通，太冲脉盛，月事以时下，故有子"。这说明肾气的盛衰，对生育起着至关重要的作用。

笔者认为，不孕症的治法是：调经以治其标，育肾乃治其本。只有肾气旺盛，经血和调，两精相搏，方能摄精受孕。具体辨治如下：

（一）肾气不足型

月经不调，量少色淡无块，经后少腹隐痛，腰膝酸软，神疲，头晕耳鸣，性欲淡漠，或夜尿频数。妇科检查常见子宫发育不良。此型多由禀赋不足，肾气素亏，或流产、产后损伤冲任所致。治宜补肾气，固冲任。方选毓麟珠汤或肾气丸。腰膝酸软者，加杜仲、枸杞子、桑寄生；头晕耳鸣者，加枸杞子、山茱萸；尿频者，加覆盆子、益智仁；性欲淡漠者，加仙茅、淫羊藿、韭子；兼阴虚内热者，知柏地黄丸加味；兼见脾虚者，内补丸合参苓白术散化裁。

（二）肝郁气滞型

月经先后不定期，量少色暗夹块，经行不畅，腹胀痛，经前乳房胀痛，性情急躁，心烦易怒，或精神抑郁等。此型多因七情所伤，或婚后久不孕，造成精神压抑，以致肝气郁结，疏泄失常。治宜疏肝解郁，活血调经。常用丹栀逍遥散或开郁种玉汤加延胡索、香附、益母草。腹痛者，加莪术；乳房胀痛者，加枳壳、王不留行、路路通。

（三）瘀血阻滞型

经前经期腹痛如刺、拒按，经量较少色暗成块，或经闭，血块排除后痛稍减，舌边尖有瘀点等。此型常见输卵管阻塞、子宫内膜炎、内膜异位、附件炎等。病机为瘀血停滞，胞脉受阻。治宜治血逐瘀，理气止痛，方用血府逐瘀汤或少腹逐瘀汤加减。腹有包块者，加三棱、莪术、土鳖虫；输卵管阻塞者，加穿山甲、路路通、王不留行；兼有热者，加蒲公英、败酱草、丹皮；兼有寒邪者，加炮姜、小茴香、桂枝。

（四）痰湿凝滞型

形体肥胖，月经延期或闭经，经少色暗质稠厚，白带量多而黏稠，性欲淡漠，胸闷泛恶，困倦纳差，舌苔白腻等。因形体肥胖，痰湿壅滞气机，膏脂闭塞胞宫。治宜燥湿化痰，健脾调经。常用启宫丸或苍附导痰丸，加桃仁、红花、益母草。湿阻重者加厚朴、薏苡仁、白术。

（五）肝血亏虚型

月经后期，量少色淡质清稀，或经期延长，经后少腹空痛，头晕目眩，面色萎黄，神疲，形体衰弱等。因素体气血亏虚，或病后耗伤阴血，以致精血不能互生，阴血不足，冲任空虚，精失所养。治宜养血调经。常用八珍汤或养精种玉汤加紫河车、鹿角胶。气虚甚者加大党参、黄芪用量以益气养血。

（六）寒滞胞脉型

月经后期，或闭经，经少色暗有块，带下色白清稀，少腹冷痛，阴中作冷，得热则舒，小便清长，体寒肢冷，舌淡体胖等。多因肾阳不足，命门火衰，胞宫失于温煦，或经期感受寒湿，凝滞于胞宫，阻滞胞脉。治宜温经散寒，暖宫助孕。方用少腹逐瘀汤或艾附暖宫丸。寒盛者，加吴茱萸、花椒、蛇床子；少腹冷痛者，加炮姜、小茴香、延胡索；阴中冷者，加肉桂。

（七）湿热内蕴型

经期提前，量多色紫质稠，带下色黄或绿，质黏稠且臭，舌红，苔黄腻等。本型常见于生殖系各种炎性病症，多因感受湿热之邪，蕴羁下焦，熏蒸胞宫。治宜清热利湿，解毒凉血。方用五味消毒饮合止带方，或用芩连四物汤加丹皮、栀子、金银花、蒲公英、败酱草。笔者在临床中，先按上述证型辨证施治以调其经，后用自拟育肾丸调理以治其本，均有效验。一般都在停药后半年内妊娠。

自拟育肾丸药物组成：熟地黄、枸杞子、五加皮、山药、紫河车、鹿胶、仙茅、淫羊藿、肉苁蓉、锁阳、巴戟天、白芍、菟丝子、肉桂、附子。全方阴阳双补，填精育肾，补冲任，滋天癸，润胞宫，促孕育。阳虚者，加胡芦巴、蛇床子；阴虚者，加龟板，重用熟地黄；性欲淡漠者，加鹿茸、韭子。

七十七、理气活血法治疗不孕症临床体会

不孕症是妇科临床上的常见病，历代医家多主张从肾虚论治。近年笔者通过临床观察，不孕症患者多数有气滞血瘀的临床表现与病理机制，以理气活血法进行治疗，收效满意。兹将临床治愈的 39 例报告如下：

（一）临床资料

39 例不孕症患者中原发者 27 例，继发者 12 例；年龄在 30

岁以上者11例，25～29岁者16例，24岁以下者12例；婚龄10年以上者2例，5～9年者3例，3～4年者10例，2年～<3年者24例；月经周期正常者8例，月经后期者26例，月经先期者3例，月经先后无定期者2例；经行腹痛者24例，经前乳胀者22例，经前烦躁易怒者26例，以上三症并见者20例。

（二）治疗方法

基本处方：

益母草20～40g　　当归15～30g　　香附15～30g

淫羊藿15～30g　　橘核10～15g　　莪术6～10g

泽兰10～15g　　桃仁10～12g　　王不留行10～15g

水煎服。

经前乳胀烦躁者，自有症状之日起，每日或隔日1剂，服至经至。月经后期者，每服6～12剂，停药7～10天，继之再服。月经量少者，除按以上用法外，并于经期服药3～5剂。加减：月经先期或量多者，加生龙骨30g，生牡蛎30g，茜根12g，阿胶10g；月经后期或量少者，加丹参30g，赤芍15g，红花10g；痛经较重者，加蒲黄、五灵脂、延胡索、制没药各10g。经行心烦乳胀重者，加橘叶15g，乌药、柴胡各10g；腹有癥积者，酌加扶正除积之品，如黄芪、白术、神曲、党参、穿山甲等。肾虚宫寒者，加巴戟天12g，肉桂6g。基础体温单相或黄体功能不全者，加肉苁蓉15g，仙茅12g。

（三）治疗结果

在治愈的39例中，服药10剂以下受孕者5例，12～18剂受孕者10例，20～30剂受孕者12例，30剂以上受孕者12例。最多用药100余剂，平均用药24剂。

（四）病案举例

1. 病例一

王某，女，30岁。1987年10月6日初诊。患者结婚5年余未孕。月经后期，周期最长可达半年，最短也40余天，经量一般。每于经前半月即心烦易怒，乳房胀痛，经至后乳胀渐松，继之又小腹坠胀作痛。妇科检查：子宫中位，略小，双侧附件（-）。基础体温单相。诊见：形较矮胖，舌淡苔薄白，脉象沉细弦。处方：

益母草30g	当归30g	赤芍15g	白芍15g
淫羊藿15g	香附15g	仙茅15g	橘核15g
炒桃仁10g	橘叶15g	泽兰10g	乌药10g
王不留行10g	丹皮10g	桔梗10g	

服药10剂。10月20日经来，诸症已十去六七。效不更方，经净后继进10剂，遂孕。于1988年8月3日生一男孩。

2. 病例二

李某，女，34岁。1987年10月29日初诊。患者结婚12年未孕。19岁月经初潮，常半年至1年行经1次，今又半年之久未行经。每经来腹痛甚重，量少色暗，平时性欲淡漠。妇科检查：子宫小，约正常的1/4大。诊见：身躯矮小，形体羸瘦，舌瘦小，色淡红，苔薄白，脉象弦。处方：

益母草30g	当归30g	丹参30g	淫羊藿15g
香附15g	桃仁10g	沙苑子15g	肉苁蓉15g

红花 10g　　泽兰 10g　　茺蔚子 15g　　制没药 10g
莪术 10g　　肉桂 10g　　王不留行 15g

每日 1 剂，用药 2 周后月经至，痛经减。守原方略事出入后继服，共服药 40 余剂，随即受孕。

（五）体会

《女科证治准绳》中对不孕症有记载："每见妇人之无子者，其经必或前或后，或多或少，或将行作痛，或行后作痛，或紫或黑或淡，或凝而不调，不调则血气乖戾，不能成孕矣。"强调了月经不凋与气血乖戾是不孕症的主要表现与重要病机，笔者从临床上也观察到不孕症的患者多有气滞血瘀，故治疗上以理气活血为大法，常获显效。对由虚证或子宫肌瘤等原因造成的月经过多，以理气活血为主，辅以补益摄固之品，收效也令人满意。

七十八、调理肝肾法治疗不孕症临床体会

肾为先天之本，藏精之所，主人体生殖机能，对天癸之成熟、冲任二脉的通盛，以及胞宫满溢有着极其重要的作用，与月经胎孕关系极为密切，对肾虚不孕尤其是对不排卵型不孕症，治肾是关键。肝为女子之先天，肝藏血主疏泄，司血海，为调节气血之枢纽，肝气郁结，疏泄失常，气血不和，冲任不能相资，胞宫违和，络脉不畅，自难受孕。加之日久不孕，求子心切，凝想气结，胞脉壅滞，亦难成孕。治疗肝郁不孕症尤其是输卵管阻塞所致不孕症，疏肝至关重要。盖肝肾同源，并居下焦，肾之封藏溢泄，赖肝之疏泄，肾精亏损又致肝血不足或肝气失畅，气滞日久，血脉瘀阻，肝郁化火又耗伤肾精，故不孕。应肝肾同治，补

肾与疏肝并施。调理肝肾，补益冲任，温壮督脉，以达调经孕育之目的，而疏肝理气，活血化瘀又能调节血液循环，改善局部营养状况，促使卵巢功能恢复及慢性炎症吸收，从而促使孕育。现将笔者临床所验之例，择介如下：

（一）疏肝理气，化瘀调经

杨某，女，26岁。工人。1977年3月26日初诊。

婚后6年未孕。月经史：17岁，5/22～28天。量中等，色红，夹多量小瘀块，临经双乳肿胀，经行腰腹胀痛，心烦易怒，舌红，苔薄黄，脉弦滑。经后带下色黄，量多，质黏稠。妇科检查示慢性盆腔炎。基础体温呈双相曲线。男方精液检查正常。证属肝郁气滞，胞脉瘀阻。治宜疏肝理气，活血调经。处方：

柴胡10g　赤芍10g　郁金10g　香附10g
枳壳10g　川芎10g　黄芩10g　当归15g
丹参15g　茜草15g　紫花地丁15g　橘叶7片

嘱每月月经前3天开始服药，服至经后2天停药。后以清热利湿、凉血散结之剂治疗带下，连续服用3个月经期后，月经28天一潮，瘀块消失，余症悉除，半年后受孕，次年顺产一女婴重2800g。

按：前贤有“种子必先调经，经调自易成孕”之说。方中以柴胡、枳壳、郁金、香附、橘叶疏肝宣畅气机；四物减生地黄加丹参、茜草养血调经；黄芩、紫花地丁清热消炎。合而能调节血液循环，改善局部器官营养状况，促进慢性炎症吸收，故能成孕。

（二）疏肝化瘀，补肾调冲

张某，47岁。1985年6月1日初诊。

患者自18年前妊娠6个月早产1胎后未再孕。经中西药多方治疗无效。经期如常，经色暗夹多量瘀块，量适中，经前双乳肿胀，经期腰酸隐痛，舌胖质暗红，苔薄黄，脉弦细。妇科检查无异常。子宫输卵管碘油造影：子宫大小正常，双侧输卵管于间质部以后不复显影，24小时后盆腔不见碘影。提示：双侧输卵管间质部完全性梗阻。基础体温双相。证属肝郁血瘀，胞脉壅滞，肾气受损。治宜疏肝解郁，补肾祛瘀。处方：

柴胡10g	郁金10g	桃仁10g	川芎10g
熟地黄10g	茜草15g	当归15g	赤芍15g
紫石英15g	锁阳20g	甲珠6g	

嘱经前5天开始服药，至经后1周停药，3个月为1个疗程。服药1个疗程后停药2个月，再行第2个疗程治疗。上方增损服3个疗程后而受孕，次年顺产一女婴。

按：肝郁气滞，日久血瘀，痹阻而致输卵管梗阻不通，久服活血化瘀之品则损伤肾气，故肝肾同治。方中以柴胡、郁金疏肝理气；桃红四物汤中以茜草易红花活血祛瘀；甲珠散血通络，气血双调，其治在肝；熟地黄滋养肾精；锁阳、紫石英温补肾阳，其治在肾。合而使肝气得疏，瘀血得除，脉络通畅，气血调和，肾精溢泻如常故而成孕。

（三）疏肝清热，益肾种子

向某，女，25岁。1990年3月7日初诊。

患者婚后5年未孕。经妇科检查无异常发现。月经先后无定期，量多，色鲜红，持续6～7天难净，伴口干，腰酸，经前双乳肿胀，心烦易怒，舌体胖质稍淡，苔薄黄，脉弦无力。观前医所用之药，均降气泻火，炭类止血之属。证属肝经郁热，损伤冲任，肾气不固。经期治以疏肝清热，理气调经。处方：

柴胡10g　　郁金10g　　香附10g　　当归10g
赤芍10g　　白芍10g　　茜草15g　　山栀6g
黄连3g

于经前第1天开始服药至月经干净后停服。

月经中期治以益肾种子。处方：

杜仲10g　　狗脊10g　　胡芦巴10g　　续断10g
当归10g　　山茱萸15g　　熟地黄15g　　肉苁蓉10g
丹参15g

于经后第7天开始服，每月服10剂。服药3个月经周期后至第4个月经未潮，有早孕反应，妊娠试验（+）。次年顺产一男婴，母婴均健。

按：患者久婚不孕，求子心切，肝气郁结，郁而化热，损伤冲任，故经期应疏肝清热，养血调经。由于经血过多，冲任再度受损。有谓补肾气即调冲任，故月经中期又以补益肾气，养血种子为治。药后使肝郁得舒，血热得清，肾气得复，故而有子。

（四）调理肝肾，填精固冲

刘某，女，41岁。1989年2月25日初诊。

患者结婚20年未孕，夫妻双方多次检查未发现异常。经中西医及草药方治疗罔效。因3年来月经逐渐少，愆期就诊。月经史：1/35～90天。量少，色红，白带不多，常腰酸膝软，脚冷，舌稍淡，苔薄白，脉沉弦无力。证属肝肾不足，冲任失调。治以调理肝肾，填精固冲。处方：

小茴香3g	巴戟天10g	杜仲10g	当归10g
柴胡10g	郁金10g	熟地黄10g	丹参15g
鹿角胶10g（烊兑）			

间断服10剂后，月经35天一潮，量较前增多，3天干净。半年后月经突然停止，疑为绝经而未就诊，诊其脉，弦滑而数，妊娠试验（+），系受孕。次年剖宫产一男婴，至今发育正常。

按： 肾之封藏溢泻，必赖肝之疏泄，肾精亏损，冲任不能按时满溢，故月经愆期，量少。方中以小茴香、巴戟天、杜仲、鹿角霜补肾填精；当归、熟地黄、丹参、白芍养血固冲；柴胡、郁金疏肝理气。俾气血调畅，肾气溢泻如常，故而成孕。意在调经，而实达种子之目的。

（五）温养肝肾，调补冲任

成某，女，30岁。1988年7月12日初诊。

诉结婚7年未孕，妇科检查除子宫偏小外，余无异常发现。因基础体温均为单相而诊断为不排卵型不孕症。曾服克罗米芬及中药治疗无效。刻诊：月经史3～4/30天，色淡红，质清稀，伴腰膝酸软，少腹绵绵而痛，头昏，肢倦，经前、经中偶感双乳肿胀不适，舌体胖质稍淡，苔薄，脉弦细无力。证属肝肾虚寒，冲任失调。处方：

淫羊藿15g	鹿角胶10g	续断10g	山茱萸10g
补骨脂10g	巴戟天10g	柴胡10g	香附10g

熟地黄 10g　　小茴香 6g　　当归 10g

嘱每次月经中期服 15 剂，连续 3 个月后，停药 3 个月，再服 3 个月经中期，增损服药 90 余剂而受孕。停经 50 天后有先兆流产之征兆，故投以固肾安胎之剂而胎自安。足月后，顺产一男婴，母子均健。

按：本例肾虚宫寒，故难成孕。方中以鹿角胶、巴戟天、山茱萸、小茴香、补骨脂、淫羊藿温肾助阳而补益冲任；当归、熟地黄、香附养血行气；佐柴胡以疏肝理冲，合用使肾气充，冲任盛，气血和，故有子。

从现代医学角度分析，本方可能系调整了脑垂体与卵巢的功能，恢复了排卵并促使受孕之故。

七十九、补肾法治疗不孕症临床体会

肾与不孕症关系最为密切。肾与月经及生殖相关，早在《素问·上古天真论》中就有精辟的论述：“女子七岁，肾气盛……二七而天癸至，任脉通，太冲脉盛，月事以时下，故有子。”阐明受孕的机理是赖肾气旺盛，随之产生促使生殖与性机能成熟的物质天癸，从而冲任气血充盛调畅，月经按时来潮，两精相搏，方能受孕。反之，肾气衰弱，天癸乏竭，冲任亏虚，月经失调，则不能摄精成孕。故月经不调乃不孕之主要原因，而月经不调又当责之于肾。肾气的盛衰、肾精的盈亏皆可直接影响到月经的期量色质。临床常见的月经太少，甚则闭经的不孕妇女，大多肾气不足，推究其病因，或年幼多病而肾气不充，或多产房劳使肾精亏损。鉴于此，朱丹溪提出：“求子之道，莫先调经。”故调经种子是治疗不孕症最常用的方法，而调经之道，又当以补肾为本。

（一）补肾益精，佐以活血

杨某，女，25岁，某矿山女工。1990年11月8日初诊。患者婚后4年不孕。月经后期，甚则经闭。1990年5月因闭经3个月于省妇幼保健院检查，论断为“多囊卵巢综合征”而行卵巢楔切手术。术后月经仍后期而至，或数月月经不行，经用黄体酮等多种西药与中药活血化瘀之品治疗后，经水方点滴而下。症见：少腹、两乳胀痛不堪，头痛而以后脑为甚，平素阴中涩，性交时灼痛难忍，舌淡红，苔薄白，脉细涩。手术后半年测量基础体温均为单相。辨其证为肾气不足，精血亏损，久不行经，兼有瘀血。治以补肾益精，佐以活血调经。处方：

巴戟天12g　菟丝子12g　肉苁蓉12g　香附9g
枸杞子9g　何首乌9g　女贞子9g　熟地黄12g
当归9g　川楝子9g　茺蔚子12g
鹿角霜12g（包煎）

每日1剂，连服1个月。并嘱停服一切西药。

1991年1月患者家属来信诉：自服中药后，阴中干涩疼痛减，头痛已愈，然腹胀乳胀最近加剧。此乃行经之预兆，嘱其继服前药并加服川牛膝、鸡血藤、桃仁、红花之品。

1991年7月19日来诊：患者按上法出入，治疗半年，月经已自行来潮3次，双相基础体温已出现1次。现停经40天，基础体温显示已排卵，高温相已达16天，1周后胶乳试验（+），诊断：早孕。

（二）宫寒不孕，重在补肾

傅青主言："寒冰之地，不生草木；重阴之渊，不长鱼龙。今胞宫既寒，何能受孕？"临床胞宫虚寒而致的不孕症并非少见。常见主症为：婚后多年不孕，月经初潮较晚，经期常推后，量少色淡，面色晦暗，腰膝酸软，小腹冷痛，甚者形寒肢冷，性欲淡漠，舌淡苔薄，脉沉细等。剖析其病机：胞宫乃由肾所主，下焦虚寒，因肾虚命火不足所致。命门火衰，不能温煦冲任，胞宫因此不能摄精成孕，如《圣济总录》所言："妇人所以无子，由于冲任不足，肾气虚寒故也。"故治宜温煦下焦，重在补肾阳以治其病本。

胡某，女，28岁，纺织厂女工。1991年9月12日初诊。患者婚后7年不孕，曾多方治疗，均未奏效。月经周期推后，经行量中，色暗红，平素腰膝酸软，带下绵绵，常有小腹冷痛，大便稀薄。妇科检查：子宫偏小。舌淡，苔薄白，脉细沉。证属脾肾阳虚，宫寒不孕。治拟温肾扶阳，暖宫助孕。处方：

当归9g　艾叶5g　制香附6g　肉桂3g
党参9g　川续断12g　淡吴萸3g　黄芪15g
紫石英30g　白术9g　鹿角霜12g（包煎）

药后下焦虚寒之象明显改善。依上法加减，连服4个月余，于1992年10月，足月顺产一男。

（三）燥湿祛痰，仍需补肾

近年来，临床不孕病例因湿滞痰阻者日渐增多。患者婚后多年不孕，形体肥胖，面色㿠白，头晕心悸，并月经后期，量少，平素白带量多。此类患者大多合并内分泌紊乱、性激素减少。《医宗金鉴》云："因体盛痰多，脂膜壅塞胞中而不孕。"故治疗当服开宫之药，以消其脂膜。又因其病机为痰凝湿阻，所以燥湿祛痰也为其常法。但脾虚失运，痰湿内生，其病本还在于肾阳不能温煦脾阳，故于燥湿祛痰之后，仍需温阳补肾，方能治其根本。

毛某，女，28岁，干部。1989年7月17日初诊。患者婚后2年未孕。近年来月经常后期而至，量少、色淡，平素带下量多，口中黏腻，且诉形体渐见肥胖。舌淡红，苔薄白稍腻，脉细濡。证属痰湿阻滞之不孕。先拟燥湿祛痰，舒畅气机为法。处方：

苍术9g　白术9g　泽泻9g　泽兰9g
制胆星9g　竹沥10g　茯苓12g　浮海石10g
生山楂30g　椒目1.5g　肉桂3g　半夏9g

服药3个月后，月经趋向正常。再拟养血健脾温肾之法调理。处方：

当归9g　炒白芍9g　泽兰9g　石楠叶9g
白术9g　白扁豆9g　丹参9g　覆盆子12g
淫羊藿12g　紫石英30g

并随症加减，先后调治半年之久。于1990年6月月经过期不行，尿妊娠试验（+）。次年2月足月顺产一女婴。

（四）讨论与体会

1. 治疗不孕症，中医不外乎按肾虚、血虚、宫寒、痰湿、肝郁几法辨证论治，但不管属于哪一型，只要其基础体温呈单相，以西医理论来说，也就是无排卵型。那么，或多或少或先或后均要从肾论治，使精充血足，冲任得养，而促其排卵，终致受孕。

而补肾须分清肾阴、肾阳。一般而言，排卵前偏于养血滋阴，排卵后兼顾肾阳以资助孕。

2. 经用中药调理后，月经逐渐恢复正常，基础体温也出现双相，但往往基础体温高温相不够稳定或持续时间不足。此时，可于排卵后加注黄体酮，每日 10mg，肌肉注射，10 天为 1 个疗程，连续用药 3 个疗程即可。如此，于中药补肾为主之外，配以西药治疗，往往 3 个疗程未结束便可受孕。

八十、吴氏调冲丸治疗不孕症临床体会

（一）一般资料

本组 120 例患者均为 1987 ～ 1991 年间门诊患者，诊断明确，不包括继发性不孕症和男性生育障碍。时间在 3 ～ 17 年之间未孕；年龄在 23 ～ 40 岁。患者登记详细，并有随访。其中月经周期正常者 39 人；经量少者 103 人；色深者 37 人，色淡者 73 人，有块者 81 人；子宫发育小者 110 人，发育正常者 10 人；子宫前倾者 23 人，子宫后位者 97 人；舌质红者 82 人，舌质淡者 38 人；苔薄白者 76 人，苔白厚腻者 31 人，苔薄黄干者 13 人；脉弦细者 107 人，脉沉细无力者 13 人。全部病例尺脉皆弱。

（二）治疗方法

以我院协定处方调冲丸Ⅰ、Ⅱ号治之。早晚各服 1 丸，温开水送服。

调冲丸Ⅰ号方组成：

山药 50g　　紫石英 50g　　当归 50g　　益母草 50g

柴胡 15g	补骨脂 20g	附子 10g	肉桂 10g
茴香 10g	鹿角胶 10g	白芍 15g	广木香 15g
川芎 15g	核桃仁 40g		

炼蜜为丸，每丸 10g。

调冲丸Ⅱ号方组成：在Ⅰ号方基础上，加鸡内金、白术各 15g，玄参 30g，生地黄 40g，桃仁、赤芍、丹参各 20g，红花、牛蒡子各 10g。炼蜜为丸，每丸 10g。

其中月经正常者用Ⅰ号方，月经不调者用Ⅱ号方。一般月经期间停药。月经过后继续服药至孕为止，时间以 1 年为限。

（三）疗效判定标准

坚持服药半年内受孕为显效，1 年之内受孕为有效，1 年以上未孕为无效。

（四）治疗结果

服药后半年内受孕者 54 人，1 年内受孕者 48 人，1 年内未受孕而停药者 18 人。显效率为 45%，总有效率为 85%。

八十一、清热利湿助孕汤治疗不孕症临床体会

（一）临床资料

30 例中，年龄 25 ～ 30 岁者 15 例，31 ～ 35 岁者 11 例，36 ～ 40 岁者 4 例。病程最长者 10 年。原发性不孕症 11 例，继发性不孕症 19 例。

全部病例均经测基础体温、B 超探查子宫和卵巢、妇科内诊

检查、子宫内膜活检、输卵管造影或通液等有关检查。属黄体功能不足者4例，排卵障碍者8例，输卵管不通畅者11例，宫颈炎者13例。

（二）治疗方法

基本方：

茵陈15g　黄柏10g　苍术10g　茯苓10g

山药10g　椿根皮10g　车前子10g（包煎）

每日1剂，水煎服。于经净后3天开始服用，2个月为1个疗程。

临证时根据月经周期随期加减：经后期阴血亏虚，加白术、白芍、何首乌等健脾养血之品；排卵期加峻补肾阳、行气活血通络之淫羊藿、菟丝子、巴戟天、川楝子、红花、王不留行等，以加速卵子的排出。另取蛇床子30g，苦参、黄柏、百部、土槿皮各15g，明矾6g，煎水熏洗坐浴，1日2次，以改善宫颈分泌液，为精子的穿透创造良好的条件。黄体期加熟地黄、何首乌、女贞子、淫羊藿、鹿角霜等脾肾双补之品，以使阴阳调和、气血充足，便于卵精结合成孕。

（三）治疗结果

治疗2个疗程受孕者6例，3个疗程受孕者11例，4个疗程受孕者2例，总受孕率为63.3%。其中原发性不孕症受孕5例，继发性不孕症受孕14例。受孕者中，属黄体功能不足者1例，排卵障碍者3例，输卵管不通畅者6例，宫颈炎者9例。

（四）病案举例

王某，女，29岁，工人。1991年9月初诊。患者已婚5年，于4年前行人工流产1胎，至今未孕。4年来月经周期及色、质、量均正常，带下量多，色黄质稠，有腥臭味，阴道口时有灼热瘙痒感。平时小腹胀痛不适，腰酸痛，小便黄，大便时干。舌质偏红，苔薄黄，脉弦滑。

妇科检查确诊为滴虫性阴道炎、慢性附件炎、宫颈炎。证属湿热阻滞，胞脉不畅。治以清热利湿助孕汤随期加减，配合外用药坐浴。用药1个月后复诊，黄带变为白带，臭味已除，阴道口无灼热瘙痒感，小腹胀痛减轻。药证相合，守法续治2个月。妇科检查及B超检查提示：炎症消除。于1992年2月停经50余天，查尿妊娠试验（+），足月分娩一女婴。

（五）讨论和体会

不孕症的病因中，湿热阻胞者居多。湿热的产生，内因多为饮食、劳倦、情怀不畅损伤肝脾，湿邪停聚，稽而化热，循经下注；外因多为居处潮湿，房事不洁，摄生不谨，湿毒秽浊乘虚而入，终致湿热之邪阻滞胞宫，破坏了胞脉内环境的稳定性和顺应性，从而导致不孕。若湿热久羁还可产生一系列相关的病理变化，或因湿而瘀，或因热而虚，以致病情兼夹，故常法治疗难以奏效。

笔者用茵陈、黄柏、椿根皮、车前子清热利湿；苍术、山药运行脾胃，全方以清热利湿为重点，随症随期而变通，使湿祛而热无所附，热去则湿无所依。湿热一清，下焦从此清宁，胞脉由是安定。全方药证相合，故可收效。若病不属实证，则非所宜。随症随期而变通，使湿祛而热无所附，热除则湿无所依。湿热一清，下焦从此清宁，胞脉由是安定。全方药证相合，故可收效。若病不属实证，则非所宜。

八十二、助孕系列方治疗不孕症临床体会

自 1990 年以来，笔者用助孕系列方少腹逐瘀汤、雄鸡汤、益气活血化瘀汤治疗不孕症 50 例，收到了较满意效果。现报告如下：

（一）临床资料

本组观察 50 例患者均为女性不孕而排除男方原因者，均符合原发性不孕症或继发性不孕症之诊断标准。其中原发性不孕症 23 例，继发性不孕症 27 例；年龄 23 ～ 26 岁者 19 例，27 ～ 30 岁者 22 例，31 ～ 34 岁者 9 例，平均年龄 28 岁；伴盆腔炎症者 28 例；病程最短 2 年，最长达 10 年。

（二）治疗方法

1. 经期服用少腹逐瘀汤

当归 10g，赤芍 6g，延胡索、没药、川芎、肉桂、小茴香、炮姜各 5g。水煎服，日 1 剂。

2. 经净后 1 ～ 5 天服雄鸡汤

大雄鸡 1 只，胡椒、丁香、小茴香、陈皮、当归各 10g，生姜 50g，葱白 100g，食盐少许。用纱布包上药置鸡腹内，锅中加水 3000mL，炖至肉熟吃肉喝汤，分 3 ～ 4 天服完。

3. 经净后第 6 天至下次月经来潮前服益气活血化瘀汤

生黄芪 30g，红藤 30g，薏苡仁 10g，败酱草 30g，失笑散 15g，桃仁 10g，红花 10g，丹皮 10g，赤芍 10g，枳实 10g，制大黄 10g。水煎服，日 1 剂。下次月经来潮仍如前法，直至怀孕。

（三）治疗结果

经上述治疗，1 个疗程受孕者 19 例，2 个疗程受孕者 22 例，3 个疗程受孕者 7 例，无效 2 例，总有效率 96%。

（四）典型病例

雷某，女，27 岁。1992 年 4 月 21 日初诊。主诉：婚后 4 年，经夫妇双方多次检查均无异常，但不受孕。问诊：末次月经 3 月 25 日，经色、质、量均无异常。望诊：发育正常，舌质淡红，苔薄白。脉诊：脉细弱。妇科检查：外阴已婚未产式，子宫发育正常，无特殊体征。给少腹逐瘀汤 5 剂，于月经来潮的第 1 天开始煎服，每日 1 剂，经止服完。经后第 1 天起服用雄鸡汤，3 ～ 4 天服完。次月受孕。

（五）体会

造成原发性不孕症的原因常见于肾精不足，肾阴、肾阳功能失调。现代医学所指的常见病因为卵巢功能失调、子宫发育不良。造成继发性不孕症的原因主要是痰湿、瘀血，以现代医学所指的盆腔炎、附件炎所致的输卵管阻塞不通为多见。笔者综合上述原因辨证治疗，对原发性不孕症在月经期间，遵照王清任的思想，给少腹逐瘀汤。王清任说：此方“种子如神”，有“天下种子第一方”之说。在月经净后给雄鸡汤，调节肾阴、肾阳，促其妊子。对继发性不孕症和原发性不孕症有盆腔炎（包括盆腔结核、子宫内膜结核）者，除少腹逐瘀汤、雄鸡汤外，平时给益气活血化瘀汤，益气活血，行气利湿，促进炎症的消散吸收，达到清宫、通管、妊子的目的。

八十三、输卵管阻塞性不孕症临床治疗进展概述

输卵管阻塞是女性不孕症中最常见的原因之一，有人统计约占女性不孕的30%～40%，其中主要由于慢性输卵管炎症引起。本文就慢性输卵管阻塞性不孕症的中西医治疗近况综述如下：

（一）内治疗法

1. 分型论治

李祥云等将本病分为五型：①气滞血瘀型。常用药物：当归、鸡血藤、泽兰、穿山甲、路路通、柴胡、白术、香附、白芍、丹皮、乌药、木香、橘叶、橘核、苏木等。②寒湿瘀滞型。常用药物：鸡血藤、当归、三棱、莪术、附子、肉桂、菟丝子、淫羊藿、锁阳、紫石英、炮姜等。③痰湿瘀滞型。常用药物：浙贝母、苍术、白术、生牡蛎、黄药子、皂角刺、昆布、夏枯草、海浮石、丹参、赤芍、穿山甲、路路通、当归、鸡血藤、泽兰等。④气滞血瘀型。常用药物：党参、黄芪、白术、茯苓、山药、赤芍、陈皮、当归、川芎、桃仁、丹参、鸡血藤、穿山甲、路路通等。⑤热盛瘀阻型。常用药物：红藤、败酱草、蒲公英、半枝莲、黄芩、黄柏、赤芍、三棱、莪术、土鳖虫等。共治疗75例，治愈率88%。贝润浦治疗此病有疏通三法：①疏闭通

瘀法。药用：当归、桃仁、三棱、莪术、王不留行、地鳖虫、红花、穿山甲、泽兰、路路通、虎杖、马鞭草等。②疏肝通络法。药用：柴胡、赤芍、白芍、郁金、桃仁、延胡索、八月札、川楝子、橘叶、橘核、鸡血藤、香附、乌药、牛膝等。③软坚通结法。药用：炙鳖甲、穿山甲、浙贝母、土鳖虫、路路通、牛膝、黄药子、牡蛎、海藻、夏枯草、海浮石、海螵蛸、乌贼骨、生茜草等。刘健将本病分为四个类型，先处以基本方：三棱、莪术、穿山甲、路路通、土鳖虫、丹皮、丹参、香附、川楝子。再按每型加减用药，其中气滞血瘀型加柴胡、木香、橘叶、橘核、苏木；肾虚夹瘀型加熟地黄、菟丝子、续断、杜仲；湿热瘀阻型加红藤、败酱草、黄芩、黄柏、赤芍；痰湿瘀滞型加象贝母、生牡蛎、夏枯草、黄药子、皂角刺等。李玲等将本病分为肝经瘀阻、肝郁肾虚和肾虚夹瘀三型，其中肝经郁阻型用通管汤：当归、熟地黄、赤白芍、川芎、桃仁、薏苡仁、红花、海螵蛸、红藤；肝郁脾虚和肾虚夹瘀型用通管Ⅱ号：熟地黄、当归、白芍、川芎、桃仁、红花、菟丝子、淫羊藿、肉苁蓉、鹿角霜、香附、败酱草。治疗40例，妊娠率为50%，平均治疗时间6～9个月。

2. 专病专方的应用

曹淑俐等用自拟输卵管疏通汤：穿山甲、路路通、红花、紫花地丁、败酱草、王不留行、川芎、当归、赤芍等。治疗100例，治愈率57%，其中妊娠率28%。刘承云等用自拟助孕通卵汤：熟地黄、当归、赤芍、白芍、川芎、炮山甲、皂角刺、三棱、莪术、制乳香、制没药、昆布、淫羊藿、紫石英等。治疗72例，总治愈率为87.5%。蔡小荪用自拟通络方：皂角刺、王不留行、月季花、地龙、降香等。李广文用自拟通任种子汤：香附、丹参、赤白芍、桃仁、红花、川芎、当归、连翘、小茴香、络石藤、炙甘草。吴新华等自拟疏通卵管基本方：丹参、赤芍、当归、桃仁、红花、路路通、王不留行、川芎、穿山甲等。用少腹逐瘀汤化裁治疗本病者为数不少，如樊素琼、林浩然、王支铭、王爱华等。

3. 中药药对的应用

传统药对三棱与莪术、乳香与没药、桃仁与红花、穿山甲与王不留行、蒲黄与五灵脂等活血祛瘀之品，选一至数对用于治疗输卵管阻塞，常可收到事半功倍的效果。此外，各地不断发掘出对于本病有确切疗效的药对，如刘健用穿山甲配路路通，可增强祛风通络、祛瘀血、除积聚之功，能携引破血逐瘀诸药，直扑病所。再如海螵蛸配生茜草，该药对源出《素问·腹中论》，名“四乌鲗骨一藘茹丸”，岳美中认为可治输卵管狭窄，李玲等认为二药具有收涩止血和活血消瘀的双重作用。

4. 单味中药的作用

许润三等人的经验是，水蛭、䗪虫、皂角刺、白芥子等具有化瘀通管的作用，而蜈蚣、海藻、昆布、大戟等则对于结核性输卵管阻塞疗效较好。

5. 中药人工周期疗法

本法适用于输卵管不通伴有卵巢功能失调者。具体方法是：卵泡期配合滋肾养阴之品，代表方如左归饮；排卵期配合养阴通络药物，如养精种玉汤；黄体期合用温补肾阴药，方用金匮肾气丸（汤）；行经期酌配活血通络药，如桃红四物汤等。

6. 静脉给药

丹参注射液 10mL，加入 10% 葡萄糖液 500mL 中静脉滴注，每日 1 次，10 天为 1 个疗程。

7. 组织疗法

胎盘组织液 4mL 肌肉注射，每日 1 次。伴有湿热者，加用鱼腥草注射液。

（二）外治疗法

1. 输卵管通液术

李广文主张，凡是女性不孕症者，不论原发或继发，一律作输卵管通液术，因此法不仅可测定输卵管是否通畅，而且有一定治疗作用。

2. 宫腔注药

输卵管再通术后经宫腔注射药物可起到局部消炎，松解粘连的作用，从而达到使输卵管保持通畅的理想效果。常用中药制剂板蓝根注射液 4mL 或复方丹参注射液 4mL，加注射用水至 15mL。西药：庆大霉素 8 万单位，透明质酸酶 1500 单位（或 α－糜蛋白酶 5mg），地塞米松 5mg，用生理盐水 20mL 稀释。月经干净 3 天后，每周注射 2 次，或隔日注射 1 次，至排卵。

3. 输卵管插管注药

操作方法同宫腔镜直视下输卵管插管通液试验。药物为庆大霉素 16 万单位，普鲁卡因 80mg，氢化可的松 20mg，加注射用水 20mL，每侧缓慢加入 10mL。每月 1 次，连续注射 3 次。这种方法优点在于解决了因子宫膨充及反射性引起的输卵管口痉挛，由此造成药物不能注入的问题，雷贞武用此法治疗，有效率达 70%。

4. 中药阴道灌洗

用丹参、赤芍、川楝子、川芎、制乳香、制没药等，水煎成

200mL，于月经干净3天后，每月阴道灌洗1～2次，10天为1个疗程。

5. 阴道侧穹窿封闭

用卡那霉素0.5g，醋酸强的松25mg，2%普鲁卡因1mL。注射前做普鲁卡因过敏试验，经净后于单侧或双侧穹窿部注射，隔2天1次，每个月经周期注射3～5次，3个周期为1个疗程。

6. 中药保留灌肠

常用药物：透骨草、皂角刺、制乳香、制没药、丹参、赤芍、桃仁、当归、三棱、莪术、红花、路路通等活血化瘀通络药。伴有盆腔炎者加红藤、蒲公英、败酱草、鸭跖草、苦参、土茯苓、威灵仙、紫花地丁等清热解毒利湿药物。上药斟酌配方，浓煎成100mL，每晚排便后保留灌肠，温度以39℃左右为宜，经期停用。

7. 中药离子透入

采用ZGL–1型直流感应电疗机，阴极放在八髎穴，阳极放在关元穴。阴极部位贴敷浸过“妇透I号”的吸水纸（妇透I号组成：桃仁、皂角刺、败酱草等。浓煎成2000mL药液）。通电后，通过离子穴位透入作用达到局部活血化瘀的目的。于经净第3日起，每日1次，连续10日，连用3个周期，如治疗后有不规则出血或月经失调，可暂停。

8. 氢–氖激光穴位照射

取子宫穴、中极、气海、关元，配肾俞、关元俞等穴。每次取穴4对，每穴照射5分钟，从月经第6天开始治疗，每日照射1次，15次为1个疗程。上法除能消炎外，尚能改善卵巢功能，且无明显副作用。

9. 中药外敷

用七厘散少量，撒入麝香虎骨膏中，敷贴两侧少腹，两天换药 1 次，敷 4 天，休息 2 天。

10. 敷脐疗法

肉桂与细辛等量研末，用凉开水调湿敷脐，以填平脐眼为宜，用护创膏胶布固定，每两天换药 1 次，敷 4 天，休息 2 天。

11. 手术治疗

输卵管周围炎可用分离粘连治疗，效果一般较好。伞部闭锁可用造口术处理，但较重的输卵管积水不是造口术的适应证。中段闭锁段加切除闭锁部，再继以两端吻合术，峡部闭锁须切除峡部，再将远端输卵管移入子宫角，炎症导致的输卵管病变，除了闭锁外，还破坏了其蠕动功能和内膜结构，这是整形术难以解决的问题，近代显微外科的问世，使手术效果有所改善。

12. 输卵管导管扩张再通术

1987 年美国开始研究此方法，取得了 88% ～ 95% 的再通率。近年来我国引进此项技术，连方等对 3 例患者成功地进行了导管扩张再通术。此法疗效可靠，无手术创伤，操作简便，易于推广。缺点是易再度粘连，异位妊娠发生率高。实验证明，活血化瘀中药有抑制炎症反应，抑制纤维结缔组织增生，促进上皮组织再生，恢复输卵管功能等作用，因此，采用输卵管导管扩张再通术后，再配合中药内服或宫腔注射，可弥补扩张术的不足。这种方法可能是目前治疗输卵管阻塞的最佳方法，无疑为提高再通率与妊娠率，开辟了一条行之有效的广阔途径。

参考文献（略）

八十四、孕育饮系列方治疗不孕症临床体会

笔者以孕育饮系列方治疗不孕症146例，疗效满意。现报告如下：

（一）临床资料

本组146例中，年龄最小者22岁，最大者38岁；病程最短者2年，最长者12年，其中2年者15例，3年者42例，4年者39例，5年者36例，6～10年者10例，10年以上者4例。属原发性不孕症者133例，继发性不孕症者13例，配偶精液常规检查均正常。

（二）治疗方法

按照中医辨证施治的原则，根据患者临床症状分为两型进行治疗。

1. 肾虚型（排卵障碍性不孕）

症见：月经后期，量少色淡，面色晦暗，腰酸腿软，性欲淡漠，舌淡苔白，脉沉细或沉迟。内服孕育丹1号方：

紫石英 50g	熟地黄 20g	白芍 20g	续断 20g
淫羊藿 20g	枸杞子 20g	菟丝子 20g	附片 5g
肉桂 5g	当归 10g	丹皮 10g	川芎 15g
赤芍 15g	香附 15g		

方中紫石英为主药，用以补肝肾，促排卵；熟地黄补血调经，滋阴补肾；附片、肉桂补阳温中经脉；丹皮凉血活血消瘀；当归、白芍补血养阴调经；川芎、赤芍养血活血；续断、菟丝子

温补肝肾，调整阴阳；枸杞子补肝肾益精血；淫羊藿补肾壮阳，强腰固冲；香附理气。诸药合用共奏温肾养肝、调经助孕之功。

2. 肝郁型（输卵管阻塞型不孕）

症见：经期先后不定，经来腹痛，行而不畅，量少，有小血块，经前乳房胀痛，精神抑郁，烦躁易怒，舌质正常或暗红，苔薄白，脉弦。内服孕育丹 2 号方：

干姜 10g	肉桂 5g	小茴香 5g	当归 10g
蒲黄 10g	贝母 10g	五灵脂 10g	丹参 15g
香附 15g	川芎 15g	赤芍 15g	白芍 20g

方中小茴香入肝经理气止痛；干姜温经止血；丹参、赤芍活血祛瘀，清热凉血止痛；当归活血补血；丹参活血行气，加香附理气，更增活血祛瘀之力；灵脂既能行血亦能止血；没药散血祛瘀，消肿镇痛；蒲黄止血，化瘀，止痛；肉桂温肾补阳；贝母清热散结；白芍补血敛阴，缓急止痛。诸药合用共奏活血祛瘀、消肿止痛之效。

（三）治疗结果

146 例患者中，半年内妊娠者 32 例，半年～ 1 年妊娠者 68 例，1 ～ 2 年妊娠者 24 例，2 年以上妊娠者 20 例，2 例无效。

（四）典型病例

童某，女，28 岁。1991 年 3 月 12 日初诊。患者结婚 3 年未孕。月经 14 岁初潮，周期 30 ～ 35 天，量少腹冷痛、色淡红，持续 5 ～ 7 天。爱人精液检查正常。经多次妇科检查，外阴、阴道正常，宫颈稍滑，宫体大小及活动度均正常，双侧附件无异常。诊断为子宫发育不良性不孕症，黄体功能不足。脉象细弱，舌质淡红，苔薄白而滑。证属脾肾两虚，化源不足，冲任亏损，胞脉失养而致不孕。投孕育丹 1 号方 7 剂，药后症减，月经周期变为 28 天，量多色红。1991 年 5 月受孕，1992 年 2 月喜生一健康男婴。

（五）体会

肾虚性不孕，从现代医学角度讲，妇科检查多无器质性病变，主要由于丘脑—垂体—卵巢性腺轴功能失常，使卵巢不能正常排卵而致不孕。

肾气充盛是卵巢功能正常的基础，肾与排卵功能及受孕有直接关系。排卵功能障碍的不孕症患者，都有不同程度的肾虚表现。据报道，补肾药能使实验大白鼠增加垂体和卵巢的重量，提高垂体对下丘脑促黄体生成素释放激素（LH–RH）的反应，分泌更多的促黄体生成素（LH），又能提高 HCG/LH 受体功能，从而改善内分泌调节机能，诱发排卵。动物实验及临床案例证实，紫石英确有兴奋卵巢功能和提高性欲的作用。输卵管不通会影响精子与卵子在输卵管内的结合而导致不孕。患者多有附件炎病史，有少腹痛的症状。根据“通则不痛，痛则不通”的原理，2 号方中的活血祛瘀药，既可消除输卵管炎症引起的少腹疼痛，又可以促进炎症吸收，改善血液循环，调整内分泌，改善黄体的功能。

八十五、毓麟珠汤治疗肾虚不孕症剖析

毓麟珠汤出于张景岳的《景岳全书 · 妇人规 · 子嗣类》篇

中，张氏在此篇中论述了孕育的机理及不孕的证治，在学术思想上重脾肾，提出调经种子之法："亦唯以填补命门，顾惜阳气为之主，然精血之都在命门，而精血之源又在二阳心脾之间。"原方由12味药物组成：人参、白术、茯苓、炙甘草、当归、川芎、白芍、熟地黄、菟丝子、杜仲、鹿角霜、川椒。女子不孕的原因，可概括为两大类：一是先天生理缺陷，此非药物所能解决，是属所谓绝对不孕；一是属于病理性变化而致不孕，经过治疗后，仍有受孕的可能。这里主要讨论后者。临床上，毓麟珠汤主要用于治疗肾阳虚之不孕。症见：婚后多年不孕，月经量少，色淡质稀，面色晦暗，腰酸腿软，性欲淡漠，平时白带绵绵，四肢欠温，大便不实，小便清长，舌淡苔白，脉象沉弱。治以温肾填精，补气养血，调冲种子。选毓麟珠汤加淫羊藿、香附。方中四物汤补血活血，四君子汤健脾益气，以助生血；菟丝子、杜仲、鹿角霜、川椒温肝肾，填精血，调冲任，补命门；加淫羊藿能增补肾温肾之力，并能促进性腺分泌，诱发排卵；加香附理气活血使冲任调畅。全方温补先天肾气以生精，培补后天脾胃以生血，佐以活血调经补冲任，使精气充盛，冲任通畅能相滋，自能摄精成孕。受孕是一个复杂的生理过程，必须女子"肾气盛，天癸至，任脉通，太冲脉盛，月事以时下"，男子"肾气盛，天癸至，精气溢泻，阴阳和……两神相搏，合而成形"。若肾气虚弱，精血不足，冲任脉虚，温煦无权，则胞宫虚寒，不能摄精成孕，故不孕与肾的关系最密切，毓麟珠汤恰为肾虚不孕的首选方之一，而且对肝肾阴虚、脾肾阳虚及子宫发育欠佳等证，都可在此方基础上进行加减。若属阴肾阴虚者，婚久不孕，月经量少色鲜红，头眩耳鸣，五心烦热，舌质红少苔，脉细数，主方去川椒、鹿角霜，加山萸肉、女贞子、旱莲草、龟板；若肝肾阴虚，症见头晕，两眼干涩，心烦易怒，舌质红，苔薄黄，两脉弦数者，主方去川椒、鹿角霜，加何首乌、黑栀子、生地黄；若脾肾阳虚者，症见形体肥胖，婚久不孕，月经后期，色淡质稀，甚者闭经，面色㿠白，纳呆，舌质淡，苔白腻，脉缓滑无力或涩，原方去白芍、熟地黄，加丹参、苍术、淫羊藿、白芥子；若先天禀赋不足，子宫发育欠佳，月经正常，量少或闭经，婚久不孕，舌体瘦小，舌质淡红，脉细者，在原方基础上加胎盘粉、阿胶、山萸肉，用血肉有情之品，补肝肾益精血，在促使子宫发育的同时调经种子。

总之，毓麟珠汤是治疗不孕症的首选方之一，主要适用于肾阳虚不孕，凡肾虚精亏，气血虚弱，冲任不调所致不孕，皆可以之为基础方加减治疗，能取得满意的效果。

八十六、逍遥散治疗不孕症临床观察

不孕症多由常见的妇科疾病引起，少数也可由全身性疾病引发。此外，先天性生理缺陷中的螺、纹、角、鼓、脉即所谓的“五不女”，也会导致妇女不孕。除先天性生理缺陷引起的不孕症外，其他原因引起的不孕症通常能用药物治疗。

中医学认为，妇女肾气旺盛，气血充沛，任通冲盛，月事如期，两精相搏，方能成孕。可见不孕症的病因病机，不外是由于肾气虚衰、精血不足、肝郁气滞、痰湿阻滞等造成冲任气血功能失调，致使机体不能摄精成孕。故治宜补肾疏肝，解郁和营，调和冲任。选用逍遥散加减治疗本病较为合适。逍遥散出自《太平惠民和剂局方》，由当归、白芍、柴胡、茯苓、白术、甘草、薄荷、煨姜组成。方中当归、白芍养血柔肝，柴胡疏肝解郁，加少许薄荷以增强其疏散条达之力，茯苓、白术、甘草培补脾土，煨姜与当归、白芍相配，能起到调和气血的作用。《女科撮要》在逍遥散的基础上加丹皮、焦栀，名丹栀逍遥散，也为后世医者所常用。逍遥散，不收不散，为疏肝解郁、健脾和营之良剂。既适于治疗内科肝郁气滞、脾失运化之症，也治疗妇科肝脾失和等疾病，对不孕症亦能奏效。

妇女因忧思恚怒，易使肝郁气滞，疏泄失常，导致气血不和，络脉阻滞，难以摄精成孕。《傅青主女科》云：“妇人有怀抱素恶，不能生子者……是肝气郁结，治法必解四经之郁，以开胞络之门。”故方选逍遥散加减疏肝解郁，调和冲任，治疗本病较为合适。

临床运用逍遥散时，应结合病情随症加减。偏肾虚者，可加菟丝子、杜仲、枸杞子、紫石英、巴戟天等；偏气滞者，加八月札、青皮、绿梅花、香附等；偏血虚者，加紫河车、阿胶、熟地黄，并重用当归；偏气虚者，加党参、怀山药、扁豆等。临床只要辨证清楚，运用灵活，加减得当，就能取得良好效果。如王某，女，32岁，农民。婚后12年未孕，多方治疗无效。平时白带多，质清稀，6～7天经净，月经先后无定期，量时多时少，色暗，夹血块，经前乳房胀痛牵及小腹两侧，喜叹息，嗳气频频，胃纳欠佳。诊见：面色无华，脉弦，舌润，苔薄白。妇科检查未见异常。丈夫健康。证属肝郁兼脾虚型，肝郁气滞，气血不和，络脉受阻。宜疏肝解郁，健脾调经，予逍遥散加味治之。处方：

当归10g　香附10g　八月札10g　白芍15g

茯苓 15g	白术 15g	党参 15g	柴胡 4g
炙甘草 5g	薄荷 3g（后入）	炮姜 3g	怀山药 20g

每日 1 剂，水煎内服，续服 20 剂。并嘱心情要舒畅，平心定意以养其血。月余后经水逾期未行，感到精神倦怠，晨起恶心，查尿妊娠试验（+），后足月剖宫产一女婴，母婴俱安。患者婚后 12 年未孕，经多方治疗无效，抑郁忧伤，致使肝郁气滞，郁久犯及脾胃，故胃纳欠佳，喜叹息，嗳气频作，经水先后无定。而妇科检查无异常，说明不是由生理缺陷造成不孕，故治当疏肝解郁，健脾和营。以逍遥散为主治疗，药证相符，所以收效甚捷。

肝为藏血之脏，体阴而用阳，主疏泄，喜条达。肝之疏泄藏血功能对人体的内外协调、气血平和有着极为重要的作用。《广嗣纪要》云："求子之道……女子贵平心定意以养其血。"肝血调匀，则血脉和通，经候如期，阴阳交合，胎孕遂成。反之，木郁不达，肝气不得疏泄，则气血不和，络脉受阻，就会酿成不孕。《济阴纲目》云："凡妇人无子，多因七情内伤……不能受孕。"所以先贤有"郁则达之，种子必先调经"之说。笔者治疗不孕症，每以疏肝解郁、健脾和营的逍遥散化裁为先，务使郁开，肝气畅达。如此施治，孕育之机自然而至。

八十七、不孕症临床用药拾零

（一）治输卵管不通善用猪蹄甲

输卵管不通是女性不孕症的常见病因，其治疗难度较大。笔者治不孕症，善在大队通经活络药中加入猪蹄甲，收效满意。尝谓：甲乃筋之余，咸平无毒，具有开破之性，既可消伏热痈毒，又能破瘀通经，是味安全有效之药。

杨某，女，29岁。1969年10月12日初诊。患者结婚7年，未孕。经妇科检查诊为输卵管不通（双）。近一年多来，又患有肾盂肾炎。屡经药物治疗，未收全功。诊见：舌质紫暗，苔黄薄腻，脉涩略数。处方：

猪蹄甲 15g	橘核 15g	路路通 15g	丹皮 12g
怀牛膝 12g	香附 12g	地骨皮 9g	木通 9g
穿山甲 9g	地龙 9g	川萆薢 9g	红花 9g
车前子 9g	茯苓 9g	生甘草 6g	

每月经前后各服药7剂，于翌年3月怀孕，及期生产，母子安然。

（二）治肝郁不孕惯用生麦芽

麦芽一药，多用以消食、和中、下气。笔者治肝郁气滞型不孕症时，每每投入，收效捷彰。张锡纯云："麦芽……虽为脾胃之药，而实善舒肝气。夫肝主疏泄，为肾行气，为其力能舒泄，善助肝木疏泄以行肾气。"诚如《本草求原》中说："（麦芽）凡怫郁致成膨膈等症用之甚妙，人知其消谷而不知其疏肝也。"麦芽是笔者治疗肝郁无子的惯用药，临床实践表明，在求本方中加入此药，便能明显提高疗效。麦芽用量不能过大，亦不宜久服，因有"久食消肾"（《食性本草》）之弊。

秦某，女，31岁。1982年3月21日初诊。结婚8年未孕，一向经行后期，每经前全身酸楚，头晕目干，腰酸乏力，胸乳、小腹胀痛，经来涩少，两天即净，舌质鲜红，苔白乏津，脉弦细数。证属肝郁气滞，肾阴亏虚。处方：

熟地黄 30g	当归 20g	菟丝子 15g	白芍 20g
麦芽 15g	枸杞子 15g	何首乌 15g	香附 15g
赤芍 20g	川芎 10g	女贞子 15g	橘核 12g
橘叶 12g	柴胡 12g	路路通 15g	

守方服药 16 剂，遂孕。

（三）治不孕主张男女双方服药

不孕症男女俱病者为数颇多，医者往往多注重或男或女单方进行治疗。笔者认为，婚后不孕男女皆有责任，都必须进行检查，若非绝对单方因素造成者，宜男女双方同时用药，倘若因为女子不孕导致夫妻关系失谐者，愈要男女双方同时服药。经临床观察，这样可以明显提高治疗效果。其因可能有二：其一是药物作用。男女同时服药以后，男方可使精液质量提高，女性可使受孕能力增强。其二是心理作用。心理精神因素在不孕症临床上有着不可低估的作用，特别是女性患者表现尤为突出，其治疗效果，在很大程度上取决于患者的心理状态。看起来，这样治疗是一种浪费，其实则不然。这是对男女双方的精神安慰。此类验案，不胜枚举，兹不赘述。

（四）治久婚不孕每用活血化瘀药

不孕症的形成与诸多因素有关，如肾虚宫寒、肝郁气滞、痰湿留聚等，这都是不孕症的常见证型。笔者认为，不孕症不论属于哪一证型，多数都有导致气滞血瘀的病理因素。盖因久婚不孕，盼子心切，气机难以畅通，“气为血帅，血随气行”，气机不利，则血运不畅，久而久之每可形成瘀血内阻，故笔者治疗久婚不孕者，每每投入活血化瘀之药。实践证明，在求本方中加入活血化瘀药物，可明显提高治疗效果。笔者多选用四物、桃仁、红花、失笑散、益母草等，尤以益母草用之为多。《本草汇言》谓“益母草，行血养血，行血而不伤新血，养血而不滞瘀血”，颇适宜女子之用。尝治一例，结婚经年不孕，屡经诊疗，服药数百帖，观其前方，药证合拍，笔者在前医处方之基础上，增入益母草、失笑散，月余即收全功。

八十八、补肾活血胎孕饮治疗不孕症临床体会

笔者自 1985 ～ 1996 年，运用自拟补肾活血胎孕饮治疗不孕症 642 例，效果良好，今不揣浅陋，介绍如下，以供同道参考。

（一）临床资料

本组 642 例，均为婚后 2 年以上，未曾孕育的妇女。年龄自 22 ～ 44 岁，平均 33.3 岁。其中 20 ～ 30 者 412 例。占 64.2%；31 ～ 40 岁者 189 例，占 29.4%；41 ～ 44 岁者 41 例，占 6.4%。婚后 2 ～ 5 年不孕者 213 例，占 33.1%；6 ～ 10 年不孕者 287 例，占 44.7%；11 ～ 15 年不孕者 109 例，占 16.9%；15 ～ 23 年不孕者 33 例，占 5.3%。全部病例均经 B 超、妇科检查、妇科特检（输卵管通气、造影）等检查：其中幼稚子宫 98 例，子宫内膜炎 134 例，输卵管不通 84 例，卵巢囊肿 52 例，附件炎 193 例，宫颈炎 63 例，未发现明显器质性病变者 18 例。

（二）药物及方法

本组患者自就诊日开始，停用其他药物，一律服用补肾活血胎孕饮。

基本方：

当归 18g	蛇床子 15g	肉苁蓉 15g	泽兰 12g
山茱萸 15g	补骨脂 15g	桑寄生 15g	泽泻 15g
红花 10g	菟丝子 25g	赤芍 12g	益母草 15g
川芎 10g	覆盆子 15g	丹参 10g	

水煎，日 1 剂，口服 3 次，正值经期第一天开始服药，18 天 1 个疗程，一般服用 2 ～ 3 疗程，加减法：①肾阳虚者，去红花、赤芍，加巴戟天 10g，鹿角霜 15g。②肾阴虚者，去补骨脂，加生地黄、何首乌、女贞子各 10g。③脾虚者，去赤芍、泽兰，加党参、白术、枸杞子、鸡血藤各 12g。④肝郁不孕者，去肉苁蓉、补骨脂，加制香附、郁金各 12g，天花粉 6g。⑤宫寒不孕者，去泽兰、红花，加肉桂、巴戟天、乌药各 10g。⑥血热不孕者，去肉苁蓉、补骨脂，加山栀 15g，丹皮 10g。⑦血瘀不孕者，去补骨脂、蛇床子，加延胡索、制土鳖虫各 12g。⑧气滞不孕者，去肉苁蓉，加莪术、薤白各 10g，木香 6g。⑨血虚不孕者，去红花、赤芍，加枸杞子、阿胶、黄精各 12g。⑩痰湿不孕者，去补骨脂、蛇床子，加云苓 20g，紫石英 15g，天南星、天花粉、天竺黄各 10g。

（三）治疗结果

642 例中，治愈 316 例，治愈率（受孕率）为 49.2%，其中

1个疗程后治愈者274例，占治愈人数的86.7%。中医分型与疗效关系见下表（表11）。本组不孕原因从表中可以看出，以肝郁、肾阳不足、肾阴亏损最多，共388例，占本组60.4%。辨为肝郁气滞、血瘀、子宫虚寒者最少，共43例，占本组6.7%。

表11　中医分型及疗效关系

	肾阳虚	肾阴虚	脾虚	肝郁	子宫虚寒	血热	血瘀	气滞	血瘀	痰湿
治疗例数	126	94	32	168	18	58	14	11	69	52
治愈例数	76	30	13	97	12	21	5	3	41	9
百分比	60.3	41.5	40.6	57.7	66.7	36.2	35.7	27.2	59.4	17.3

（四）典型病例

胡某，女，39岁，厦门市人。1986年2月12日初诊。主诉：婚后14年不孕。患者于1972年结婚，其夫身健。因婚后3年不孕，曾四处求治8年，因效果不佳，嗣后的6年已停止治疗。半月前月经适至，当日即净，乳房及小腹胀痛不已，伴头昏、腰酸、神疲，故来求治。追问其月经于17岁初潮，一直先后无定期，经行时伴有腰酸胀痛及两乳胀痛。近两年来月经后期，二三月到半年一至，量少色淡，持续1～2天即净。

刻诊：面色暗淡，舌红，苔微黄，脉细而稍弦。妇科检查：子宫小于正常者，后倾，双侧附件呈炎性增粗。肝郁气滞，肾精亏损，冲任失调。投基本方加制香附、茺蔚子各12g。续服12剂后，月经来潮，量多色红，乳房胀痛若失，仅小腹尚有微痛，4天经净。1986年3月1日二诊：自感好，按上法续服2个疗程。

1986年5月19日三诊：月经近3个月未行，自感纳差、神疲，查妊娠试验（+）。1987年1月4日，喜得一子。

（五）体会

1. 女子不孕，其因甚多，或心、肝、脾、肾机能失常，冲任失调，或气血不和。笔者结合临床经验认为，肾虚、肝郁血滞为本病之中心环节。肾阴、肾阳实际上是肾中精气生理功能效应的概括。不孕症患者往往呈现出各有侧重的精气阴阳不足的病理表现。由于阴阳互济，精气互化，因而治疗不孕症当补肾精、肾气。正如张景岳说："女子之胞，子宫是也，亦出纳精气，而成胎孕者为奇。"又女子以血为主，以肝用事。如肝气郁结，血为气滞，亦致冲任不和。故因虚、因寒、因滞、因痰，均可致胞脉失养或胞脉不畅而不孕。

2. 补肾活血饮方中，肉苁蓉、补骨脂、桑寄生、菟丝子等补肾阳之品为主，少佐一味山茱萸，取扶阳为主，阳生阴长之义。肾气充，肾阳壮，胞宫之气亦旺，且气生精，有利于发挥肾精主司人体繁衍生殖的机能。女子经胎孕产以及授乳，均"以血为本"，因虚、因寒、因滞，均可导致瘀血的病理变化。本方中又并用了当归、赤芍、丹参、益母草、泽兰、红花、川芎等活血化瘀养血之品，使瘀去新生，血精互化，气血和调，则可望达到调整胞宫功能之目的。

3. 由于不孕症患者个体体质诸因素不同、病程阶段的具体病理也有所差异，考虑到这一具体特点，笔者制定出10种加减法，灵活运用。这种基本方辅以加减法，攻补兼施的治则思想，提高了不孕症的治疗效果，缩短了疗程，具有较好的临床意义。

八十九、补肾育精饮治疗不孕症临床体会

近年笔者以自拟补肾育精饮为主治疗不孕症 188 例，收效明显，现报告如下：

（一）临床资料

病例选择以结婚 2 年以上。且排除男方不孕因素，经妇科检查生殖系统无异常，性生活正常，婚居 2 年以上不孕妇女为观察对象，共 188 例。年龄在 22 ～ 38 岁，24 ～ 28 岁者占 87%。其中原发不孕 179 例，继发不孕 9 例；不孕时间 2 ～ 4 年者 168 例，4 年以上者 20 例。中医辨证，160 例属肾虚型，症见：腰痛背酸，神疲，面色晦暗，性欲淡漠，小便清长，月经不调（以后期为多见）舌淡苔白，脉沉细或沉迟，下眼睑色泽晦暗，俗称“黑眼圈”，舌边每见齿痕。20 例属血瘀气滞型，症见：胸胁满闷，善太息，少腹痛拒按，经涩滞不爽，舌紫暗或边有瘀点，脉弦涩或沉迟。3 例属痰湿型，症见体形肥胖，经行延后，甚或闭经，带多质稠，面色㿠白，胸闷泛恶，苔白腻，脉滑。BBT 表现：高温相持续天数均 <12 天。波型亦不一致，可见锯齿形、爬坡形及马鞍形。

（二）治疗方法

本组 188 例均以补肾舒肝健脾为法，以自拟补肾育精汤为基础。处方：

巴戟天 15g　杜仲 15g　补骨纸 15g　菟丝子 15g

女贞子 15g　枸杞子 15g　覆盆子 15g　五味子 15g

肉苁蓉 15g	淫羊藿 15g	龟板胶 10g	鹿角胶 10g
丝瓜络 6g	地龙 6g	白术 6g	柴胡 6g
甘草 6g			

经前加淫羊藿，经后加山萸肉、生地黄、熟地黄、川芎。偏肾阳虚者，加熟附片、肉桂；偏肾阴虚者，加旱莲草、天冬、麦冬。月经周期第 5 天开始服，每日 2 次，每个月经周期为 1 个疗程。

（三）疗效观察

1. 疗效标准

痊愈：治疗 1 年内怀孕且正常生产者。好转：治疗 1 年内怀孕而流产或未孕而临床症状好转者。无效：治疗 1 年未孕且临床症状均未改善者。

2. 治疗结果

痊愈 157 例，占 83.5%，其中 1 ～ 3 个疗程治愈 107 例，4 ～ 6 个疗程治愈 20 例，7 ～ 9 个疗程治愈 7 例，10 ～ 12 个疗程治愈 3 例。好转 21 例（怀孕而流产者 5 例，临床症状改善者 16 例）占 11.2%。无效 10 例，占 5.3%。总有效率 94.6%。

（四）典型病例

崔某，女，26 岁，工人。1993 年 1 月 26 日初诊。主诉：婚居 2 年未孕，16 岁初潮，周期 28 ～ 30 天，色淡量少，腰痛背酸，面色无华，黑眼圈，舌边有齿痕，大便时溏，小便清长，身体消瘦，时有胁痛，善太息，舌淡苔薄白，脉象沉弦。爱人精液常规检查正常。拟补肾疏肝，调冲任为治。给予补肾育精汤加减治疗，经期后5天服至经期停服，每日2次。连服2个周期，于1993年4月27日化验，妊娠试验（+），同年足月顺产一男婴。

（五）讨论

肾虚是导致不孕的重要原因，现代医学认为从“下丘脑—垂体—卵巢轴”的角度分析认为不孕与性腺激素分泌不全密切相关。中医学认为，肾为先天之本，生殖之源，肝肾同源。故以补肾为主，调肝健脾为辅是治疗不孕症的大法。先贤有“不孕治疗当先调经，经调自能成孕”之论，验之临床，确是如此，故调经是治疗不孕症主要环节。

排卵期前后是阴转阳，阳气渐旺的阶段，此期治疗不当则阴转阳，阴阳平衡失调，临证把握排卵时机则依赖BBT测定及宫颈黏液检查。在排卵期前当以补肾阴养冲任为主，促进卵泡发育，促排卵同时酌情使用药性缓和的化瘀药，如丹参、桃仁、红花、泽兰叶，对久病入络瘀滞甚的患者可用水蛭行气活血，祛瘀通络。现代药理研究认为，活血化瘀药有改善子宫微循环，增强吞噬细胞功能，对盆腔炎及子宫内膜异位症引起的输卵管阻塞疗效不容忽视，对排卵期卵巢周围血循环、血流变性、组织器官供氧均有改善作用，对卵子的化生、流通、排放均有裨益。但用量宜小，以免戕伤肾精，耗损正气。补肾活血是不孕症治疗中的技术性环节。此期的扩宫送精，运用恰当，亦收效明显。

补肾育精饮方中以巴戟天、肉苁蓉、五味子等补肾为主，淫羊藿益精通络，龟鹿二胶为血肉有情之品，补肾填精益脑，白术、柴胡健脾调肝，丝瓜络、地龙温通胞宫络道。临证气滞甚者，酌加青皮、郁金；少腹冷痛者，可用鹿角霜、炒小茴香；口干舌燥者，可加栀子、菊花、生地黄、麦冬。此外，临证每加木通、川楝子、瓜蒌、漏芦、路路通等疏肝通络之品，俾补而不滞，肾气固而气血通。

九十、调经种玉汤治疗无排卵性不孕症临床体会

笔者于 1985 ～ 1993 年间，运用调经种玉汤治疗无排卵性不孕症 96 例，效果满意，现报告如下：

（一）临床资料

选取病例患者年龄 23 ～ 39 岁。其中 23 ～ 29 岁者 68 例，30 ～ 39 岁者 28 例；农民 51 例，干部职工 45 例；原发性不孕症 67 例，继发性不孕症 29 例；2 年不孕 52 例，3 年不孕 26 例，4 年以上不孕 18 例。本组病例均经妇科检查、B 型超声波探查、子宫内膜病理检查、BBT 测定确诊。

（二）治疗方法

调经种玉汤：

香附 15g　当归 15g　川芎 10g　白芍 10g
熟地黄 10g　陈皮 10g　吴茱萸 9g　丹皮 12g
延胡索 12g　云苓 12g　生姜 6g

水煎服，日 1 剂，分 2 次服。月经先期，量多，色紫红，脉弦数，舌质红，舌苔黄，加生地黄 15g，黄芩、炒栀子各 10g，去吴茱萸、生姜。月经后期，量少色黑，腹痛喜按，脉沉弦，舌质暗淡，舌苔白，原方加桂枝、炒艾叶、乌药各 9g。月经先后不定期，经前乳房胀痛，脉沉弦，舌红，苔白，原方加炒枳壳、麦

芽各15g，橘核、荔枝核、穿山甲、王不留行各12g。经行腹痛胀甚，脉沉弦，加木香、焦槟榔各10g。月经量多，淋漓不断，脉数，舌红苔白，原方加炙龟板、牡蛎、乌贼骨各15g。禀赋不足，肾气虚弱，脉细，舌质淡苔薄白，加枸杞子、菟丝子、覆盆子各15g，五味子、车前子各9g。

（三）疗效标准及结果

1. 疗效标准

痊愈：治疗后已妊娠者。显效：治疗后月经周期、经期、经量、经质、经色恢复正常，基础体温双相，体征消失。子宫内膜病理检查有分泌，自觉症状消失者。无效：经治疗3个月以上自觉症状体征、病理检查均未见好转者。

2. 治疗结果

痊愈39例，占40.62%；显效42例，占43.75%；无效15例，占15.63%。总有效率为84.37%。疗程最短30天，最长180天。

（四）典型病例

姬某，女，26岁，工人，已婚。1992年11月8日初诊。患者婚后3年未孕。男方检查正常。月经多后期，40天至3个月不等，经期3～4天，量少，色暗红，夹血块，经来下腹部疼痛，腰酸痛。经前心烦易怒，胸胁痞闷，每月经前乳房胀痛，带下量多，色黄白相兼，黏稠臭秽。妇科检查：外阴、阴道分泌物增多，轻度宫颈炎，宫体略小于正常，左侧附件增厚压痛，右侧（-）。B型超声波探查：宫体4.6cm×4.2cm×2.1cm。双侧附件未探及异常回声。BBT单相，子宫内膜病理检查诊断：增殖期内膜。舌质红，苔白，脉沉弦。证属肝郁气滞，冲任失调。治宜舒肝解郁，活血补肾。方用调经种玉汤加减：

香附 10g	菟丝子 15g	川芎 10g	白芍 10g
熟地黄 10g	吴茱萸 7g	丹皮 12g	延胡索 12g
云苓 12g	炒桃仁 12g	红花 12g	当归 10g
枸杞子 15g	覆盆子 15g	甘草 6g	陈皮 12g
生姜 7g	淫羊藿 15g		

水煎服，日1剂，分2次服。连服4个月，1993年5月8日患者再诊，自述已停经50天，查尿HCG（+）。后获悉产一男婴。

（五）体会

无排卵性不孕症与肝肾密切相关，因肝藏血，主疏泄，若情志不舒，肝郁气滞，疏泄失常，气血失和，冲任不调，故不孕。肾藏精，司生殖，若禀赋不足，精血亏耗，肾气不充，冲任失养，亦不能成孕。治疗以疏肝补肾，调节脏腑阴阳为主要方法。方中当归、川芎、白芍、熟地黄养血活血调经；香附理气开郁，调经止痛；陈皮健脾理气；吴茱萸善解厥阴肝经之郁滞，长于行气止痛；云苓健脾和胃渗湿；延胡索活血止痛；丹皮清热凉血，活血化瘀；生姜温中健胃。加减方中重用五子衍宗丸，以补肾气，使肝气得舒，肾气得充，故可孕矣。

九十一、《万病回春》治疗不育症验方验案选辑

龚廷贤，字子才，号云林，江西金溪人。世医出身，生平著述颇多，尤以明万历十五年（1587年）撰著的《万病回春》为其

代表作，因其一生“祖轩、岐，宗仓、越，法刘、张、朱、李及历代名家，茹其英华，参以己意，详审精密，集成是书”“凡疾者疗之，沉疴顿起，如草木之逢春”，故名之；纵观彼著中有关治疗男女不孕不育症的论治、验方、验案，无不令人叹为观止。现摄要如下，供临床参考。

（一）男女之生本阴阳，脏损精弱岂可成

龚氏云：“一气既分两仪，肇判万物之中，而唯人最灵……男女之生，本阴阳自然之奥理。若非智术勉强之为也……求嗣者，不若求之于己，其理甚明，人所易晓……妇人有彻老不生男女者，何也？多因房事损动脏腑，或天癸不通、子宫挟寒，或男子事狂，阳弱精少，清寒不能射，不能济而相胜，此所以不生长之故也。或有正生产当年，便断六七年，数岁不生，何也？亦同女人上有数疾，劳损身体，以致经脉不调，虽有亦微弱，亦难以容纳阳精，如主请客而无备，客来多而不管待，此宾主不能相欢，客何以久留，此又难以生长也。”龚氏此段论述，主要指出女子不孕的主要原因是“多因房事损动脏腑，或天癸不通、子宫挟寒”，或“上有数疾，劳损身体，以致经脉不调……难以容纳阳精”之所致；而男子不育之因则由“男子事狂，阳弱精少，清寒不能射，又不能济而相胜，此所以不生长之故也”。而观之脉象，生理病理亦各有异，“求嗣之脉，专责于尺。右尺偏旺，火动好色；左尺偏旺，阴虚非福。唯沉滑匀，易为生息。微涩精清，兼迟冷极。若见微涩，入房无力。女不好生，亦尺脉涩。”故龚氏强调男女生殖之道的准则是“须要阳事举、经脉调、子宫暖、精纯熟，且壮射而相济上，然后可成”，此乃彼治男女不孕不育症

之辨证、立法、遣药、制方之大道也。

（二）妇女求子调经剂，男子育儿固本方

1. 妇人求子，莫先调经

龚氏认为“妇人之无子者，其经必或前或后，或多或少，或经行作痛，或行后作痛，或紫或黑或淡，或凝而不调，不调则血气乖争不能成孕矣。”这是妇女不孕症的根本所在。故龚氏针对上述病因，创造了一系列调经种子的经验方，临证参之，奥妙无穷。

2. 调经种玉汤

调经种子。处方：

酒当归 12g　川芎 12g　熟地黄 20g　炒香附 20g
酒白芍 10g　白茯苓 10g　陈皮 10g　丹皮 9g
延胡索 9g　炒吴茱萸 12g

若过期经水淡者，乃血虚有寒也，加官桂、炒干姜、熟艾叶各 6g；若先期三五日，色紫者，加黄芩 9g。

上药 4 剂，每剂加生姜三片，水一碗半，煎至一碗，空心温服。去渣再煎，临卧服。待经至之日起服，一日一服，药尽经止，则当交媾，即成孕矣。纵未成孕，经当对期，候经来再服 4 剂，必孕无疑矣。

歌曰：

调经种玉汤，苓陈延胡姜。
香附吴萸丹，水煎温服良。
血寒经推后，共添桂炮姜。
先期色紫暗，加芩泻火当。

3. 种子济阴丹

顺气养血，调经脉，益子宫，疗腹痛，除带下，种子屡验。处方：

益母草 60g　酒当归 45g　川芎 30g　熟地黄 60g
酒川续断 30g　白茯苓 30g　炙甘草 6g　醋艾叶 3g
酒黄芩 30g　麦冬 30g　没药 15g　酒丹皮 30g
土炒白术 45g　延胡索 12g　四制香附 120g　炒吴茱萸 15g
盐酒炒白芍 40g　姜汁炒陈皮 30g
蛤粉炒阿胶珠 30g　盐酒炒小茴香 15g
香油炒姜半夏 30g

上为细末，酒糊为丸，如梧桐子大。每服百丸，空心米汤下。

歌曰：

种子济阴庆四物，香附醋艾丹没药。
苓夏术草川断陈，胶芩吴萸延胡索。
茴香益母麦门冬，酒糊为丸百病却。

4. 螽断胜宝丸

治妇人经水不调，脐腹冷痛，赤白带下，一切虚寒之疾，久无子嗣。处方：

炙黄芪 60g　人参 60g　白术 60g　白茯苓 60g
酒当归 60g　川芎 30g　盐吴萸 90g　肉桂 60g
制附子 60g　炒干姜 60g　胡椒 60g　酒炒故纸 60g
醋炒艾叶 60g　炒乌药 60g　酒炒白芍 60g　醋香附 180g
炙甘草 30g　米泔浸炒苍术 120g
酒盐炒小茴香 60g

上药作丸，白毛乌骨鸡一只，重一斤半或二斤者，吊死，水泡去毛、肠、屎，并头、脚、翼尖不用，将鸡放砂锅中，将前药片盖上，入好酒煮烂为度；取去骨，同药在锅焙干为末，将煮鸡酒汁打稀米糊为丸，如梧桐子大。每服 50 丸，空心好酒吞下。

歌曰：

龚氏螽断胜宝丸，四群归芎芪芍啖。

桂附姜椒破故纸，吴萸茴香制酒盐。

乌药香附醋艾叶，苍术浸炒用米泔。

更取乌骨白毛鸡，酒药共煮复焙干。

鸡酒药汁调丸服，经水不调属虚寒。

5. 女金丹

治妇人久虚无子及胎前产后一切病患。处方：

酒当归 60g	川芎 30g	酒炒白芍 60g	人参 60g
白术 60g	白茯苓 60g	桂心 10g	藁本 60g
白薇 60g	白芷 60g	丹皮 60g	赤石脂 90g
延胡索 60g	没药 60g	甘草 60g	

上药除石脂、没药另研外，其余皆以醇酒浸 3 日，烘干或晒干为末，足称 15 两。外用香附米去皮毛，以水、醋浸 3 日，略炒为末，足 15 两。上 16 味和合过筛，炼蜜为丸，如弹子大（大约 3g），瓷器收封。每日鸡鸣时先以薄荷汤或茶水嗽口，后取一丸入口中细嚼，再以开水空心服下。服至 40 丸为一剂，以癸水平受孕为度。百日上尽人事，而不孕焉天矣。

歌曰：

女金丹中用八珍，去地加芷丹桂心。

香附白薇赤石脂，延胡没药配藁本。

炼蜜为丸三克重，每服一丸夜半时。

6. 百子健中丸

女人服此药，调经养血，安胎顺气，不论胎前产后、月事参差，有余不足诸症，悉皆治之。处方：

阿胶珠 60g　醋蕲艾 60g　香附米 360g　南川芎 60g
酒炒白芍 60g　酒当归 60g　姜汁浸培熟地黄 60g

上为细末，炼蜜为丸如梧桐子大，空心开水点少许醋下 80 丸；内寒温酒下。

歌曰：

百子建中丸，养血专调经。
重加香附米，胶艾四物中。

7. 六味地黄丸

治妇人久无孕育者，加香附 60g，童便妙用，殊效。

歌曰：

六味地黄益肾肝，山药萸丹泽苓丸。
更加童便香附米，妇人不孕啖之验。

8. 四物汤

四物汤加白术、茯苓、陈皮、半夏、枳实、砂仁、香附、甘草、竹沥消痰养血顺气，治肥人痰多，躯脂满溢，闭塞子宫。

瘦人火多，子宫干燥无血，治宜清热补血。四物汤加人参、茯苓、黄芩、山栀、香附、生地黄、甘草、陈皮。

歌曰：

妇人肥瘦亦难孕，临证何法可治之？
肥者脂满痰闭宫，四物二陈砂香附。
四君去参加枳沥，消痰养血兼理气。

瘦人多火宫血燥，清热补血贵在时。

栀芩香附入四物，异功去术加生地。

9. 固本健阳丹

肾者，先天之本，精藏之所；精中所寓，元阴元阳，阴平阳秘，壮哉种子！男子不育，阳乏阴亏，龚氏之治，健阳益阴！男子种玉，首当固本。

凡人无子，多是精血清冷，或禀赋薄弱；间有壮盛者，亦是房劳过甚，以致肾水欠旺，不能直射子宫，故令无子，岂可尽咎于血之不足与虚寒耶？处方：

酒煮菟丝子 45g　白茯苓 30g　酒巴戟天 60g　酒洗牛膝 30g

酒洗当归身 30g　酒续断 45g　五味子 30g　盐炒益智仁 30g

酥炙嫩鹿茸 30g　熟地黄 90g　枸杞子 90g　酒蒸山药 30g

酒浸肉苁蓉 30g　制远志 45g　人参 60g　炒蛇床子 45g

酒蒸山茱萸 90g

上为细末，炼蜜为丸，如梧桐子大。每服 57 丸，空心盐汤送下，酒亦可。若妇人月候已尽，此是种子期也，1 日服 3 次无妨。如精不固，加龙骨、牡蛎火锻，盐酒淬 3 ～ 5 次，各 36g，更加鹿茸 15g。

歌曰：

龚氏固本健阳丹，菟丝苓药膝归断。

苁蓉五味益智仁，鹿茸熟地巴戟天。

志萸参杞蛇床子，盐汤送服炼蜜丸。

（三）临床实践出真知，昭彰后学有医案

理论源实践，实践积验方，验方有验案，今录龚氏治男子不

育验案一则，以资读者。案曰："刘小亭公，年四十无子嗣，阳事痿弱，精如水冷；求治于予。曰：君留神调理，倘生子，愿当重极。因诊，两寸脉洪，两尺脉沉微无力，此真元衰惫，乃斫丧过度所致也。以固本健阳丹加附子、覆盆子各二两，制一料服尽，觉下元温暖如前；又制一料，服至半料而止，果孕，生一子，渠甚悦，遂成莫逆焉。后传之于刘柏亭、刘敏庵俱服之，皆生子。"

综上所述，龚氏治男女不孕不育之要，皆从调经和补肾论治。无论从病因病机、辨证立法，还是从处方遣药、制剂服法等方面，均积累了相当丰富的经验，故治女子不孕创立了调经种玉汤、种子济阴丹、螽斯胜宝丸、女金丹、百子健中丸、香附六味地黄丸；治男子不育创立了固本健阳丹等验方，并记载了治疗男子不育症的临床验案，可谓药理精通，性学熟谙，最终达"阳事兴，经脉调，子宫暖，精纯熟，且壮射而相济，然后可成"的目的，大有整理、挖掘、研究、继承之必要。

九十二、针灸治疗幼稚子宫型不孕症体会

郑某，女，38岁。1989年3月8日以四肢麻木来诊。初经半月针灸曲池、合谷、足三里、三阴交、照海、太冲、至阴等穴，效果不显。后述其平素有痛经史，且婚后14年未育，平素经期延后，量少，色暗，有块，舌质淡，脉沉迟。1976年结婚，婚后曾3次怀孕，但均在2～3个月内流产，多处求医均未收效。某医院曾确诊为"幼稚子宫"型不孕症。临床辨证分析，认为患者证为寒凝胞宫，气血不调之不孕症。治以通阳调经法。选用曲骨、中极、关元、子宫、三阴交穴，平补平泻，加艾条灸，与梅

花针叩刺督脉、双侧夹脊穴，隔日交替使用。在此期间未用其他中西药。经过 3 个月治疗，月经逐渐恢复正常，四肢麻木也明显好转。为了巩固疗效，避免患者针刺痛苦，改用“膈俞”穴皮内埋针法，3 日更换一次，继续治疗 20 余天。患者自觉周身不适，畏寒恶风，喜酸食，令其做“尿妊娠免疫试验”。回报为阳性，于是停止针灸。8 个月后剖宫生下一男婴，母子均健康。

九十三、针灸配合穴位注射治疗不孕症临床体会

女子婚后，配偶身体健康，夫妇同居 2 年以上未孕者，或曾受孕而又中断 2 年以上未孕者，均属于不孕症。我们自 1989 年以来采用针灸与穴位注射治疗本病 32 例，取得良好的疗效。现介绍如下：

（一）临床资料

32 例不孕原因都是输卵管阻塞。年龄最大者 36 岁，最小者 23 岁。其中原发性不孕症 20 例，继发性不孕症 12 例；双侧输卵管阻塞 22 例，单侧输卵管阻塞 10 例（左侧 4 例，右侧 6 例）。

（二）治疗方法

子宫、中极、关元、肾俞、大肠俞、环跳。每次选 1 ～ 2 穴作穴位注射，注入当归注射液和川芎注射液，每次每穴 2mL；余穴毫针治疗 20 ～ 30 分钟后施灸，环跳穴要求针感传至前阴。月经干净 4 ～ 6 天开始治疗，每日 1 次，经来即停，2 ～ 3 个月经周期为 1 个疗程。

（三）治疗结果

输卵管双侧阻塞，经治疗均通畅为痊愈，单侧通畅有效，双侧均不通为无效。输卵管单侧阻塞，经治疗通后为痊愈，不通为无效。经 2 ～ 8 个月经周期治疗，32 例中痊愈 20 例，有效 10 倒，无效 2 例，1 年内怀孕 23 例。

（四）病案举例

王某，女，24 岁。婚后因流产、引产各 1 次，闭经 8 个月，此后双方均未采取避孕措施，女方一直未孕，经治疗数次，效果不理想，于 1991 年 12 月 29 日来诊。经某区医院妇科通液、造影，证实双侧输卵管阻塞。B 超报告：卵泡发育不成熟。以上法治疗 4 个月经周期，通液造影证实双侧均通畅，1992 年 8 月 30 日，尿妊娠（+），于 1993 年 4 月 19 日生一女婴。

（五）讨论

输卵管阻塞是导致女性不孕的主要原因，常因人工流产、自然流产、引产、盆腔感染、寒袭胞宫、输卵管结核及精神抑郁导致冲任受阻，气血失调，血脉瘀阻，使输卵管壁粘连、充血、水肿而阻塞。根据中医“瘀则不通”的理论，选用当归、川芎注射液作穴位注射，以活血化瘀，软坚散结，通络止痛，并利用毫针刺激穴位，以疏通经气，调理冲任，再用艾灸以温通益肾，从而使局部病灶变软、松动，促进炎症肿块吸收消散，改善输卵管的血液循环组织营养，使阻塞的输卵管获得通畅而恢复生育能力。

九十四、针药并用治疗不孕症临床观察

不孕症为女科常见病证之一。近年来中西医治疗本证取得了明显疗效。笔者在20余年的临床实践中，针药合用治疗本病，取得了良好效果。现将1984年以来资料较完整的314例总结如下：

（一）一般资料

314例患者均为婚后3年以上未孕，男方检查正常；均经县级以上医院做输卵管造影、刮宫病检、测基础体温等有关检查而确诊。其中输卵管梗阻或不完全梗阻者158例，子宫幼稚者26例，子宫内膜异位或增殖分泌欠佳者68例，无排卵者62例。年龄最大者36岁，最小者21岁，平均年龄28.4岁。

（二）治疗方法

本组病例均根据临床症状辨证取穴。肾虚：经行后期，量少色淡，面色晦暗，腰酸膝软，性欲低下，小便清长，舌淡苔白，脉细。取穴肾俞、命门、关元、子宫、气海、中极、合谷、三阴交、血海、照海等。肝郁：经期无定，经来腹痛，量少色暗，乳房胀痛，烦躁易怒，舌质暗，苔薄白或黄，脉弦。取穴中极、子宫、三阴交、照海、血海、太冲等。痰湿：形体肥胖，经行后期，甚则闭经，带多而黏稠，面色㿠白，头晕心悸、胸闷、恶心，苔白腻，脉滑或濡。取穴脾俞、胞宫、子宫、曲骨、商丘、丰隆、关元、中极、足三里、中脘等。肾虚用毫针行补法，肝郁及痰湿用泻法。均在月经干净后连续针刺15天。

以上3型均同时服用中药，经前以活血祛瘀为主。处方：

炒茴香6g	赤芍10g	干姜6g	延胡索10g
泽兰叶10g	当归10g	甘草10g	生蒲黄10g
刘寄奴10g	没药12g	红花15g	炒灵脂10g

3剂。每日1剂，水煎服。

经期以养血活血为主。处方：

当归15g	白芍15g	川芎10g	熟地黄20g
艾叶10g	甘草10g	阿胶15g（烊化）	

3剂。每日1剂，水煎服。

经后以滋补肝肾为主。处方：

赤芍10g	白芍10g	鸡血藤10g	生蒲黄10g
益母草10g	女贞子10g	泽兰叶10g	枸杞子15g
菟丝子15g	熟地黄15g	王不留行15g	

10剂。水煎服。3月为1个疗程。

（三）疗效标准及治疗结果

显效：治疗1个疗程怀孕者。无效：症状及体征同前，无怀孕指征者。结果已生育者207例，占65.92%；怀孕后因故流产而未能生育者86例，占27.39%；无效21例，占6.69%。其中子宫内膜增殖欠佳者效果最好，子宫幼稚者次之，依次为输卵管梗阻及无排卵者。

（四）典型病例

薛某，女，27岁。1984年4月6日初诊。患者婚后7年未孕。男方正常。经县、地级等医院诊断为子宫幼稚、子宫内膜增殖欠佳，经多方求治无效。现诊：胸胁满闷，烦躁，纳呆，经来腹痛，量少色淡，先后无定期，舌淡红苔薄白，脉弦涩。辨为肾虚肝郁不孕。用上法治疗3个月后，月经到期不至，即做尿妊娠试验为阳性，次年3月生一男婴。

（五）体会

《素问·上古天真论》云："二七而天癸至，任脉通，太冲脉盛，月事以时下，故有子。"肾虚、冲任不调、肝郁气滞、宫寒不能摄精、痰湿阻滞胞宫，均可致不孕，故取肝、脾、肾、任、督经脉穴位。补肝、肾，调冲任，健脾阳，温胞宫，疏通经脉，使肝脾肾脏腑气血功能正常，增强摄精受孕之功能。内服中药，经前温经活血，经期养血，经后滋补肝肾，增化源，益天癸，使肾气强盛，天癸充足，气血功能旺盛自能生育。

九十五、剖析子宫内膜异位与不孕症

子宫内膜异位症系指子宫内膜出现在子宫腔以外的部分和组织，多见于卵巢、子宫骶骨韧带、子宫直肠陷凹及乙状结肠的盆腔腹膜等处。本病是妇产科较常见的一种多发病，也是妇科疑难杂症之一。其发病率有逐年上升的趋势。据报道在妇科门诊的就诊病人中，约4.17%为子宫内膜异位症患者；在妇科腹部手术中，子宫内膜异位症约为8%～30%。这是引起妇女不孕的主要原因之一。且多发在30～40岁的中年妇女。子宫内膜异位症的症状，个体差异很大，有少数患者即使病变在进展阶段也可无症状，而临床较常见的症状有痛经、月经不调及不孕症。

笔者认为，本病病位在下腹，胞宫、胞络为病，病变在气、在血，而主要责之于肝，因肝为风木之脏，内寄相火，体阴而用阳，主藏血，司疏泄，性喜条达，恶抑郁。若肝之藏血、疏泄功能正常则气充血沛，气顺血和，冲任相资，则月事、胎孕正常。反之。气失条达，血失流畅则诸病滋生。另外，从本病年龄分布而言，多在四七、五七之年，经、孕、产、乳屡伤精血，而肝为藏血之脏，易使阴血不足，脾气失调，气滞血瘀，或肝气偏旺，克侮脾土，脾失健运，痰湿内生，瘀阻胞脉，不通则痛。且肝经循行最广，下起足大趾，循股内行，绕阴器抵少腹，布胁肋，并与冲脉相并，故癥瘕积聚等疾无不责之于肝。笔者对本病的治疗，皆从“肝”入手，以达到调经种子的目的。习以四逆散加减施治。该方以柴胡为主药，重在疏肝理气，条达气机；佐以枳实或枳壳（视其体质酌情选用）以助柴胡理气行滞，升清降浊之功。辅芍药、甘草以柔肝缓急止痛。脾使通利气机，调和气血，使气行则血行，郁滞得通，则痛经、癥瘕之疾自可缓解；气血相资，冲任得通，则子嗣可望。若气郁甚者，加青皮、香附专理肝经之滞；若脾虚者加白术、茯苓、薏苡仁以健脾和中，此为治肝实脾之要也。若兼血瘀者，则加丹参、当归、川芎、桃仁以活血行瘀；若肝郁脾虚，痰湿内阻者，则加全瓜蒌、浙贝母、薏苡仁以除湿化痰。若痰湿内盛，郁而化热者，当加夏枯草、生牡蛎、昆布、海藻之属以清肝软坚散结。

九十六、针刺治疗排卵功能障碍性不孕症

笔者在临床实践中，以补肾益精之法，针刺治疗排卵功能障碍性不孕症，收到较好效果，现报告如下：

（一）临床表现

多见月经失调，面色晦暗，腰酸腿软，性欲淡漠，五心烦热，脉沉细或沉迟。

（二）治疗方法

1. 选穴

肾俞、然骨、涌泉、气穴。

2. 治疗方法

每月施直刺 10 次为 1 个疗程，从月经净后第 1 天起，到第 10 天止，每天 1 次，均用补法。施刺主穴肾俞得气后，再进针配穴，留针 30 ～ 40 分钟，中间运针 1 次。

3. 加减

偏阴虚者加太溪，阳虚者加阴谷。

（三）疗效判定标准及结果

1. 疗效判定标准

治疗 6 个疗程，妊娠试验阳性者为痊愈；治疗 6 个疗程未妊娠者为无效。

2. 结果

治疗结果如下（表 12）：

表 12　不孕症阳虚型与阴虚型各疗程的治疗结果

	例数	1 个疗程	2 个疗程	3 个疗程	4 个疗程	5 个疗程	6 个疗程	无效
阳虚型	22	1	3	5	5	2	2	4
阴虚型	19	1	2	4	4	2	1	5

（四）病案举例

郭某，女，28岁，教师。1989年2月初诊。

患者已婚6年未孕。查月经先期，形体消瘦，肌肤失荣，腰酸膝软，经刮宫内膜、病理诊断为无排卵，舌苔少，脉细数。证属肾阴不足。治以滋阴养血，调冲益精。处方：主穴选肾俞。配穴为涌泉、然谷、太溪。经3个疗程后，于1989年5月怀孕，1990年2月顺产一男婴。

九十七、推拿治愈继发性不孕症一例

杨某，女，31岁。1982年4月于分娩5日后小孩不幸死亡而悲伤过度，情绪欠佳，以后3年多未再次怀孕。男方检查无异常。患者经西医诊断为输卵管阻塞，分别6次给予输卵管通气或通液术治疗，并多方求医，均无效果。于1985年6月10日要求推拿治疗。

患者精神稍差，情志不畅，面色微显㿠白，纳呆食少，倦怠乏力，腰腿酸软，四末欠温。月经基本正常，但经行腹痛，经后尤甚，经水不畅，色淡暗，量少，三日而净，经前伴乳房胀痛。平素性急，时感少腹有气窜动或有牵拉样疼痛。舌质暗淡，苔薄白微腻，脉沉细而弦。证属肝郁血虚，脾肾不足，冲任失养。推拿疗法治之。

（一）主要手法

摩、一指禅、推、揉、按、点、击、抓、分推、振颤、搓等。

（二）疗程

每日 1 次，30 次为 1 个疗程。疗程之间可间隔 2 ～ 3 日。

（三）操作步骤

1. 病人取仰卧位

（1）医者坐于患者右侧，以右手掌平放于患者上腹部，自上而下做摩法约 2 分钟。手法宜轻柔，以利患者放松。

（2）取一指禅手法，每分钟 120 次左右，在任脉上从上脘穴至曲骨穴作直线往返推动约 15 分钟，以局部产生温热感为佳。

（3）取揉摩手法，自上而下揉摩整个腹中约 5 分钟。再自上而下做抓法（五指指端分别放于任脉、肾经、脾经上，从上脘至中极）约一分钟。再用右掌平放于患者的丹田部（气海、关元、中极等穴处）快频率做振颤法约 1 分钟。做此手法时医者要摒除杂念，调匀呼吸，深吸徐呼集中意念运气血于掌中，使患者感觉到有热气深入腹中为佳，然后再用双手拇指向外侧分推腹阴阳约一分钟。

（4）取点按手法：以右手拇指指端螺纹面点按患者右侧的足三里、三阴交穴，逐渐用力，深压捻动，按而留之以局部产生酸、麻、胀、痛感为度，然后点按对侧，整个过程约 2 分钟。

2. 病人取俯卧位

（1）医者站于患者左侧取点揉法：以双手拇指指端螺纹面，行点揉背部的肝俞、脾俞、胃俞、膀胱俞和肾俞穴，逐渐用力，同时做盘旋揉动，每俞穴 1 分钟。

（2）医者站于患者头部取推法：以右手掌平放于患者的颈椎

穴处，掌根用力，顺督脉经由上向下推至阳关穴为止，做直线往返连续动作 1 分钟，120 次左右。

（3）取轻击法，右手半握空拳，连续不断地以穴拳轻击八髎穴 2 分钟，200 次左右。

3. 患者取坐位

医者站于患者背后，在患者双侧肩井部做滚法约 2 分钟，然后做头面和躯干部的三组常规手法，再用双掌夹住患者的两胁肋部做搓法结束。全过程自始至终大约需 40 分钟。

患者经推拿按摩治疗 2 个疗程后，诸症若失，食纳增加，面转红润，身轻步健。当第 3 个疗程进行一半时，患者告之，经期已过 10 日未至而停止治疗，后经检查，确诊已受孕。于 1986 年 6 月顺产一健康男孩。

按：本案为产褥期情志过郁，暗耗营血，阴阳失调，气血不畅，冲任受阻所致。经云：“按摩可使经节舒畅，血脉流通。盖按其经脉，则郁闭之气可通。摩其壅聚，则瘀结之肿可散也。”各种不同的推拿手法可疏通经脉，调整气血，协调脏腑，补虚泻实。患者经治疗后肝舒脾健，补后天温先天而化气生精，终使经脉通畅，气血旺盛，血海盈满，冲任得养，胞络常润，胎孕乃成。

经典医案

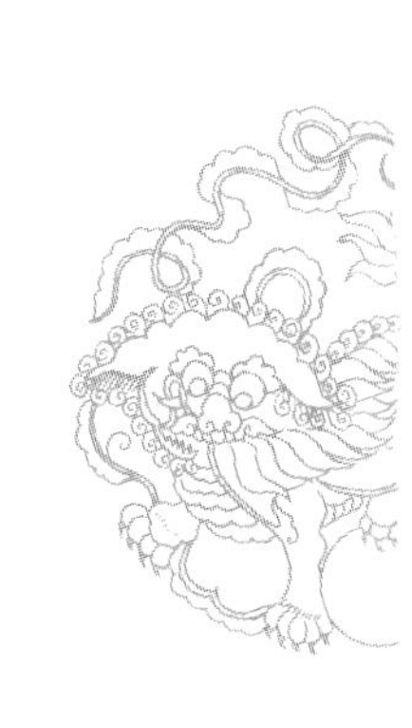

女子结婚后，夫妇同居两年以上，配偶生殖功能正常，未采取避孕措施而不受孕者，称为“原发性不孕症”；如曾有生育或流产后而又两年以上不再受孕者，称“继发性不孕症”。另有妇女能孕而不能育者。造成不孕不育之因，现代医学认为有因卵巢功能不良，有因输卵管因素，有因子宫颈因素，有因子宫的因素，这四种因素都是造成不孕之因。而不育之因，有胚胎方面因素，如胚胎发育异常、胎盘异常；有因母体方面因素，如内分泌功能失调、生殖器局部疾病、周身疾病、外界因素等。对此，中医学则认为“女不能生子者有十……一胎胞冷，二脾胃寒，三带脉急，四肝气郁，五痰气盛，六相火旺，七肾气衰，八督任病，九膀胱气化不行，十气血虚而不能摄”。陈士铎对不育则认为：“凡妊娠之数见堕胎者，必以气血亏损而然。而亏损之由，有禀质素弱者，有年力衰残者，有忧怒劳苦而困其精力者，有色欲不慎而损其生气者。此外，如跌打、饮食之类，皆能伤其气血。气血有伤，而胎可无恙者，非先天之完固者不能，而常人则未之有也。”张锡纯根据古书记载，结合现代临床，中西医合参，衷中参西，笔者把女子不孕不育归纳为六类论述。

一、带下不孕

言其带下，有指正常生理现象，有指异常病理状态。前者是言正常妇女阴道内有少量白色无臭的分泌物。少女进入青春期，卵巢开始发育，分泌雌激素，就有白带自阴道排出。白带由阴道黏膜的渗出物、宫颈腺体以及部分来自子宫内膜的分泌物混合而成。白带中含有大量的阴道上皮脱落细胞、白细胞，以及不致病的阴道杆菌。阴道杆菌能使阴道上皮细胞中的糖原转变成乳酸，使阴道内环境保持一定的酸度（pH 值 4 ～ 5），这种酸度不利于细菌繁殖，故对外界感染能起到一定的防御作用。这种正常情况下的白带为白色糊状，无特殊气味，量不多，仅能使妇女微有湿润的感觉。中医学把这种情况称之为："带下女子生而即有，津津常润，本非病也。"白带的多少随月经周期而改变。一般在月经中期，白带中可混有大量透明有如蛋清样的黏液；月经前期子宫内膜腺体肥厚，白带量增多呈清水样。在妊娠以后，生殖器官充血，腺体活跃，白带的量也会明显地增多。这些均属于正常现象。正常的带下可防止细菌上行感染，一般精子也不易通过。但在排卵期前 2 ～ 3 天，子宫颈口变为圆大，黏液增多而质地稀薄，则有利于精子通过，形成与卵子易合的环境。后者是言分泌物过多，流出白色、黄色或其色红的黏液，黏腻或稀薄，色味异常，绵绵如带，这是病理状况的带下病。带下病可影响黏液的性质，不利于精子的通过，影响卵子的受精。由这类因素引起的不孕者，约占女性不孕症的 10%。

许多妇科疾病均可引起白带的异常改变，现代医学认为激素分泌不足时，或生殖器炎症，以及某些慢性病等，均可影响黏液性质，出现带下病。中医学对本病早有认识，如明代《景岳全书》，张景岳把致病因素以及处方进行了有机的归纳，他说："其因有六：一心旌动摇，心火不静而带下者，宜朱砂安神丸、清心莲子饮。若无邪火，但心虚而带下者，宜秘元煎、人参丸、茯菟丸。一欲事过度，滑泄不固而带下者，宜秘元煎、苓术菟丝丸、济生固精丸。一欲事不畅，精道逆而为浊为带者，初宜威喜丸，久宜固阴煎。一湿热下流，而为浊带，脉数，色赤，烦渴多热者，宜保阴煎、加味逍遥散。若热甚兼淋而赤者，宜龙胆泻肝汤。一元气虚而带下者，宜寿脾丸、七福饮、十全大补汤。若阳气虚寒，脉微涩，腹痛多寒者，宜加姜、附。一脾肾气虚下陷者，宜归脾汤、补中益气汤。”历代医家对此病论述很多，所用各方层出不穷，张氏之论只是代表而已，宜参阅他书，不能尽举。况种子之方，本无是轨，因人而施，各有所宜。

（一）肝郁脾虚，带下不孕案

刘某，女，26岁，福州市八一钢铁厂工人。1987年6月27日初诊。婚后5年不孕。男方在泌尿外科检查，及精液化验未见异常；女方在妇科检查，未发现异常，唯带下淋漓不断，色白无臭，情怀舒畅则量少，情郁气滞则量多。另外，经前易怒，乳房作胀，腰酸腹痛。平素身倦嗜卧，大便时溏。脉弦而细，舌淡苔薄。证属肝郁脾虚，湿邪下注，拟疏肝理气、健脾化湿，化逍遥散化裁治之。处方：

醋柴胡10g　香附米10g　全当归15g　赤白芍10g
苍术10g　白术10g　云茯苓15g　炒山药30g
芡实米12g　青皮10g　陈皮10g　川芎片10g
炙黄芪24g　炙甘草6g

本方化裁，经服4个月余，于1987年12月带愈而孕。

按：夫妇同居，5年不孕，双方检查，未见异常，当咎于带下。陈士铎说：“脾胃虚寒者，则带脉必然无力，精即射入，胎胞安能胜任乎？带脉急者，由于腰脐之不利也，腰脐不利，则胎胞无力。安能载物？肝气郁者，则心境不舒，何能为欢于床。”傅青主亦云：“白带者，乃湿盛而火衰，肝郁而气弱，则脾土受伤，湿土之气下陷，是以脾精不守，而不能化荣血以为经水，而反变成白滑之物，由阴门直下，欲自禁而不可得也。”治之脾虚自当健脾，脾健湿化；肝郁自当达郁，郁达气畅。这样，脾健湿化，肝条气达，气血充足，墒好种易育，自然易孕。

（二）脾肾阳虚，带下不孕案

申某，女，25岁，江西省九江市某乡农民。1987年5月15日初诊。结婚3年，至今不孕。平素带下清稀，淋漓不止，味腥难闻，腰酸肢冷。月经后期，经行不足三天，量少质稀，色淡，经期小腹冷痛。脉象沉缓，舌淡苔薄。证属脾肾阳虚，冲任虚损，湿邪下注。拟补益阳气，化湿止带。以内补丸子化裁治之。处方：

菟丝子30g	潼蒺藜15g	炙黄芪30g	肉桂心10g
桑螵蛸12g	芡实米15g	金樱子15g	炒山药30g
白果12g	制附子10g	淫羊藿12g	台乌药10g

1987年12月15日，夫妇双来，面带微笑，喜报已孕。

按：重阴则寒，日光不显，物生实罕。暖则生物，冷则杀物，自然之理，孕育亦然。若案所言，纵男精射入，安能摄之？治当温阳治带，带愈精足，脾健乐育，自然易于受孕。

（三）脾虚湿郁，化热带下案

潘某，女，25岁，福州市某公司工人。1987年7月17日初诊。1985年、1986年曾先后两次自然流产。近一年多，虽月经规律，经量经色正常，唯带下色黄白如水，其味腥臭。平日头昏乏力，四肢沉重，大便溏泄，口苦纳减。舌质淡苔白黄腻，脉象缓和。证属脾虚湿郁，日久蕴热。拟健脾化湿，佐以清热。以易黄汤和双补固带汤化裁治之。处方：

炒山药 30g　　芡实米 15g　　盐黄柏 10g　　白果 12g
白术 15g　　土茯苓 15g　　蒲公英 15g　　薏苡仁 30g
泽泻 10g　　车前子 12g（包煎）

服药 5 剂，带下量减，服药 10 剂，带下变白，腥臭已消，量下不多。原方去泽泻、蒲公英、土茯苓，加紫石英 20g，枸杞子 20g，菟丝子 15g，山萸肉 12g。脾肾双补，以复元气。9 月有孕，改服香砂养胃丸以健脾维系胎元。

按：肾虚精涸，胎元无雨露之滋，终成自然流产之叹；脾虚湿盛，日久蕴热，难以受精液之施，胎元何有？先补后天，兼清湿热，待湿去热清，再补脾肾，精血充足，自然摄精成胎。

（四）湿热下注，带下不孕案

刘某，女，26 岁，晋江市某乡农民。1988 年 2 月 26 日初诊。婚后 5 年不孕。带下量多，色黄质稠，气秽起沫，阴痒难忍。妇科检查诊为右侧附件炎、滴虫性阴道炎。脉弦数，舌苔黄腻。证属湿热下注，带脉失约。拟化湿清热，杀虫止带。以龙胆泻肝汤与西药灭滴灵治之。处方：

龙胆草 15g　　生栀子 10g　　条黄芩 10g　　盐黄柏 10g
北柴胡 10g　　全当归 12g　　生地黄 15g　　生山药 30g
土茯苓 30g　　蛇床子 10g　　使君子 10g　　蒲公英 12g
赤芍 10g　　白芍 10g　　泽泻 10g　　生甘草 6g

服药15剂，诸症减轻，检查阴道滴虫消失，停服灭滴灵，原方再进10剂，带下已愈。7月8日，B超证实已孕。

按：附件炎影响卵子的通行，湿阻热蒸又不利于精子的生存。精卵不能相合，胎孕何来?

二、月经不调不孕症

女子一生，从“二七而天癸至，任脉通，太冲脉盛，月事以时下，故有子”，到“七七任脉虚，太冲脉衰少，天癸竭，地道不通，故形坏而无子也”。在这一阶段，从月经周期建立，卵巢有周期性的排卵，到具有了生育能力，一般从18岁开始，持续30年左右。“天癸”由减退至竭止，卵巢功能进一步衰退，月经停止，绝经以后，生殖器官逐渐萎缩，不再孕育。女子从青春期到更年期这段时间内，生殖系统有周期性的变化。这种变化，叫月经周期。维持月经周期的动态平衡，有许多因素。从现代医学讲，其机理目前还不十分清楚。但已知下丘脑、垂体、卵巢之间的相互依存、相互制约是调解月经周期的中心环节。这一中心环节的活动，又受神经系统、大脑皮质及其他内分泌的影响。下丘脑产生一种促性腺激素释放因子，通过垂体门脉系统进入垂体前叶，促使垂体产生性腺激素，其一是促卵泡成熟激素，在一定量的促黄体生成素的共同作用下，促使卵泡的发育与成熟。其二是黄体生成激素，在一定量的促卵泡成熟激素的共同作用下，促使排卵与黄体的形成。其三是黄体分泌激素，在促使黄体分泌的同时，又可使已经发育的乳腺分泌乳汁。这三种激素与调节月经周期有关，月经后，垂体前叶分泌较多的促卵泡成熟激素，促使始基卵泡发育成长，产生雌激素，在此基础上，当促卵泡成熟激素和促间质细胞激素的浓度达到一定比例时，在自主神经调节下发生排卵。排卵后，卵泡之破口即行修复，而形成黄体。黄体又分泌雌激素和孕激素。雌激素的出现，促使子宫发育，肌层增厚，子宫内膜发生增殖的改变，而孕激素又使受雌激素作用而增殖的子宫内膜发生分泌期改变，而子宫内膜的这种改变，宜于受精卵的种植和发育。另外，雌激素能促进输卵管纤毛的蠕动，使子宫颈黏液分泌增多，黏滞度降低，以便于精子通过；孕激素又能降低子宫的敏感性，抑制子宫收缩和输卵管纤毛的蠕动，并使基础体温升高 0.3℃～ 0.5℃。同时，也影响垂体促性腺激素、下丘脑促性腺激素释放因子的水平。这一系列的变化，为卵子和精子的运行、结合、着床都做好了准备。若卵细胞受精，黄体可进一步发育增殖，直到妊娠 4 ～ 6 个月才开始退化。若卵细胞未受精，黄体于排卵后 9 ～ 10 天开始退化，血液中的雌激素及孕激素水平亦下降，再经过 4 ～ 5 天，二者又迅速下降，垂体分泌的促卵泡成熟激素又活跃起来，使卵巢中另一新卵泡开始成熟，第二个月经周期又从头开始。对月经周期的调解，除内分泌激素的相互作用外，神经作用占有重要的地位。它既可以影响垂体的分泌功能，又可以影响卵巢对垂体激素的反应功能。临床上可以看到精神高度紧张时会出现抑制排卵，也可以引起不规则的子宫流血，或是闭经。中医学对月经的认识与现代医学认识不一。它认为月经的初潮动力是“天癸”，月经的主要成分是血，血由冲脉所统摄，妊由任脉所管辖，二者维持着气血阴阳的相对平衡，从而保持了月经的正常来潮和正常的妊娠。月经和妊娠的物质基础是气和血，气血又来源于五脏的安和。若五脏安和，气血通畅，则血海满溢，经候如常；若五脏不和，冲任不调，则出现月经不调。

女子之经，一月一行是言其常；两月一行，谓之并月；三月一行，谓之居经；一年一行，谓之避年；有一生不行而能受胎者，谓之暗经；有受胎之后，月月行经而产子者，谓之胎盛。这些都属正常范围。若月经或先或后，或多或少，或通或塞，则病矣。病则月经不调，不调则气血乖争，不能成孕。

月经不调引起的不孕症病理较多，归纳起来有先天生理缺陷和后天病变两大类。先天者多属不治，后天者尚属可疗。后天病变所引起者，现代医学认为是由于子宫发育不良，子宫位置不正，或前倾，或后倾，或左倾，或右倾；或由子宫肿瘤；或由子宫颈发炎等。而最常见的原因是输卵管阻塞，使精子与卵子不能相遇。另外，因全身性疾病而引起者也很多。对此，中医学认为主要是由于肾气不足，或冲任气血失调所致。引起肾气不足，冲任气血失调的病因，皆由内有七情之伤，外有六淫之感，或受房室劳倦之害。

欲要孕育，必先调经。月经正常与否，无论从现代医学讲，还是从中医学讲，都是孕育的先决条件。若月经不正常，除易患病外，亦难于孕育。

调经种子的治疗原则，萧慎斋曾言：“妇人有先病而后经不调，当先治病；病去则经自调；若因经不行而后病者，当先调经，经调则病自除。”这种观点，全面客观，很值得参考。然调经之要，张景岳曾言：“贵在补脾胃以资血之源，养肾气以安血之室，知斯二者，则尽善矣。”此论诚可效法。总之，如傅青主所言“不损天然之气血，便是调经之大法”，分析病源，辨清寒热虚实，随证选方，随症遣药，以使经脉气血流通，月经正常，方言孕育为妥。

经病不孕，应从未婚开始防治，做到以下几点：

（一）月经初潮莫忧虑

体魄健康之女子，一般在14岁左右月经初潮，这是一种正常的生理现象，它象征着生殖系统已开始趋向成熟，是无须大惊小怪的。但是，有些缺乏这方面知识的少女对此惊慌失措，每届经期，心害羞，口难言，在思想上结下疙瘩，长此以往，这样的少女便会在不同程度上产生“气郁”的病理变化。这一变化不但会妨碍血液的运行，而且会损伤胞系。因此，当少女月经初潮时，无论是家长还是老师应言明道理，解除顾虑，以便正确对待。

（二）经期卫生当讲究

月经期间，血室正开，感受邪气，易于得病，如月经不调、痛经、崩漏闭经、带下等。这些疾患，均严重地妨碍婚后孕育。因此，经期卫生须讲究。那么，处女时期应如何注意呢？经期饮食宜温热，起居宜规律，衣着宜温暖，情绪宜安和，劳逸宜适度，忌坐卧湿地或冒雨涉水，内裤用纸宜勤换，天冷莫洗浴太频，以免感冒。

（三）月经不调应早治

处女时期，由于缺乏卫生知识，常可造成月经病患，这些月经疾患可使婚后难以受孕。所以，应及时治疗。

（四）月经迟发宜晚婚

有的女子在18～20岁时月经才开始初潮，这说明生殖系统发育迟缓，内分泌功能相对低下。对待这样的女子，提倡晚婚，因早婚“肾气”会更衰，即内分泌功能会更加低下，往往出现“闭经”现象，这样更无法孕育。对于这部分人应提倡晚婚，待月经调养正常后再行结婚为妥。对于已婚妇女的要求，一是聚精，二是乘时。聚精方有沃土，乘时方能种玉。聚精之道，袁了凡提出：“一曰寡欲，二曰节劳，三曰息怒，四曰戒酒，五曰慎味。”对乘时，袁了凡亦言：“天地生物，必有氤氲之时；万物化生，必有乐育之候。猫犬至微将受娠也，其雌必狂呼而奔跳，以氤氲乐育之气触之而不能自止耳……凡妇人经行，必有一日氤氲之候，于一时辰间，气蒸而热，昏而闷，有欲交接不可忍之状，此的候也。逆而取之则成丹，顺而施之则成胎矣。”此候的出现，正处在妇女排卵之时，基础体温升高之期。若此时交合，精血交感，精开裹血，血开裹精，卵子与精相合，方成胎孕，过此之候，徒劳无益。

综上所言，欲要孕育，必先调经，经不调者包括月经先期、后期、前后不定期；月经量多、量少，以及崩漏、闭经和痛经诸病。下面将一一介绍。

女方在各类疾病治疗过程中，必须测试基础体温。其有法：

1. 备一支摄氏体温表，每晚临睡前将水银柱挥低，放在床边。

2. 每晨醒后，立刻放于舌下测量 5 分钟，最佳测定时间是每天早晨 5 点到 7 点，测定前禁起床、大小便、吸烟、进食、说话等。

月经周期中，如有短暂之下腹隐痛、阴道点滴出血、白带突增、性欲增强或其他异常情况，均需注明。

三、月经先期不孕

月经周期提前7～10天，经期正常，连续2个月经周期以上者，称为“月经先期”。

（一）精血亏损，气郁不达案

杜某，女，35岁，某医院职工。1987年7月23日初诊。第一胎女孩，因有生理缺陷，准生第二胎。然继发7年不孕，焦急如焚，久治无效。月经周期23～25天，经行一天，量少色暗有块，经期稍有腹胀痛。末次月经7月18日。脉沉细，舌质暗。证属精血亏损，气郁不达，拟补益精血，疏郁理气法，以养精种玉汤合丹栀逍遥散化裁治之。处方：

大熟地30g	酒当归15g	炒白芍15g	山萸肉15g
粉丹皮10g	生山栀10g	银柴胡12g	薄荷叶10g
化橘红10g	生白术10g	枸杞子12g	菟丝子15g
沙苑子15g	紫石英20g		

于7月28日至8月2日，每日1剂，连服6剂，可7月28～30日、8月1日同床。

1987年8月23日二诊。月经未至，早孕反应较重——恶心呕吐，甚则呕吐黄绿苦水，不能进食，拟苏叶黄连汤加味调理。

按：精亏血少，本无孕育之基础；焦急如焚，不仅气郁，而且郁火暗生，精血暗耗，何有生育之理。治当首重养血益精，使“精满则子宫易摄，精血足则子宫易于容物”。次用疏郁理气，肝郁一畅，气行条达，脾气得健，生化有源，心肾得养，腰脐得利，任带通达，胞门得启，加之种子有时，故可短期能孕。

（二）阴虚肝郁，先期不孕案

齐某，女，26岁，某中学教师。1988年1月6日初诊。婚后两年不孕。上大学期间，于1979年因患结核性胸膜炎住院治疗3个月，以后月经提前，一般是22～24天一行，有时半月一行，经行一天，量少色红，伴有痛经，婚后如故。末次月经是1987年12月24日。脉象细数，舌红苔少。证属阴虚肝郁。拟两地汤加味养阴调肝。处方：

黑玄参30g　酒生地黄30g　酒白芍15g　麦门冬15g
地骨皮9g　阿胶珠10g　山萸肉15g　枸杞子12g
女贞子30g　旱莲草30g　紫石英15g

先避孕两个月，以养精蓄血。

服药1个月，月经周期28天，经血量多，但从基础体温看，黄体功能不足，高温期仅6天，继服前方调理，再行针刺，促其排卵，延长黄体期。针之两次后，体温上升，这样又诊治1个月。

1988年3月26日。本次月经转为正常，黄体高温期13天已两个月。原方继服，待机同床，可望孕育。5月4日，闭经40天，B超证实已孕。

按：欲治不孕，先行避孕，免伤肾气，乃聚精之道。凡男女交接，必扰其肾，肾动精流，药力何能以济之。寡欲药补，时间须长，方可奏效。若随补随泄，则永无满期，何日能孕。故古人教诲："贵乎寡欲。"

（三）气血两虚，瘀阻不孕案

田某，女，29岁，福州市某建筑公司工人。1988年3月16

日初诊。婚后3年不孕。月经周期20～23日，经行7～10天，量多色淡有紫血块。曾在本院妇科诊为多毛综合征。

1987年11月做B超检查，诊为子宫小肌瘤、右侧卵巢稍大。同年12月检查尿17–羟4.5mg/24h（正常5～15mg/24h），17–酮6.5mg/24h（正常7～15mg/24h），低于正常范围。1986年11月8日到12月3日，曾4次做阴道细胞学检查，卵巢功能测定，激素水平呈轻、中、轻、中度影响。1987年9月2日到10月19日，又做8次卵巢功能检查，激素水平为5次轻度影响，2次中度影响，1次高度影响。从1987年12月至1988年2月，曾在基础体温上升3天后，即开始隔日注射黄体酮治疗，每次10mg，每月5次，体温双相维持尚好，但月经如故。后停用黄体酮治疗，转中医诊治。脉象细缓，舌淡少苔。基础体温仍呈单相。末次月经为1988年2月24日，带经11天。证属气血两虚，瘀血阻滞。拟补气养血，化瘀调经法。以参芪四物汤加味治之。处方：

炙黄芪30g　台党参15g　全当归15g　赤白芍15g
紫丹参24g　熟地黄15g　制首乌15g　川续断15g
沙苑子15g　紫石英30g　沉香3g　炒枳壳15g
桃仁泥10g　炙甘草6g

经期服药。3月25日行经，经期服药3剂，经行6天而止，血量不多，痛经较重，下血块较多。这月基础体温单相。嘱其从4月8日至13日，服原方6剂，并于4月11至13日针灸3次，以促其排卵。4月26日月经按期而至，经行4天，经量一般，色泽正常，已无痛经，未见血块。基础体温高温期持续12天。原方继服。

1988年9月16日五诊。闭经40天，B超、尿妊娠试验证实早孕。

按:《女科经纶》曾言:“善治癥瘕者，调其气而破其瘀。”《寿世保元》亦言:“妇人百病，宜四物汤。”要言不烦，乃医界准绳。本案患子宫肌瘤，卵巢稍大，本属癥瘕范畴。先期量多，经痛有血块，为血瘀胞宫。针对脉证，采用参芪四物汤补养气血，调理荣卫，补冲任之不足；再用何首乌、川续断、沙苑子诸品以助其力；沉香、枳壳疏理气机，以求气行血行之效；赤芍、丹参化瘀活血，加入紫石英温而行之。这样，气血充足，瘀去新生，胞宫得养，自然易于孕育。张洁古曾言:“壮人无积，虚人则有之。由于脾胃怯弱，气血两衰，四时有感，皆能成积。若遽以磨坚破结之药治之，得药皆快，药过依然，疾未去而人已衰矣。气愈消，疾愈大，竟何益哉！故善治者，当先补虚，使气血旺，其积自消。如满座皆君子，则小人自无容身之地。不问何脏，先调其中，使能饮食，是治其本也。”思此观察，胸中易了。

（四）阴虚血热，先期不孕案

史某，女，26岁，某乡农民。1988年3月29日初诊。婚后3年不孕。以往月经不调，月经周期20～25天，近半年来，不到20天则一行，经行5～6天，量少色红质稠，经期腹痛，末次月经3月24日。平素五心烦热，脘闷纳呆，神疲肢倦。脉象细数，舌红苔薄黄。证属阴虚血热，迫血妄行。拟养阴清热。以加减四物汤化裁治之。处方:

细生地30g　全当归12g　赤芍药10g　川芎6g
地骨皮12g　败龟板12g　嫩青蒿10g　盐黄柏6g

枯黄芩 6g　　粉丹皮 6g　　香附末 6g　　炙甘草 3g

土白术 10g　　生麦芽 15g　　鸡内金 10g

经前 3 日服下，连服 6 剂，平时晨服归脾丸，晚服六味地黄丸。服药至 5 月，经量增多，腹痛已消，出现短期双相体温。服药至 6 月，基础体温双相，高温期 14 天。待机而动，已有身孕。

按:《冯氏锦囊秘录》曾言:“丹溪治阴虚用四物汤，亦分阴阳。动者为阳，芎、归是也；静者为阴，地、芍是也。血之阴不足，虽芎、归辛温亦不可用；血之阳不足，虽姜、桂辛热亦用之。此深得补阴之旨。然天地之道，阳常有余，阴常不足，人身亦然。故血者，难成而易亏，况草木无情，安能生血？不过以地、芍能养五脏之阴，芎、归能养营中之气，阴阳调和，而血自生耳。”一阳子又言:“四物汤，隐潜脾胃治法，人昧久矣。脾经少血多气，当归、地黄生血，溉灌脾土；土畏贼邪，木来克土，芍药能泻木补脾；肝欲散，用川芎之辛以散之，岂非制木补土，脾胃之药乎？”纵观以上所言，可明阴虚不滋补阴而益血之理，脾虚气郁不过用辛燥之道。

四、月经后期不孕

月经周期经常延后 7 天以上，甚至每隔四五十天一行，称之月经后期，又名“经迟”，或称“经期错后”。若仅延后三五天，且没有其他症状，或偶然出现一次，虽时间较长，下次来潮仍如期而至，不作月经后期论。

前贤认为经行后期属虚属寒居多。《丹溪心法》曾说:“后期而来，乃是血虚。”《景岳全书》亦言:“凡血寒者，经必后期而至。”然寒有虚实，何以辨识？《傅青主女科》辨之要言不烦:“后期而来少，血寒而不足，后期而来多，血寒而有余。”另外，尚有“阴火内烁”“痰涎壅滞”“性躁多怒”“瘀血内结”，以致冲任受阻，血海不能按时满盈，月经因而延期来潮。总之，造成经迟之病机故多，总以虚、寒为主。虚则精血亏损，不能摄精；寒则宫冷不温，纵精射入，安能茹而不吐。这样看来，经迟是妇人不孕的原因之一。

对经迟不孕的治疗，当辨证施治，虚寒宜温补，血虚宜补血，血热宜清热，血瘀宜活血，气郁宜理气，痰阻宜化痰。

（一）血虚肝郁，经迟不孕案

李某，女，31岁，某医院护士。1987年5月4日初诊。婚后4年不孕。月经迟发已七八年，一般为40～60天一行，经行3～4天，量少，经前乳房胀痛，白带多。平素纳呆忧郁，叹声连连。末次月经为4月20日。脉细左弦右滑，舌正红苔薄白。证属血虚肝郁，脾弱湿存。拟养血调养血调肝，健脾化湿法。以逍遥散合水陆二仙丹化裁调理。处方：

全当归12g　赤白芍10g　细生地20g　醋柴胡8g
薄荷叶10g　土白术10g　青皮10g　陈皮10g
川芎片10g　制首乌12g　枸杞子12g　金樱子10g
芡实10g　白果10g

在经期服3剂，经中期服6剂，平时服逍遥丸。5月28日月经来潮，已无乳房胀痛，饮食增加，叹息已无。因月经至今未见，7月28日B超证实早孕。

按：婚前经迟，婚后如故。心急如焚，阴血暗耗，盼子心切，肝失条达，血海不能如期满溢，因而经期延长，乳房胀痛。

妇人乃阴柔之体，以血为本，其情多郁。故治当以滋养肝体、条达肝气为首务。

（二）气血双亏，宫寒不孕案

陈某，女，30岁，某乡农民。1987年8月19日初诊。婚后4年不孕。一般经期40～50天一行，经行6～7天，经量少，色淡质稀，经期腰腹酸痛。平素四肢倦怠，心悸寐少。面色不华，形体消瘦，怕冷喜暖。并有阴道干涩，性交疼痛。末次月经8月8日。送妇科做输卵管通液检查，示两侧输卵管通畅；做诊断性刮宫，报告子宫内膜晚期分泌不良。脉象细涩，舌淡苔薄。证属气血双亏，宫寒经迟不孕。拟补益气血，暖宫散寒。以大补元煎化裁调理。处方：

台党参 15g　　炙黄芪 15g　　炒山药 30g　　炒杜仲 12g
全当归 12g　　山萸肉 12g　　枸杞子 12g　　制首乌 12g
菟丝子 12g　　小茴香 10g　　台乌药 12g　　紫石英 30g
炙甘草 3g　　酒炒熟地黄 12g

从8月26日至9月1日服药，平素服十全大补丸，日服2丸。

1987年9月17日二诊。服药后，阴道已不干涩，基础体温双相，高温期已15天，今日月经来潮，身无不适。于10月1日至6日服汤剂，并于10月10至13日针刺，促其排卵。

1987年10月30日三诊。针刺后，黄体高温期达标。27日月经来潮，身无不适，再次指导服药时间，并示同床日期。

1987年12月19日四诊。闭经50天，基础体温高温期达27天，B超证实已孕。

按：月经中期服药，目的在于促其排卵，使精卵相合。平素以丸代汤，双补气血，以复其本元。农家事繁，不可不虑。

（三）肾虚宫寒，血瘀不孕案

刘某，女，25岁，福州市某乡农民。1987年6月9日初诊。婚后3年不孕。自述18岁月经初潮，因冒雨涉水，经行十余日方止。之后，经常闭经，需注射黄体酮方可行经。婚后1年，开始改服中药，然至今月经如故。月经周期1～5个月一行，经行6～7天，血多色黑有块，腰腹痛甚，坐卧不安。平素腰膝乏力，腹冷喜温。妇科检查：正常盆腔。四次卵巢功能测定：均为激素水平轻度影响。脉沉细涩，舌淡边暗，苔薄白稍滑。证属肾虚宫寒，血瘀经迟不孕。拟少府逐瘀以温经散寒。处方：

小茴香10g	干姜8g	延胡索10g	当归尾12g
川芎片8g	肉桂心8g	赤芍10g	白芍10g
生蒲黄10g	五灵脂10g	川续断10g	炙黄芪15g
酒生地黄30g	艾叶10g	仙茅10g	淫羊藿10g

即日服药，连服两剂后，血块下者多而畅，腰腹疼痛好转。原方减艾叶加紫石英30g，从24日起再服5剂。可于25日、27日、29日同床。平时服八珍益母丸，每次1丸，日服2次。

1987年7月13日三诊。基础体温出现双相，高温度达16天。月经未至，但感头晕乏力，进食脘闷，左侧小腹隐痛，已有3天，脉象细滑，疑为早孕。然基础体温上下有波动，改服泰山磐石散3剂保养胎元。

1987年8月14日。B超检查：子宫体增大，内有胎囊和胎芽组织，胎心活动（+）。结论：早孕活胎。

按：王清任曾在《医林改错》中，赞少腹逐瘀汤种子如神："每见经初之日吃起，一连吃五付，不过四月必成胎……全用此方，效不可以指屈。"王氏所言，并非妄语，后代医者屡有证实。本案经期服用，采取通因通用，使浊血下行，清血自生。后加紫石英增强温宫之效，因温能生物。另外王氏又言："必须男女年岁与月合成阳数方生子。如男女两人，一单数，一双数，必择双月方生子；如两单数或两双数，必择单月方生子。择月不可以初一日为定准，以交节为定准。要知偶有经过，二十日结胎者，切记准日期。倘月份不对生女，莫谓余方不验。"王氏此论，只是临床探测而已，然种子乘时，不如今之观测基础体温以测排卵日期，再行交合，更为准确可行。然人在当时的历史条件下，处处推测乘时之机，并预测男女之分，其精神可佳。

（四）精亏火旺，经迟不孕案

贾某，女，26岁，福州市郊区农民。1987年5月15日初诊。婚后3年不孕。月经二三个月一行，经行6～7天，量少色红。末次月经5月6日。身体瘦小，心悸少寐，五心烦热，脉象沉细数，舌红苔白。证属精血不足，虚火内生。拟养精种玉汤以大补肾水，以平木火。处方：

大熟地30g　杭白芍15g　山萸肉15g　生山药30g
枸杞子15g　菟丝子15g　女贞子30g　旱莲草20g
制首乌15g　银柴胡10g　地骨皮10g

在5月20日至23日服药4剂，21日、23日可以同房。

1987年7月15日二诊。闭经70天，B超检查证实早孕。

按：中医学认为，胖人多痰，瘦人多火。婚后3年不孕，盼子心切，不知御精，交接频繁，又耗其精血，则水越少，而火越炽，若偶尔受孕，必逼于男子之精。治之之法，必大补肾水，而平肝火，以求水足精充，火熄阴复。若首制其火，则肾精空乏，无力以济，徒伤正气。

（五）先天肾虚，宫小不孕案

冯某，女，31岁，某村农民。1988年4月11日初诊。婚后6年不孕。月经周期40～60天一行，经行2～3天，量少色暗质稀，阴道干涩，交接疼痛，性欲淡漠。平素腰疲乏力，食眠尚可。脉象沉细无力，舌淡苔白。1987年12月份，曾做诊断性刮宫。病理报告：部分子宫内膜腺体呈增殖期改变。B超提示子宫发育不足（约3.6cm×3.5cm×2.2cm），宫内光点回声均匀，内膜回声不清，双侧卵巢小于正常。证属先天肾虚，冲任不足。拟调经滋补丸治之。处方：

大熟地15g　全当归12g　赤白芍10g　川芎片10g
台党参12g　云茯苓12g　土白术12g　炒山药30g
阿胶珠10g　山萸肉12g　小茴香10g　香附末10g
川续断15g　枸杞子15g

待月经干净后，每日1剂，连服15剂，改用补肾养血丸（当归、阿胶、川续断、山药、紫河车、杜仲各100g，益母草、菟丝子各400g，上药共为细末，炼蜜为丸，每丸重10g），每日3次，每次1丸，稀米汤送下，服至经来。每月如此，变更服用。另外，嘱其测量基础体温，以便于易孕期内交合。其余时间，男子须蓄精，女子宜息情，待机而动，可望孕育。

经上法调治3个月，月经如期而至。B超检查：子宫稍小于正常（4.5cm×4.1cm×3.0cm）。又调治3个月而孕。

按冲为血海，任主胞胎，任脉通，太冲脉盛，月事以时下，方能妊育胎儿。今患者子宫先天发育不良，冲任虚损，经水后期，故难以孕育。经净始服调经滋补丸，调理气血，以生精血，再服补肾养血丸，以补肾填精。治疗半年，方有“天地氤氲，万物化淳；男女媾精，万物化生”之效。然此效非一时之功。

（六）阳虚寒凝，血瘀不孕案

任某，女，26岁，某乡农民。1987年2月25日初诊。婚后3年不孕。月经35～40天一行，经行4～5天，经量一般，色淡质稀有块，经期腹痛。末次月经2月12日。平素腹冷肢寒，便溏溲清，脉象沉细而迟，舌胖淡边有齿痕，苔白而薄。证属阳虚生寒，寒凝血瘀。拟温阳散寒，化瘀调经。仿《良方》温经汤方义组方治之。处方：

炙黄芪30g　台党参15g　炒白术12g　全当归15g
川芎片10g　肉桂心6g　红花10g　紫丹参10g
小茴香12g　紫石英30g　川续断15g　菟丝子15g
炙甘草6g

月经来潮，则服此方3剂。

在月经中期，改服温胞汤，以便促其排卵。处方：

土白术30g　巴戟天15g　台党参15g　炙黄芪30g
炒杜仲12g　菟丝子15g　枸杞子15g　仙茅15g
淫羊藿15g　紫石英30g　炒山药30g　芡实10g
补骨脂12g　制附子10g　王不留行15g

从月经第12天至18天，服此方6剂。

经治11个月，月经周期已转正常，余症已无，停服汤剂，改服定坤丹，每月服6丸，在月经中期服用。至1988年3月25日，因月经当至未至，要求再诊，B超证实已孕。

按：一诊两方，经期服《良方》温经辈，在于温经散寒，化瘀调经；月经中期，改服温胞汤类，在于培补脾肾，以滋生源，促其卵熟自排。坚持治疗近1年，方见效果。

五、月经愆期不孕

月经愆期是指月经周期不定，或超前或错后。此病亦名“月经先后无定期”，或名“乱经”。

导致月经愆期的病因，在于气血失调，血海蓄溢失常。然引起气血失调之因，则多因肝气郁滞，或肾气虚衰。傅青主对此曾言：“妇人有经来断续，或前或后无定期，人以为气血之虚也，谁知是肝气之郁结乎。夫经水出诸肾经，而肝为肾之子，肝郁则肾亦郁矣，肾郁而气必不宣，前后之或断或续，正肾气之或通或闭耳。或曰肝气郁而肾气不应，未必至于此，殊不知子母关切，子病而母必有顾复之情，肝郁而肾不无缱绻之谊，肝气之或开或闭，即肾气之或去或留，相因而致，又何疑焉。治法宜舒肝之郁，即开肾之郁也，肝肾之郁既开，而经水自有一定之期矣。”肝肾共辖冲任，郁则冲任失调，失调则冲失“血海”之职，任失“主胞胎”之能，故现经乱之象。况肝气郁结，心境不舒，何能为欢于床。另外，一般月经有规律的女性，其排卵期在下次月经前14天左右。月经周期不定，实属排卵期不定，则交合乘时很难掌握。性交时间不当——不在排卵期，则可造成不孕。

对经乱的治疗，气乱者理气定经，脾虚者健脾定经，肾虚者补元定经，肝郁者疏肝定经，总宜气血调顺，冲任安和，则经乱自调。法定方出，诸如青主的定经汤、景岳的逍遥饮、秘元煎，仲景的温经汤、胶艾汤，丹溪的归脾汤、治中汤……随证选方。除此之外，要注意找寻乘时之机——测量基础体温，战机掌握好，可以一举而获成功。

（一）肾虚脾湿，肝郁化热，经乱不孕案

黄某，女，27岁，福州某厂工人。1987年12月30日初诊。婚后3年不孕，曾用人工周期法治疗，仍然未孕。经乱始自初潮，短则十天半月，长则数月方潮，经行1～3天，量少色暗。带下色黄，唯量不多。平素纳少脘胀，神倦体乏，胸闷叹息，心烦寡欢。脉象细缓，舌淡少苔。证属肾虚脾湿，肝郁化热，拟补肾健脾、疏肝清热。以固阴煎和丹栀逍遥散化裁调理。处方：

炙黄芪30g　台党参15g　大熟地20g　生山药30g
山萸肉12g　菟丝子15g　全当归12g　杭白芍10g
醋柴胡10g　薄荷叶10g　粉丹皮10g　生栀子10g
紫丹参12g　土白术12g　化橘红10g　广郁金12g
炙甘草3g

即日始服，连服6剂。可于1988年元月1日至3日，同房两次。

1988年1月27日二诊。月经至今未至，基础体温高温期达24天，尿妊娠试验（+），诊为早孕。

按：此案一举而孕，在于乘时。然喜中虑忧，恐脾肾虚损之体，难以保胎。故在种子之后，选景岳毓麟珠加紫河车、香附末为丸调护，以使精充血足，脾健带固，待十月分娩，方言最终之

喜，而无胎坠半产之忧。

（二）肾虚肝郁，脾弱经乱不孕案

靳某，女，26岁，某乡农民。1988年3月11日初诊。婚后3年不孕。月经周期不定，短则半月，长则三四个月，经行四五天，量色一般。平素腰痛脚麻，腹凉纳少。妇科检查：盆腔正常，4次卵巢功能检查，激素水平较正常值，3次轻度异常，1次中度异常。脉沉细弦，舌淡胖嫩，苔白薄滑。证属肾虚肝郁脾弱，拟定经汤加味以补肾调肝健脾。

酒炒白芍12g　酒炒当归10g　大熟地15g　炒山药30g
云茯苓12g　炒芥穗6g　醋柴胡6g　桑寄生30g
炒杜仲15g　川续断15g　酒炒菟丝子30g

即日始服，连服6剂，在13日至15日可同床2次。翌日并测基础体温。

1988年4月4日二诊。身无不适，唯晨起欲呕。视基础体温高温期达21天，尿妊娠试验（+），已属早孕。

按：王宇泰曾言："种子之道有四：一曰择地。地者，母血也。二曰养种。种者，父精是也。三曰乘时。时者，精血交感之会合是也。四曰投虚。虚者，去旧生新之初是也。"然地之不良，可用药而施化。若地为沃土，孕育之机，关键在于下种乘时投虚。王氏所言，虽抓住了问题的关键，但如何乘时投虚，只有在科学发展的今天，观测客观的基础体温，和B超监测排卵指导交感，才良机不失，而成"顺而施之则成胎"之喜。否则，纵有沃土良田，下种时间不当，必有"逆而取之则成丹"之忧。

（三）情郁气结，精亏血瘀，经乱不孕案

王某，女，27岁，晋安区农民。1988年8月10日初诊。婚后1年曾孕，在生产时出现横位死胎难产。从此之后，已3年不孕。自难产后，月经愆期，经量一般，色泽不鲜，兼夹血块，经期腹痛。平素腰痛肢楚，右侧小腹疼痛，压之痛甚。妇科检查：确诊右侧附件炎，继发不孕。因此，家庭不睦，夫妻失和，忧虑悲哀，叹息频作。脉沉弦细，舌淡少苔，边尖隐紫。证属肾精不足，血行不畅，情郁气结。先拟疏肝理气，以调情怀，兼施养精调血，以培本元。以开郁种玉汤加味治之。处方：

酒炒白芍15g　酒炒香附10g　酒当归12g　土白术10g
酒洗丹皮10g　云茯苓9g　炒枳壳8g　制首乌10g
桑寄生30g　五灵脂10g　生蒲黄10g　紫丹参12g
紫石英30g

正值经期，即日始服，连服2剂。19日至24日再进6剂。

1988年9月14日二诊。9月6日来经，诸症已轻，基础体温双相。原方再进。另在18日至23日，每日1剂，并在20日、22日、24日同床。

1988年11月20日三诊。经停两个月，B超证实已孕。

按：患者出现横位死胎难产史，血行不畅已属潜因。忧虑悲哀，肾精再伤，气机不畅，家庭不睦，夫妻失和，情怀又郁。这种情志失调，从现代医学讲，必然影响内分泌，造成月经愆期的局面。若从中医学讲，对此傅青主曾言："肝气郁，则心肾之脉必致郁之极而莫解。盖子母相依，郁必不喜，喜必不郁也，其郁而不能成胎者，以肝木不舒，必下克脾土而致塞，脾土之气塞，则

腰脐之气必不利，腰脐之气不利，必不能通任脉而达带脉，则带脉之气亦塞矣。带脉之气既塞，则胞胎之门必闭，精即到门亦不得其门而入矣，其奈之何哉？治法必解四经之郁，以开胞胎之门则几矣。方用开郁种玉汤。”本案以开郁种玉汤为主，以调内在之失和，加之播种有时，墒情又好，必然结胎于顷刻。

（四）心肾火衰，宫寒经乱不孕案

马某，女，32岁，永定县某乡农民。1987年10月14日初诊。婚后5年不孕，离婚再嫁，又4年不孕。月经始终愆期，经行四五天，量多色淡质稀。妇科内诊检查：阴道通畅，宫颈光滑，子宫后位，子宫稍小于正常，质中等，活动度欠佳，左侧宫旁组织增厚，右侧未见异常，诊为原发性不孕症。1987年8月29日曾做B超检查，未见异常。同年9月24日又做诊断性刮宫，病理报告（号2398）：增殖期子宫内膜。脉象细缓，舌淡苔薄。平素肢寒腹冷，便溏时泄，面色不华，神疲肢倦。证脉合参，证属心肾火衰，宫寒经乱。拟温胞汤加味温阳补虚，散寒调经，以期孕育。处方：

土白术20g　台党参15g　炙黄芪15g　炒山药15g
芡实12g　肉桂心10g　补骨脂12g　炒杜仲10g
紫石英30g　炒枳壳8g　北柴胡6g　炙甘草3g
酒炒菟丝子12g

从本月25日至下月2日，连服9剂，并从23日开始针灸，以便促其排卵，连针4次。

第一组：八髎、三阴交、足三里。

第二组：子宫、足三里、阳陵泉、三阴交。

这样经治两个月，月经已转正常，身无不适。停针药观察。1988年3月10日，其夫来院喜报已孕两个月。

按：暖则生物，冷则杀物，“寒冰之地，不生草木，重阴之渊，不长鱼龙”。自然如此，人亦如是。若此，精即射入，胞胎安能胜纳。唯补其阳，散其寒，温其宫，纳其精，方可孕育。

六、月经过少不孕

月经周期基本正常，经量明显减少，或点滴即净，或经期缩短，不足两天，经量亦少，统称之月经过少，又名经水涩少。

造成月经过少的原因，一般多因身体虚弱，气血虚损，或由血瘀阻滞，或因痰湿阻碍，或由寒因热所引起。由此而诱发的不孕，总由血不濡之，子宫焦干燥涸，“禾苗无雨露之滋，终成萎黄之叹”。

对本病的治疗，朱丹溪提出总则：“益阴除热，则血旺易孕。”然临证之时，尚须血虚的补血，血瘀的活血，痰阻的化痰，因寒的祛寒，因热的清热。总要根据不同病因进行辨证施治。

（一）阴阳两虚，冲任并损案

陈某，女，32岁，福州某公司工人。1987年9月18日初诊。继发不孕7年。平素月经周期规律，月经量少。近3年来，短则一天，长则天半，经后腹痛绵绵。素日腰腹冷痛，阴道干涩。脉象细弱，舌淡少苔。证属阴阳两虚，冲任并损，拟归肾丸加味以调补之。

淫羊藿12g　巴戟天12g　菟丝子20g　炒杜仲12g
枸杞子12g　山萸肉10g　全当归10g　大熟地20g

生山药 30g　怀牛膝 15g　紫石英 30g　益母草 15g
川芎片 12g　炙甘草 6g

于本月 24 日至 29 日，服药 6 剂。平时服生育丹，每次 5 粒，日服 2 次。另在 24 日来门诊针刺治疗，以疏通经络。

1987 年 9 月 30 日二诊。经治疗，腰腹冷痛消失，阴道濡润，基础体温呈双相。

1987 年 10 月 23 日三诊。基础体温高温期已达 21 天，余无不适。然晨起泛泛欲呕，B 超证实早孕。

按：阳化气，阴成形，独阳不生，独阴不长。本案阴阳双虚，宜阴阳双补，以益精养血，排卵之期，服之汤剂，促卵早熟，输转有力，加之针刺，使胞脉通畅。平素服丸，平调气血，以复其本。然服药或是针刺，应掌握在基础体温升高 3 天以内用之。兼之种子有时，故可一举而孕。

（二）精亏阳损冲任虚弱案

王某，女，42 岁，某县中学教师。1988 年 6 月 1 日初诊。继发不孕 13 年。因小儿弱视，于 1984 年准生二胎。在没有生育指标前，先后 4 次行人工流产吸宫术。每行一次，则月经延期而量少。近来，月经大约 40 ～ 50 天一行，每次经行 1 ～ 2 天，用纸不足半包。平素阴道干涩，性欲减退，精神郁闷。末次月经 5 月 28 日。送妇科做诊断性刮宫术，病理报告：宫内膜分泌不良。又做输卵管通液检查，双侧输卵管畅通。诊脉细缓乏力，舌淡苔薄。证属精亏阳损，冲任虚弱，拟衍宗优生汤加减，以调阴和阳。处方：

全当归 15g　赤白芍 10g　大熟地 15g　北柴胡 6g

石菖蒲 10g　　炙黄芪 30g　　太子参 15g　　菟丝子 15g
枸杞子 15g　　女贞子 15g　　制首乌 15g　　仙茅 10g

从 6 月 12 日起至 20 日止，每日服 1 剂。待体温升高 3 天后，改服自拟补肾安胎汤至经期。调理两个周期，再拟种子之日。

1988 年 8 月 24 日二诊。治疗两个周期，月经 35 天左右一行，其量已多，阴道已润，面色见悦。基础体温高温黄体期可持续 10 天。仍按上述治疗方案进行，可待机同床。

1988 年 12 月 30 日三诊。末次月经 11 月 10 日，现已闭经 50 天，晨起欲呕，食欲不振，B 超证实早孕。

按：聚精之道，寡欲节劳息虑。本案不持寡欲，4 次胎孕，4 次人流，精血暗耗，冲任虚损，何有乐育之候，故性欲低下。况高龄欲育，盼子心切，事不随愿，焦虑自生，精血何能得养。治之之道，宜养精血、调心志、开窍道、解郁结。待任癸得养，气血充盈，郁闷得达，有乐育之候，再行合房，精血交感，方成孕育。若其不然，男精已施，女精未交，何能孕育。故精衰血亏之人，必禁房事，精始厚方为之。

（三）血亏气虚，冲任不足案

高某，女，27 岁，福州市某村农民。1987 年 5 月 4 日初诊。婚后 3 年不孕。妇科检查诊为子宫发育不良，原发不孕症。月经后期，经行 1 天，点滴而净。平素腰腹酸痛，喜温喜按，气短乏力。末次月经 4 月 25 日。脉沉细无力，舌淡苔薄。证属血亏气虚，冲任不足。拟参芪四物汤加味，益气补血，调补冲任。处方：

台党参 12g　炙黄芪 30g　全当归 12g　赤白芍 10g
川芎片 8g　云茯苓 10g　土白术 10g　炒山药 30g
山萸肉 15g　女贞子 30g　益母草 20g　金毛狗脊 15g
紫石英 30g　王不留行 10g

从 6 月 13 日始服，每日 1 剂，连服 9 剂。6 月 2 日经至，量已见多，嘱其在 12 ～ 17 日，再进 6 剂。腰酸腹痛已愈。7 月 2 日来经，经行 4 天，身无不适。于 15 ～ 20 日，再进 6 剂。可在 17 日、19 日、21 日同床。

1987 年 9 月 20 日四诊。闭经 2 个半月，经妇科检查，诊为早孕。

按：血不足者，益气而生血，血旺则易孕。

七、崩漏不孕

崩漏属于不规则的子宫出血。量多阵下者谓之崩；量少持续不断，或止而又来者谓之漏。它与正常月经性质根本不同。月经之血，不凝固，崩漏之血，能凝固。

现代医学把本病称之为功能失调性子宫出血。造成本病的原因，无论是精神因素，还是营养状况，以及其他因素影响性腺内分泌的靶器官——子宫内膜而致成异常出血。其病理有无排卵型出血和排卵型出血。中医学认为由血热沸腾，迫血妄行，或脾胃虚寒，脾不统血，或忧思郁怒，肝不藏血所致。崩漏发作，气血已亏，冲任损伤，何能孕育。故治此不孕，先治崩漏，以期月经正常之后，元气恢复，再交合有时，方能孕育。然治崩漏之法，先贤已提出“初用止血，以塞其流；中用清血，以澄其源；末用补血，以复其旧。若止塞其流而不澄其源，则滔天之势不可遏；若止澄其源而不复其旧，则孤阳无所依。”前人所言，无非“急则治其标，缓则固其本”的进一步说明。治疗此病，要根据辨证，按阴虚、阳虚、气虚、血虚、气滞、血瘀、血热、湿热诸因，进行施治。古代名方甚多，在此不再赘述。

（一）阴虚火旺，崩漏不孕案

任某，女，28岁，闽清县某乡农民。1987年1月20日初诊。婚后5年不孕。婚前一般月经先期量多，半月经行一次，经水淋漓达10天之久，有时竟达1个月。婚后，房事频繁，交必下血，平素腰酸肢楚，手足心热，身瘦颧红，舌质鲜红，舌苔薄白，脉细数无力。末次月经12月10日。妇科检查：正常盆腔，无排卵型子宫功能出血，原发性不孕症。证属肝肾阴亏，君相火动，热迫血行。治宜滋阴清热法。以青主清海丸调之。处方：

大熟地25g　生山药30g　山萸肉12g　粉丹皮12g
杭白芍12g　北五味12g　麦门冬12g　龟板胶10g
银柴胡10g　地骨皮12g　黑玄参10g　霜桑叶10g
北沙参10g　鲜石斛2g　土白术8g

连服5剂，血止则愈。

1988年1月29日。服药3剂，血量已少，再服两剂，血止而净。改服固本止崩汤，培后天，以滋先天。

台党参12g　炙黄芪15g　肥知母12g　土白术10g
大熟地30g　全当归10g　生山药30g　大枣5枚
乌贼骨12g　升麻6g

上方服至见血，见血改服前方。两方轮流使用。

服上二方，在2月12日见少量出血，4天而止；在3月13

日见血，四五天而止。且基础体温为单相。3月31日，月经又见基础体温出现双相，但黄体期甚短。服第一方3剂又止。

1988年9月11日六诊。已孕4个月，检查正常，以待正常生产。

按：经期以滋阴益水，经后以培后天滋先天，理当经行正常。结果是症状已无，周期仍乱。追究其因，行房太过，每行人道，经水即来，一如血崩。青年彼此贪欢，服药往往少效。傅青主对此曾言："夫脾健则能摄血，肝平则能藏血。人未入房之时，君相二火寂然不动，虽冲脉独热而血亦不至外驰。及有人道之感，则子宫大开，君相火动，以热招热，同气相求，翕然齐动，以鼓其精房，血海泛滥有不能遏止之势，肝欲藏之而不能，脾欲摄之而不得，故经水随交感而至……治法必须滋阴降火，以清血海而和子宫，终身之病可半载而除矣，然必绝欲三月，而后方可。"崩漏之人，最宜绝欲，即便崩漏已愈，若房帏无节，病亦复发，故古人谆谆教诲，慎之慎之。

（二）血虚内热，崩漏不孕案

陈某，女，26岁，泉州市郊某庄农民。1988年4月14日初诊。婚后3年不孕。经血不调多年。少女初潮，冒雨负劳，经行不止。后则经行无定，少则十天半月，多则40余日；经行亦然，短则四五天，长则十余天，经色鲜红，甚则经水月余方净。婚后亦是如此，另有带下有味。末次月经4月11日。平素腰酸，心中烦热，脉细有力。证属血虚内热，热迫血行。现值经期，先拟保阴煎加味，以滋阴清热，止血调经。处方：

生地黄15g　熟地黄15g　生山药15g　川续断10g

阿胶珠 10g　　赤芍 10g　　白芍 10g　　盐知柏 8g
枸杞子 15g　　菟丝子 15g　　香附末 8g　　土茯苓 15g
炙甘草 3g

即日始服，连进3剂。血止后，可于20至25日，再进6剂。见血同此。

1988年4月18日二诊。服上方3剂，经水已止。20日至25日又进6剂。5月10日，经水又来，再服3剂，经行5天而止。嘱其本月18日至27日，连服9剂。平素服十全大补丸，早晚各1丸。并在24日、26日、28日同床。继续观测体温。

1988年6月22日三诊。基础体温37℃，已维持25天。妇科检查诊为早孕。

按：本案月经不调多年，乃由初潮，冒雨负劳所致，日久不愈，阴血已伤，虚火炎炎，逼血妄行。治宜滋阴为主，清热为辅，采用保阴煎加味治之。《景岳全书》亦曰："若阴虚血热妄行者，宜保阴煎、加减一阴煎。"

八、闭经不孕

女子月经初潮，一般14岁左右。若年逾18，月经仍未初潮，即称之原发性闭经；若月经正常，经期正常后又停经3个月以上，即称之继发性闭经。未婚女子的闭经，中医学称之为"室女闭经"。

闭经，即女子月经闭塞不通，形成无月经状态。子宫无血以滋润，何能孕育。

对妇人经闭不行，《冯氏锦囊秘录》论之较详："女人经闭不行，有因脾胃久虚，形体羸弱，气血俱衰，以致经水断绝者；有因劳心过度，心火上行，不得下通胞脉，是以月事不来者；有因中消，胃热善饥，肌肉消瘦，津液不升，血海枯竭，名曰血枯经绝者；有因冷客胞门，血寒凝泣而不下者；有因躯肥，脂满痰多，占住血海地位，闭塞而不行者；有因或挟寒或挟热，而污血凝滞不行者；有因食与湿痰填塞太阴，而经闭作痛者。寒、热、虚、实，迥然不同，总不能遁乎脉之迟数有力无力间也。”综冯氏所论，妇女经闭，不外乎肝伤血枯，或恶血不去，或癥瘕积聚（血滞），或痰浊阻滞，或为惊恐之忧，或为房劳中阻，或为寒湿凝滞，皆可造成妇女闭经。这些原因，包括了现代医学因全身性疾病造成的闭经、下丘脑—垂体性闭经、卵巢功能失调所引起的闭经、肾上腺皮质功能失调引起的闭经、甲状腺功能失调引起的闭经、子宫性闭经。

室女经闭与妇人经闭不能全视为同因。萧慎斋对室女经闭曾言：“非先天元气弱，血气未充，即是欲男子不得，所愿不遂，思虑伤心，抑郁伤肝，以致月闭成病。”这一病理特点，在临床当中理应掌握。

对经闭的治疗，薛立斋曾言：“有因脾胃虚，不能生血而不行者，调而补之；有因脾郁伤血，耗损而不行者，解而补之；有因胃火，血消灼而不行者，清而补之；有因劳伤，心血少而不行者，静而补之；有因怒伤肝，血涩而不行者，和而补之。有因肾水亏，不能生肝血而闭者，补脾肺；有因肺气虚，不能行血而闭者，补脾胃。”薛氏对经闭的治疗，立足于补益，再随寒热虚实，分别兼之以调、解、清、静、和诸法。另在补益当中，首重审其脾胃如何。后世立法虽多，不外乎此。至于用方，古人制方甚多，可随证选用，不在此赘述，免举一漏万。

（一）精亏血少，气虚郁滞案

胡某，女，25岁，晋安区某村农民。1986年11月25日初诊。结婚3年不孕。18岁月经初潮，以后短则3个月，长则七八个月方经水一行，经行量亦不多，经行不畅，一般一两天即净，血色不鲜。婚后仍然如此，经行腹痛，所下皆黑紫块。曾做人工周期治疗，经水可按时而来，若停止用药，依然如故。身形瘦小，而无华色，纳谷不香，身倦乏力。脉细弦涩，舌边隐紫，苔薄色白。证属精亏血少，瘀血内停。先拟补益气血，化瘀通经，后宜补阴填精。毓麟珠合桃红四物汤化裁治之。处方：

炙黄芪15g　台党参15g　炒白术10g　云茯苓10g
炙甘草3g　广木香6g　大熟地12g　全当归12g
杭白芍12g　川芎10g　桃仁泥10g　草红花10g
三棱8g　莪术8g　怀牛膝15g　枸杞子15g
紫河车10g　紫石英15g　香附末10g

隔日1剂，连服十五剂。服药1个月，身无不适，月经未至，但脉已不涩。原方减桃红、三棱、莪术、牛膝，加菟丝子20g，女贞子20g，隔日1剂，继续服用。在服药期间，于1987年1月21日、3月1日出现两次自然行经，经量尚可，下血块甚多，腹痛渐消。

1987年4月27日，来院言其晨起恶心欲呕，喜食酸味。脉虽见细滑，是妊娠还是闭经，尚不敢定。让其做B超检查，喜报早孕，皆大欢喜。

按：王节斋曾言："经脉不行，有因脾胃损伤而致者，不可便认作经闭蓄血。轻用通经破血之药，须审其脾胃如何。"笔者则认为不仅如此，尚有有蓄血内阻，亦要视脾胃运化机能如何，不可妄投填补精血，脾胃健运，信水自来。

（二）脾肾阳虚，湿滞血瘀案

赵某，女，27岁，福州市某厂工人。1987年8月31日初诊。婚后3年不孕。自述18岁月经初潮，之后月经周期不定，短则40天，长则四五个月，经行7～10天，量少有味，色泽不鲜，血块夹杂而下。结婚前1年，因经期受寒而经闭，一直做人工周期治疗。仅1987年，月经来潮日期为元月12日、5月17日、8月29日。1987年从6月11日至7月9日，做5次卵巢功能测定，雌激素水平均轻度影响，血激素六项测定：E_2 26pg/mL，LH 90mIU/mL，FSH 1mIU/mL，T 20mg/dL，PR 15.5mg/mL，P 0.1mg/mL。基础体温一直单相。妇科检查：正常盆腔，原发性不孕症。平素白带量多，质地清稀，腰骶酸楚，腹凉肢冷。脉沉细迟，舌淡嫩边有齿痕，苔薄白滑。证属脾肾阳虚，湿滞血瘀。拟《金匮》温经汤以温经散寒，祛瘀养血。处方：

吴茱萸12g	全当归12g	酒白芍12g	川芎片10g
台党参15g	炙黄芪15g	嫩桂枝10g	阿胶珠12g
粉丹皮10g	麦门冬10g	炒山药20g	芡实米15g
汉三七5g	紫丹参20g	炙甘草6g	

即日始服，每日1剂，连服3剂。待月经干净过5天后，再服6剂。这种治疗方案连用三个月经周期。结果每月都来月经（9月29日、10月29日、11月30日），带经5天，平素已无带下，腰痛已愈。从12月13日开始，连服6剂，并观测基础体温变化。1988年元月基础体温出现典型双相。仍按原方案服药治疗。

在春节期间，因家务繁忙，不能及时服药，一度基础体温又呈单相。从3月28日来院配合针刺协同中药促其排卵。从4月份开始，基础体温又呈双相，身无不适。

根据上述变化情况，改用补肾法。处方：

大熟地20g　生山药30g　女贞子15g　川续断15g
枸杞子15g　山萸肉10g　鹿角霜10g　鹿角胶10g
全当归12g　杭白芍15g　炙黄芪30g　台党参15g

从4月份开始，到中旬基础体温高温期已达14天。上方再隔日1剂，服1个月。

1988年6月3日八诊。基础体温好，晨起稍有干哕恶心。B超检查：子宫增大，宫内探及孕囊，6.2cm×3.7cm×4.0cm，囊内可探及胚芽及心管搏动。提示：早孕。

按：本案治疗时间较长，先以温经散寒，祛瘀养血，再拟填精复元。待体质复元，雌激素达到一定水平，方可指导怀孕。若操之过急，反生他患。

（三）先天不足，后天失养案

李某，女，28岁，某院职工。1987年6月25日初诊。结婚3年不孕。18岁月经初潮，月经1天而止。越两年经水未行。经本院妇科检查，诊为幼稚子宫，用乙烯雌酚、安宫黄体酮行人工周期治疗。在用药期间，多数时间无月经来潮，基础体温测定从无出现双相。做卵巢功能检查达20余次，雌激素水平均为轻度影响，有时甚到为轻度低落。调治6年，未见一次自然行经，但子宫已发育为鸽卵大小。停用西药观察期间，由妇科内分泌专家门诊介绍由中医诊治。

身材矮小瘦弱，乳房、臀部发育极差，阴毛腋毛稀疏短小，阴道干涩，性欲淡漠，脉沉细无力，舌淡苔白。证属先天不足，精血亏损。拟补肾健脾，调理冲任，以五子衍宗汤加味治之。处方：

全当归 15g	炙黄芪 30g	赤芍 10g	白芍 10g
台党参 15g	大熟地 15g	炒山药 30g	山萸肉 12g
制首乌 12g	枸杞子 15g	菟丝子 15g	淫羊藿 15g
紫石英 30g	炒白术 12g	炙甘草 6g	

嘱其每日 1 剂，连服 6 剂，再改服八珍益母丸、五子衍宗丸，日服两次，每次各 1 丸，连用 20 天。若不见月经来潮，基础体温升高，按上述治法继服。

服药 4 个月，出现两次自然行经，唯量少，色暗，经行 1～2 天（1987 年 8 月 17 日，10 月 14 日），基础体温单相。

1988 年 3 月 22 日。闭经 5 个月。春节期间，停服中药两个月，今日月经来潮，量多色深红夹杂血块，腰腹疼痛较重。基础体温出现典型双相，高温期维持 14 天。阴道无干涩，性感正常。继续服药观察。

1988 年 7 月 13 日。经治疗 1 年，月经维持两月一行，经色、量已转正常。而且肌肤丰满，身无不适。仍仿前法用药，再加针灸治疗，每个月经周期针 5 次，若无基础体温升高，停一周再针 5 次。

1988 年 12 月 30 日。应用上述方法治疗后，月经情况无甚变化，但 B 超检查，提示子宫大小正常 5.2cm×4.2cm×4.1cm，宫内光点回声均匀，内膜回声不清。左侧卵巢 2.0cm×1.9cm×1.6cm，右侧卵巢 2.1cm×2.0cm×1.9cm。治疗同上。

1989年5月5日。闭经3个月，B超证实早孕。

按： 先天子宫发育不良，可能来自本虚和后天失养，因其父母为放射科技术操作员，可能在胚胎时即已受损，又出生于三年国民经济困难时期，致使子宫发育不良，月经迟至或闭经，前后调治8年，终结胎元，看来先天子宫发育不良，并非不治之症。

（四）气血双亏，虚劳不孕案

张某，女，34岁，仓山某乡农民。1987年9月7日初诊。1978年因死胎难产，出现出血不止，经抢救脱险。之后，随之见畏寒肢冷，无汗乏力，渐至性欲减退，阴道干涩，闭经，阴毛、腋毛全部脱落，头发稀疏枯焦。曾在当地用黄体酮治疗，在4年中曾来月经两次。现又闭经4年，症状逐渐加重，面色㿠白无华，头晕心悸，少气懒言，精神萎靡，口淡无味，纳谷不香，舌体胖嫩，质淡无苔，脉沉细而弱。血压90/60mmHg，妇科内诊检查：外阴萎缩，阴道通畅，阴道黏膜皱襞消失，宫颈光滑，子宫体水平位、萎缩。进行8次卵巢功能检查，雌激素水平均为轻度低落。血液生化检查：T_3、T_4、17KS、170HCS及甲状腺吸碘率均低于正常值。心电图检查：窦性心率，I度房室传导阻滞，T波，Ⅱ、Ⅲ、aVF、V_5倒置。西医诊断为席汉综合征，继发性甲状腺功能低下。曾住院应用甲状腺素片、强的松治疗两个月，化验检查及症状无改善。对此证，中医学认为是气血双亏的虚劳证。拟八珍汤加味，以补益气血。处方：

大熟地15g　全当归15g　赤芍10g　白芍10g
台党参15g　炙黄芪30g　炒白术15g　炒山药20g

云茯苓 10g　　枸杞子 15g　　阿胶珠 10g　　制首乌 10g
仙茅 12g　　淫羊藿 15g　　紫石英 30g　　炙甘草 6g

加用针灸：

第一组：人中、足五里、足三里、三阴交。

第二组：八髎、命门、肾俞、三阴交。

两组交替应用，每日一组，连针 8 次。休息 7 天。

两组交替应用，每日一组，连针 8 次。休息 7 天。

中西医结合治疗两周后心电图恢复正常，面见红润，精神转佳，食欲增加，肢寒畏冷乏力减轻，阴道分泌物增多，已无干涩之感，阴毛已开始生长，基础体温较治疗前升高。

治疗 1 个月，10 月 1 日首次行经，色淡量少，稍有腹痛。妇科 B 超检查：子宫大小约 3.0cm×2.2cm×1.5cm，宫内光点回声欠均匀，内膜回声不佳，提示子宫稍小。4 次卵巢功能检查均示雌激素水平为轻度影响。嘱西药用量减半，原方继服，针刺法同前。

1987 年 12 月 24 日。阴毛生长正常、血液生化检查接近正常值。月经尚无规律。停针灸治疗，原方继服。

1988 年 12 月 30 日。经过 1 年治疗，在家能正常料理家务，身无不适。月经每隔 3 ～ 4 个月一行，量色正常，基础体温出现双相，唯黄体期较短。经期服汤剂，余日改服金匮肾气丸、八珍益母丸，日服两次，每次各一丸。

这种治疗进行半年后，再度怀孕。

按：席汉综合征是由于流产或分娩时大出血所致的产后脑垂体前叶功能减退症。多见于 20 ～ 40 岁的妇女。在中医学中虽无此病名，但属“虚劳”范畴。根据“损者益之，劳者温之”，此案采用八珍汤加补肾温阳活血之品治之，使脾肾得补，气血恢复，血海满溢，经水时来，成为怀孕之基础。

九、痛经不孕

痛经是指凡在经期前后或在经期中，发生腹部疼痛或其他不适，以致影响生活及劳动者，称之为痛经。而多数妇女在月经前或月经期有程度不等的盆腔不适感，不能一概称之为痛经。痛经有原发性与继发性之分，原发性痛经是指经过详细双合诊未能发现盆腔器官有明显异常者；继发性痛经是指生殖器官有明显病变者，诸如子宫内膜异位症、盆腔炎、肿瘤等。

现代医学对引起痛经的原因目前尚未十分明了。中医学对此认为，不外风冷、虚寒、虚热、血瘀、气滞、寒湿等因素客于胞络冲任所致。古代医家对此病论之甚详，如《景岳全书》曰："若寒滞于经，或因外寒所逆，或素日不慎寒凉，以致凝结不行，则留聚为痛。"这是指寒冷所引起的痛经。《妇人大全良方》曰："妇人经来腹痛，由风冷客于胞络冲任，或伤手太阳少阴经……或忧思气郁而血滞……若血结而成块。"这是指风冷、气滞、血瘀所引起的痛经。对痛经的辨证施治，一般认为，经前腹痛多属实，经后腹痛多属虚，喜温喜按多属虚与寒，不喜温按多属实与热……至于治法用方，因风寒者用温经汤、桂枝桃仁汤；因瘀血者用四物加桃仁、黄连、香附；因血热而燥者用加味四物汤，或用保阴煎；因寒湿者用温脐化湿汤……以上所列各方，仅供临床参考。

由痛经引起的不孕，若因寒滞胞宫，必"寒冰之地，不生草木；重阴之渊，不长鱼龙"；若因气滞郁结不成胎者，必"胞之门必闭，精即到门，亦不得其门而入”；若因湿盛形肥，必“内肉必满，遮隔子宫，不能受精”；若因虚不能孕，必“无津液以灌溉于胞胎之中”。痛经所引起的不孕，治在痛经，立法处方同上。

（一）寒滞肝脉，痛经不孕案

李某，27岁，某医院护士。1986年6月2日初诊。婚后两年不孕。多年来经前乳房胀痛，经期腰腹痛甚，得温痛减，血块得下痛减，并伴有泛泛欲呕。经期规律，量少色暗，经行1～2天。脉象沉细，舌淡苔薄。末次月经5月24日。证属寒滞肝脉，气滞血瘀，治宜温经散寒，理气活血。宗少腹逐瘀汤化裁治之。处方：

吴茱萸10g	小茴香10g	全当归15g	赤芍10g
白芍10g	醋柴胡10g	香附末10g	益母草15g
制首乌10g	枸杞子15g	川续断15g	怀牛膝10g
紫石英30g	炒枳壳12g	王不留行10g	炙甘草6g

于6月10日始服，连服6剂。月经如期而至，量多色正而顺，嘱其在经期服2剂，经中期服3～5剂。按月服药。

1986年9月30日。月经过期，当至不至，经检查证实早孕。于1987年6月6日，剖宫产一女婴。

按：不孕应从处女防，月经不调应早治。有人统计，处女患者3～5剂可愈，而已婚患者平均10～15剂方愈。从婚后受孕情况看。处女调好月经之后再行结婚，婚后能迅速受孕。若婚前患有月经病，婚后才去调治者，不但受孕慢，而且受孕率也低。

本案因寒而气滞血瘀，故用王清任《医林改错》少腹逐瘀汤化裁治之，使寒消气通血顺，胞宫得温，暖则生物。

（二）阴阳两虚，血瘀经痛案

乔某，女，26岁，闽侯县某村农民。1988年5月4日初诊。婚后4年不孕。月经后错，经行腹痛，卧床不起，经后痛势绵绵，喜温喜按，经量多色泽暗，紫黑血块夹杂而下，平素肢冷喜温，面色无华。脉细无力，舌淡苔薄。末次月经4月24日。证属阴阳两虚，血瘀经痛。拟调补阴阳，兼以活血。宜二仙合圣愈汤化裁治之。处方：

仙茅10g	淫羊藿10g	大熟地30g	炒山药30g
川续断15g	菟丝子15g	益母草15g	全当归12g
炒白芍12g	川芎片10g	炙黄芪30g	台党参15g
王不留行10g	炙甘草6g		

从12～17日，每日1剂，14日、16日、18日可以同床。

1988年6月1日二诊。月经未至，基础体温上升15天不降，停药观察。

1988年6月15日三诊。月经过期未至，B超证实已孕。1989年1月28日足月顺产一男婴。

按：傅青主曾云：“妇人有少腹疼于行经之后者，人以为气血之虚也，谁知是肾气之涸乎！夫经水者，乃天一之真水也，满则溢，而虚则闭，亦其常耳，何以虚则作疼哉？盖肾水一虚，则水不能生木，而肝木必克脾土，木土相争，则气必逆，故而作疼。”

本案禀青主所言，用二仙合圣愈，补肾温阳，补气养血，以调补肝肾，和气血之常，以使冲任得养，血灌胞脉。土松墒好，播种适宜，故能受孕。

（三）心脾两虚，痛经不孕案

贾某，女，27岁，某医院护士。1987年8月10日初诊。初潮经痛，乃至于今。痛在经期、经后，痛势绵绵，经行量少，色淡无块。以往曾孕40天而流产，今又不完全流产，行清宫术已30天。平素心悸气短，身倦神疲，脉象细缓，舌淡少苔。证属心脾两虚，气血双亏。拟补益气血，养血健脾，佐以补肾摄精。以归脾汤化裁治之。处方：

炙黄芪 30g	台党参 15g	土白术 10g	茯神 10g
全当归 12g	川芎 6g	酸枣仁 10g	龙眼肉 12g
川续断 12g	春砂仁 10g	枸杞子 15g	制首乌 15g
紫石英 30g	炙甘草 6g	大红枣 5 枚	生姜片 5 片

长期服用。

1988年3月28日，经来正常，痛疼已无，末次月经3月13日，嘱服上方至月底，可在29日、31日同床。

1988年4月13日，今日见血少许，基础体温未降，再服前方减川芎3剂。

1988年4月20日，血已止，B超诊断早孕，于12月30日，足月顺产一女婴。

按：气血双亏，气血两虚，怀孕而流，虚之更甚。唯有长期服药，房室有节，以待元复，再拟孕期，方可孕育。

（四）气虚下陷，血亏宫寒案

赵某，女，26岁，工人。1988年4月21日初诊。婚后两年不孕。经期腰背酸痛，右侧小腹坠痛如刺，每于夜间加重。月经衍期，经行5～7天，经量较多，色暗不鲜。平素头昏不清，身倦乏力，腹坠便溏。有风湿性关节炎、病毒性心肌炎病史。脉象缓和，舌淡苔白。证属气虚下陷，血亏宫寒。治宜健脾补气，养血暖宫法。拟补中益气汤加味治之。处方：

炙黄芪30g　台党参15g　升麻6g　北柴胡6g
全当归12g　炒白芍10g　川续断15g　枸杞子15g
菟丝子15g　紫石英40g　淫羊藿12g　炒白术15g
王不留行10g　炙甘草3g

即日服药，先服两剂。于4月30日至5月6日，连服7剂。于5月2日、4日、6日同床。

1988年5月6日二诊。遵嘱服药，一剂痛减，两剂痛消，带经5天。基础体温出现双相，嘱停药观察。

1988年5月25日三诊。月经过期未行，晨起欲呕，基础体温高温期已达21天。

按：宫寒不孕，重用紫石英，因其是降逆暖宫之佳品，善治宫寒不孕。《本草便读》常选此品，“温营血而润养，可通奇脉，镇冲气之上升”。

十、习惯性流产不孕

连续3次以上自然流产，称为习惯性流产，且流产往往发生在同一月份。

造成流产的原因，多数人认为，孕卵异常占自然流产半数以上，尤其在早期流产中，孕卵异常是其主要原因。另外，妊娠羊水中前列腺素增多、染色体异常、内分泌失调（雌激素过多与孕酮不足为早期流产的原因）、精神神经因素（如惊吓、严重精神刺激等)、胎盘异常、血型不合、母体其他全身性疾病(如严重的急性传染病慢性消耗性疾病、营养不良、药物中毒等)、生殖器官疾病(如子宫畸形，以及绒毛间质的胶原样病变)，都可使孕妇发生流产。

习惯性流产应以预防为主，在末次流产后，即开始采取预防措施。有习惯性流产史者，应经常测量基础体温，如月经当至不至，而基础体温不降时，有妊娠可能时，即应开始治疗到超过以往流产月份。

中医学认为此病是由于肾虚失固，冲任伤损，气血不足等造成。诸如泰山盘石散、十全大补丸、八珍汤多为首选方剂，临床要辨证应用。至于服法和用量，可因人而宜，不必拘泥。

(一)胚胎停育致滑案

张某，女，39岁，福州市某厂工人。1987年10月16日初诊。继发不孕12年。因第一胎患先天性血管瘤，手术效果不好，才准生第二胎。自1984年以后，每年发生自然流产一次，孕至两个月时，便觉腹痛下坠，胚胎停育而流产。末次月经为1986年7月16日。

近5年来，月经愆期，24～37天一行，每次经行1天左右，血量极少。末次月经10月15日，今日已净。经后阴道干涩，腹部憋胀下坠，腰酸肢楚，足跟痛不能久站久走，小便频数，口干鼻燥，易生疮疡。脉象沉细，舌淡少苔。证属肾虚脾弱，不能摄养胎元，而屡孕屡滑。治宜补肾益脾，调养冲任。处方：

生地黄12g　　熟地黄12g　　山萸肉10g　　淫羊藿15g

紫石英30g　　枸杞子15g　　女贞子15g　　生山药15g

制首乌 15g　　炙黄芪 30g　　土白术 15g　　台党参 15g

全当归 12g　　杭白芍 10g

在经期服两剂，月经第 12 天始服，共服 6 剂，节欲房事。

1988 年 3 月 16 日。调治 5 个月，月经正常，黄体期可达 10 天。前方继服，另加针灸，在黄体期（即体温升高三天）改服自制补肾安胎汤。处方：

菟丝子 30g　　川续断 20g　　桑寄生 15g　　阿胶珠 10g

炒杜仲 15g　　杭白芍 30g　　鹿角胶 10g（烊化）

1988 年 6 月 22 日。现闭经近两个月，B 超证实早孕，腹又感下坠，仍用补肾安胎汤保胎防滑。

1988 年 10 月 16 日。B 超检查：宫内孕，单活胎。身无不适，停药以待生产。

按：对滑胎患者，保胎治疗须用药超过滑胎月份，方保无恙。另外，务求患者精神放松，讲究安胎之道，药调情悦，方保胎安。

（二）气血不足，冲任不固案

刘某，女，30 岁，仓山区某乡工人。1988 年 7 月 23 日初诊。已婚 7 年，每孕至 50 天便自然流产，已 3 次。

月经后期，三五十天一行，经色经量正常，唯经前腹痛，经下血块出，腹痛方止。末次月经 7 月 7 日。平素白带稍多，色白质稠，无特殊气味。脉细左沉，舌淡少苔。证属气血不足，冲任不固。以泰山磐石汤加味调之。处方：

台党参 15g　　炙黄芪 30g　　全当归 10g　　川续断 15g

大熟地 15g　　赤芍 10g　　白芍 10g　　炒白术 10g

菟丝子 15g　　炒杜仲 15g　　阿胶珠 10g

即日始服，连服 3 剂，后隔日 1 剂。观察基础体温，升高则减赤芍。

1988 年 8 月 27 日二诊。闭经 50 天，B 超证明早孕。唯基础体温高温期上下波动不稳，继服前方。

1988 年 9 月 5 日三诊。现已超过流产月份，基础体温平稳。因纳呆、泛吐清水，改服香砂养胃丸。可回原籍休养保胎。

按：叶天士曾言："有屡孕屡坠者，由于气血不足。"脾气虚则提摄不固，血虚则灌溉不周，所以多致坠胎之恙。治当补气益血，补肾调冲任之奇经，方保无恙。现代医学认为，自然流产中有五分之一是由于亲代生育的不相容，即母体对父体的组织抗原、血型抗原致敏所引起。而反复多次流产，更能增加配偶对抗原的致敏程度。中医学虽无此论，但可参阅此说，况中药有抗过敏之品，可组脱敏之方。

（三）气虚血亏，无力固摄案

王某，女，25 岁，工人。1987 年 9 月 4 日初诊。患者于 1985 年 5 月、11 月，1986 年 10 月，3 次怀孕至两个半月便自然流产。孕后清宫，避孕至今，不敢再妊。平素女方身无不适，月经规律；男方精液检查，无异常发现。查双方染色体，女方为 46XX，正常 G 带核型；男方为 46XY，正常 G 带核型。血型及免疫性抗体报告为：

血型：女方 B 型、Rh（+）；男方 O 型、Rh（+）。

血型抗体：IgG 抗 A（B）无效价，ABO 以外抗体（+），无效价。

脉细有力，舌淡苔薄白。嘱其坚持避孕，并测基础体温，服药3个月再商。处方：

枸杞子15g　菟丝子20g　女贞子15g　山萸肉10g
制首乌15g　怀牛膝15g　川续断20g　益母草10g
全当归10g　赤芍10g　白芍10g　炙黄芪30g
台党参20g　炒枳壳15g　炙甘草6g

在经期、中期各服3剂。

1988年1月8日三诊。月经应至未至，体温坡状上升未降，尿妊娠试验（+），停服前方，更服补肾安胎汤，隔日1剂。处方：

炙黄芪30g　台党参10g　全当归15g　杭白芍15g
炒白术10g　菟丝子30g　川续断30g　桑寄生15g
炒杜仲15g　焦三仙各3g　炙甘草6g

服药到3月9日，似有见血，但无腰酸腹坠之象。前方加紫菀6g，再服6剂，血止后，隔日1剂，直到4月5日停药。

按：凡屡孕屡流的患者，禁孕药调，以待身体复原，观察排卵期、黄体期若属正常，可择期而孕，孕后保健必超过流产月份为妥。

（四）肾虚脾弱滑胎案

张某，女，33岁，某医院护士。1987年7月23日初诊。已婚3年，共孕5次，前4次均孕两个月便自然流产。此次闭经38天，B超证实早孕，妇科专家建议服中药保胎。近日又有些腰酸腹坠，见少许出血。脉沉细兼滑，舌胖质淡苔白而薄。证属脾肾不足，气血双亏。拟补肾益脾，双补气血，以扶正保胎。处方：

川续断 30g　　菟丝子 20g　　桑寄生 30g　　阿胶珠 12g
炒杜仲 15g　　大熟地 25g　　杭白芍 15g　　全当归 15g
炒山药 30　　台党参 20g　　炙黄芪 30g　　炒白术 10g
枯黄芩 6g　　紫菀 6g　　炙甘草 10g

服药两个月，身无不适，1988 年 3 月 28 日，剖宫产一男婴。

（五）血型不合致流产案

李某，女，24 岁，某印刷厂工人。1988 年 7 月 22 日初诊。结婚 1 年，共孕两次，均怀孕 3 个月见红，B 超检查均示胚胎停育，行刮宫之术。末次为 1988 年 5 月 7 日。妇科检查：正常盆腔，子宫稍小。月经周期 24 ～ 31 天，经行 2 ～ 3 天，经色经量正常。

末次月经 7 月 7 日。脉缓舌淡边有齿痕。证属肾虚脾弱，气血不足。拟益肾补脾，调补气血，以复元气。处方：

全当归 15g　　赤芍 10g　　白芍 10g　　益母草 15g
台党参 20g　　炙黄芪 30g　　云茯苓 15g　　炒山药 15g
菟丝子 15g　　沙苑子 15g　　枸杞子 15g　　制首乌 15g
仙茅 10g　　淫羊藿 15g　　紫石英 30g　　肥知母 10g
炒枳壳 10g　　炙甘草 6g

服药调补，避孕半年，再商孕育。

1988 年 10 月 5 日二诊。月经按期而至，身无不适，基础体温正常。查血型及免疫抗体试验，1988 年 10 月 5 日二诊。月经按期而至，身无不适，基础体温正常。查血型及免疫抗体试验，结果：血型，女方 O 型、男方 B 型。血型抗体：IgG 抗 B 效价 1 ∶ 64（正常 1 ∶ 32），ABO 以外抗体：无效价。又做血微量元素检查：锌446mg/100mL，钙66mg/100mL，铁197mg/100mL，诊断为ABO血型不合，高锌综合征。仍用上方治疗，配合应用维生素E每次100mg。每日1次，维生素C每次100mg，1日2次。

1988年12月22日，调治半年，血免疫抗体已属正常。1989年2月22日妇科检查，诊为早孕。现近3个月，中药继服，改汤为散，并每日输葡萄糖注射液500mL、维生素C 200mg，连输7天。

在孕5个月时，检查抗体效价消失，不需输液治疗。单用中药观察。

1989年6月22日，已孕7个月，情况良好，改服八珍益母丸，每日两次，每次1丸。

按：血型不合而致流产者，多发生母体为O型血，父体为A、B、AB型血。由于以往妊娠或输血，致Rh因子不合的ABO血型因子，在母体中产生抗体，前次妊娠由胎盘进入胎体，与红细胞凝集而产生溶血，以致流产。非上述夫妇血型，也有免疫抗体效价很高者，孕期发生流产，虽为数甚少，但也须引起医患注意。以防止意外悲剧发生。

本案IgG抗B效价1∶640，经中药调摄，元复体健，使抗体效价自然消失。

十一、输卵管不通不孕

输卵管是输送卵子的通道，也是精子和卵子相遇而受精的场所。女子在排卵期，卵子和精子在这里幽会，一旦受精，孕卵便沿着输卵管的通道，移到子宫着床，孕育一个新的生命。如果输卵管闭塞不通，精子和卵子隔岸相望，这一对夫妇便因此而不能孕育。

引起输卵管不通的原因，现代医学认为多半是由内生殖器官炎症感染，或由发育异常所引起。诸如输卵管炎、输卵管子宫内膜异位症、输卵管功能障碍等。在输卵管炎症中，积脓性输卵管炎或结核性输卵管炎都可形成输卵管积水、积脓，继而使输卵管壁肥厚、僵硬，并长出肉芽肿或小结节，同时也往往发生与附近器官和组织紧密粘连，致使输卵管腔闭塞不通。输卵管子宫内膜异位症，是因为子宫内膜移居在细狭的输卵管内，引起输卵壁结节状肥厚，从而堵塞了输卵管通道；输卵管功能障碍，是由于输卵管肌肉蠕动失调，张力过低，或输卵管肌肉痉挛性收缩等因素，从而妨碍了成熟卵子的排出和孕卵的输送。输卵管闭塞不通所引起的不孕，占女性不孕的 30% ～ 40%。中医学对本病的认识，在古代医籍中多无专篇论述，而散在于月经不调、癥瘕积聚、痛经等病中，近贤虽有涉猎，尚未有定论，有言败精恶血瘀阻胞中者，有言瘀血阻胞者……还处于探索之中。

目前，对本病的治疗，现代医学常采用输卵管通气、输卵管通液、输卵管手术矫治等法；中医学常采用内服汤剂治疗，或用桂枝茯苓丸，或用血府逐瘀汤，笔者认为通其闭塞，使其通畅则是首要任务。然而通法众多，总不离虚则补之，实则泻之，随证而施，方为稳妥。

（一）脾肾双亏，气虚血热案

任某，女，28 岁，河北省石家庄市郊区某村人。1988 年 2 月 24 日初诊。结婚三年不孕，月经先后不定期，经血量多，其色淡红，血中有块，其数不多，经期稍有腹痛，平素腰酸乏力，胸闷叹息，纳差神疲。脉细略滑，舌淡少苔，经西医妇科检查，诊为双侧输卵管闭塞，双侧附件炎。末次月为1月28日，脉证合参，证属脾肾双亏，气虚血热，兼有郁滞。拟脾肾双补，益气清热，兼以疏郁，内外两用，以求其通。处方：

制首乌 15g　菟丝子 15g　全当归 15g　赤芍 10g
白芍 10g　益母草 15g　台党参 15g　炙黄芪 30g
炒枳壳 15g　紫石英 30g　怀牛膝 15g　淫羊藿 10g
广郁金 12g　王不留行 10g

每日1剂，水煎两次，早晚分服。

透骨草 30g　肉桂心 10g　制附子 10g　川牛膝 15g
辽细辛 3g　小茴香 15g　京三棱 15g　莪术 15g
王不留行 30g

研成粗末，炒热装袋，热敷小腹、腰骶部，每晚一次。另外，用妇科万应膏贴在子宫、中极、八髎穴上，每日更换1次。

1988年3月25日二诊。月经按期而至，血量减少，腹已不痛。原方继进，另在月经期、月经中期加服衍宗优生汤各4剂。

1988年4月27日三诊。通过两个月的治疗，行B超下输卵管通液检查，输卵管已通畅。月经已调，受孕有望，嘱其在基础体温升高3天后，停服中药，在月经中期可以同床，以候佳音。

1988年7月20日，夫妇同来，面带悦色，知有佳音可告，询之果然，经检查已孕。

按：本案治疗，除辨证施治外，用了活血化瘀之品，据现代药理研究，某些中药能改善输卵管和盆腔组织的微循环，调节合成代谢，吸收炎性病灶，分解粘连，修复增生的结缔组织。此案内外兼施，调经与补精并重，目的以求其通。

（二）肾虚脾弱，气血不畅案

阎某，女，28岁，某村人。1988年3月15日初诊。婚后6年不孕。17岁月水初潮，月经周期30天左右，经行6天，血量中等，身无不适，白带不多，一向体健。1986年在某医院诊为双侧输卵管不通，曾做输卵管通液治疗，1987年11月18日又做诊断性刮宫术，病理报告为晚期分泌期宫内膜。此次在本院做妇科检查，仍诊为输卵管不通，原发性不孕症。末次月经为3月4日，脉象缓和，舌正红苔薄白。根据多次检查情况，现正处在排卵期，嘱服衍宗优生汤，现服5剂，经期再服5剂。处方：

全当归15g　赤芍10g　白芍10g　益母草15g
台党参15g　炙黄芪30g　五茯苓12g　菟丝子15g
女贞子15g　怀牛膝15g　肉苁蓉15g　肉桂3g
鸡血藤15g　金银花30g　蒲公英15g　飞滑石15g
生甘草6g　炒枳壳15g

外用妇科万应膏贴敷（穴位同上案），并用通管外用方研精细末，热敷小腹及腰骶部，每日1次。

1988年4月8日二诊。4月3日月经来潮，身无不适，前治疗方案继用，并嘱其内服外敷服至18日，可在15日、17日、19日同床。

1988年5月30日三诊，月经过期未至，有恶心欲呕，纳差择食之早孕反应，B超检查，果然有孕。停用诸药。

按：17岁初潮，表明生殖系统发育迟缓，内分泌功能低下，中医认为初潮迟至，肾气不足，婚后，凡男女交接，必扰其肾，肾气更衰，故以衍宗优生汤补肾填精。另外，外用热敷之品，使局部血运良好，炎症吸收。

十二、子宫、卵巢、输卵管畸形不孕

女性生殖器官起源于不同始基，经过复杂的演化过程，形成女性内、外生殖器。女性生殖器官发育异常可发生于某一原始器官，亦可同时发生于多个原始器官。其表现形式可能是某一原始器官发育不全，亦可能是在分化演变过程中发育受阻，或因受某种干扰而形成女性生殖器官发育畸形。发育畸形的生殖器官恐难孕育。

（一）双子宫，输卵管欠通不孕案

冯某，女，32 岁，江西省某乡农民。1982 年 7 月 2 日初诊。婚后 4 年不孕。1978 年 5 月 10 日结婚，因婚后不能同床，曾到我院妇科检查，诊为阴道纵隔，子宫小于正常，双侧附件无异常发现，于 16 日行阴道纵隔切开术。平素月经后期，大约 30 ～ 90 天一行，经行 4 ～ 5 天，血量中等，色泽一般。性欲不足，腰酸乏力，余无不适，脉象沉细无力，舌淡苔白。证属肾精不足，气血两亏。拟阴阳并补，气血两益。处方：

熟地黄 20g　全当归 12g　杭白芍 10g　川芎片 9g
仙茅 10g　淫羊藿 12g　菟丝子 10g　枸杞子 10g
女贞子 20g　旱莲草 20g　怀牛膝 15g　台党参 15g
炙黄芪 30g　炙甘草 6g

嘱其在经期、中期各服上方 3 剂。

1983 年 7 月 12 日二诊。服药近一年，症状无明显变化。同年3月15日做诊断性刮宫术，病理报告为腺体较少，有分泌现象。仍按原方继服，在经期、中期各服6剂。

1985年1月10日三诊。月经仍不规则，现经闭40天，基础体温单相，脉沉细涩。服上方两年来效，按宫寒不孕治。处方：

全当归15g　杭白芍15g　大熟地20g　炒枳壳15g
醋柴胡10g　制附子6g　肉桂心3g　川椒6g
细辛3g　巴戟天10g　补骨脂10g　淫羊藿10g
菟丝子10g　紫石英30g　三棱10g　莪术10g
川牛膝10g

每日1剂。

1985年1月18日四诊。服上方两剂，月经于11日来潮，三天而净，身无不适。

在17日曾做子宫输卵管碘油造影。其结果：①子宫畸形（双子宫畸形）；②右侧输卵管闭锁梗阻，左侧输卵管通而不畅。专家断言，难以受孕，即便受孕，恐胎儿也难以长大，即便长大也易引起子宫破裂，建议收养一子。患者未肯，仍请中医继续诊治。

前方加炙黄芪30g，台党参10g，生山药30g，坚持长期服药。

坚持服中药近两年，月经已有规律，嘱其在月经中期，待机同床，以期孕育。

1988年1月26日。闭经近3个月，不知是病还是有喜，特来检查。B超证实早孕两个月，再到妇科，劝其中止妊娠，根据子宫情况，唯恐子宫破裂。但患者难得孕育，要求保胎。处方：

黄芪15g　党参10g　白术10g　陈皮10g

当归 8g　　升麻 3g　　柴胡 6g　　桑寄生 30g
川续断 10g　　菟丝子 12g　　阿胶 10g（烊化）

服上方 1 个月，身无不适，改服补中益气丸再服 1 个月。于 1988 年 8 月 3 日，足月剖宫产一男婴。

按：缪仲淳言：“女子血海虚寒而不孕者，宜用温药。”陈士铎言：“胎胞之脉，所以受物者也，暖则生物，冷则杀物，纵男精射入，安能茹之而不吐乎？”本案宫寒不孕，仿少腹逐瘀汤方义组药成方，服之以调经，经调才是孕育的先决条件。其从西医观点考虑，此方可能使输卵管畅通，畸形的子宫内一半竟得以改善，方能孕育。内在机制，耐人思索玩味。

（二）双阴道，双子宫不孕案

何某，女，32 岁，福安县某厂工人。1987 年 11 月 27 日初诊。结婚 7 年不孕，月经规律，身无不适，只脉沉细而已。

曾在 1985 年 10 月 15 日，于本院妇科做子宫输卵管碘油造影，诊为双阴道双子宫畸形，输卵管通畅。在 1986 年 8 月 23 日，做诊断性刮宫，病理报告（194667 号）：双子宫腔内膜均为分泌期。

平素腰痛，白带量多。证属脾肾不足，湿邪下注。拟温肾健脾，化湿止带。以五子衍宗汤合易黄汤化裁治之。处方：

大熟地 15g　　菟丝子 15g　　枸杞子 15g　　覆盆子 15g
黄芪 30g　　台党参 15g　　炒山药 30g　　芡实 20g
白果 10g　　盐黄柏 6g　　车前子 10g（包煎）

1986 年 12 月 18 日二诊。带下已无，腰痛已消，基础体温双相，可喜之兆。前方再进。

1987年3月31日三诊。仍未孕育。前方减芡实、白果、车前子、覆盆子、黄柏，加紫石英30g，当归15g，赤芍10g，白芍10g，枳壳10g，炙甘草6g。

于4月9日至14日服6剂，可在10日、12日、14日同床。并在10日加服针刺促其排卵。

1988年4月13日复诊。在4月9日妇科B超监测排卵检查：左侧子宫大小约4.5cm×4.4cm×3.3cm，左侧卵巢大小约2.1cm×1.7cm×1.6cm，最大滤泡直径1.1cm；右侧子宫大小约4.5cm×4.0cm×4.0cm，右侧卵巢大小约2.2cm×2.1cm×1.9cm，最大滤泡直径约1.6cm。考虑右侧较好，故嘱其同床用右侧阴道。另在10～12日连续针刺3次，今日体温上升0.3℃，再针1次，服药同上。

1988年5月3日复诊。月经应来未至，有早孕反应，妇科检查，证实早孕。

按：针灸有利于排卵，可使输卵管通畅，针灸能通达经脉，改善血液循环。其方法是：针子宫、足五里以调输卵管、卵巢功能；针中极、曲骨改善子宫内环境；针三阴交、足三里调和三阴之气血，鼓舞胃气；针八髎使子宫及输卵管血运良好，改善其功能。使针感达到小腹及阴道，其效方著。

（三）气血双亏，冲任虚损不孕案

商某，女，29岁，福州某公司干部。1987年11月27日初诊。婚后两年不孕。1986年4月经妇科检查发现左侧卵巢畸胎瘤一枚，曾做摘除术。术后情况良好。月经后期，一般30～47天一行。月经量少，行经1～3天，色暗不鲜。脉沉左细右弱，舌淡苔薄。证属气血双亏，冲任虚损。拟参芪四物汤合五子衍宗丸，以补益气血，调补冲任。处方：

炙黄芪 30g　台党参 15g　全当归 15g　大熟地 18g
赤芍 10g　白芍 10g　川芎片 10g　菟丝子 15g
女贞子 20g　枸杞子 20g　制首乌 10g　川续断 20g
淫羊藿 10g　炙甘草 6g

月经来潮后，每日 1 剂，连服 3 剂，经行后第 13 天开始，连服 6 剂。同时观测基础体温。

1988 年 4 月 11 日二诊。观测三个月经周期，基础体温第一个周期呈双相，但不明显；第二个周期呈单相，第三个周期呈典型双相。

1988 年 6 月 13 日三诊。经治疗，月经已属正常。现闭经 40 天，胃纳欠佳，基础体温高潮期已达 18 天。停药观察。

1988 年 12 月 21 日复诊。来院检查，B 超提示胎儿发育良好。

按：气能生血，血能化精，精血充足，冲脉通，太冲脉盛，月事以时下，故有子。

（四）多囊卵巢不孕案 1

何某，女，28 岁，某院医生。1988 年 4 月 6 日初诊。自述其母患右侧多囊卵巢，婚后 3 年不孕，经服中药治疗，以后才生 3 女。然姐妹 3 人均患右侧多囊卵巢。本人月经极不规律，长则一年半载，短则十天半月，经行少则 7 天，多则半月。经量多色暗质稀，夹杂血块，经期腹痛，时轻时重，月经来潮，阴道后壁触痛。末次月经 1 月 26 日，全身汗毛粗硬而长，以臀下腹部大腿为多，胡须粗黑。曾用克罗米芬治疗半年，月经仍未规律。脉沉细缓，舌胖淡有齿痕苔薄白。证属肾虚经乱。治宜补肾调经。处方：

人参 10g	大熟地 15g	生山药 30g	山萸肉 10g
菟丝子 15g	远志肉 10g	五味子 12g	制首乌 15g
全当归 15g	紫石英 25g	益母草 20g	紫丹参 15g
炙甘草 3g			

服药 1 个月之中，4 月 15 日月经来潮，基础体温单相，加用针灸，在 5 月 15 日月经再来，经行 4 天而净，血块不多，腹痛已轻，基础体温典型双相。6 月 12 日，月经来潮，基础体温又呈单相。由此推之，患者隔次排卵，月经来潮已趋规律。针药并用，以期孕育。

1988 年 11 月 23 日。月经当至未至，B 超已证实早孕。

按：多囊卵巢，中医学中无此病名，按其表明，则有经乱之名。《景岳全书》论述详尽。

（五）多囊卵巢不孕案 2

郝某，女，27 岁，连江县某乡干部。1988 年 6 月 1 日首次信诊咨询。自云婚后夫妇同居 3 年不孕。月经初潮在 15 岁，以后三五个月一行，血量多少不定，经行 3 ～ 7 天，经期、经后少腹憋胀，腰酸带稍多，每于劳累则加重。阴毛腋毛粗壮偏多，性欲亢进，每周 3 ～ 4 次以上。妇科检查：子宫稍小，左侧多囊卵巢。卵巢功能检查：雌激水平轻中高影响均有。输卵管通液检查：提示双侧输卵管通畅。间断做人工周期治疗 3 个疗程，用则经行，不用仍闭。

据上表现，证属阴虚火旺，兼气血不足。拟定坤丹加知柏地黄化裁治之。处方：

大熟地 20g	泽泻 10g	生山药 30g	云茯苓 10g
山萸肉 12g	粉丹皮 12g	盐柏 10g	知柏 10g
麦门冬 10g	枸杞子 20g	全当归 10g	川芎 10g
红花 10g	阿胶珠 12g	炙甘草 3g	延胡索 10g
赤芍 10g	白芍 10g	香附 8g	鸡血藤 15g
芡实 15g	生甘草 3g	三七 3g（冲服）	

经期服 3 剂，月经第 12 ～ 17 天连服 6 剂，按月用药。用药期间禁止房事。并测体温。

1988 年 7 月 27 日两次信诊咨询。按月用药，月经已趋规律，6 月 12 日、7 月 13 日月经来潮，唯基础体温不佳，前方减芡实、赤白芍，加仙茅 10g，柴石英 30g，可待机同床。

1989 年 3 月 1 日来信报喜，已孕 6 个月。

按：定坤丹乃妇科效药，有补气培肾，养血活血调经，固崩止带之效。余每用其成药效果亦非常好。

（六）输卵管闭塞不孕案

孙某，女，32 岁，闽侯县农民。1989 年 2 月 27 日初诊。婚后九年不孕。月经周期 26 ～ 28 天，经行 4 天，色黑有块，小腹牵扯样疼痛，经前烦躁易怒，乳房胀痛而硬，触之疼甚，白带不多，末次月经 2 月 9 日。

1988 年 5 月曾在北京某医院检查，诊刮病理报告：子宫内膜呈早期分泌变化；两次输卵管通液、通气检查，均为双侧输卵管闭塞不通。治之无效。再次在本院妇科检查，诊为右侧附件炎，原发性不孕症。B超检查：子宫大小约直径4.3cm；宫内光点回声尚均匀，内膜回声不清；左侧卵巢直径约2.2cm，右侧卵巢直径约2.5cm。提示子宫正常。

脉象沉弦，舌紫暗，边尖有瘀点。证属气滞血瘀，络脉不通。拟柴胡疏肝散合失笑散加味治之，以疏肝理气，活血化瘀。处方：

醋柴胡12g	炒枳壳15g	赤芍15g	白芍15g
制香附10g	川芎片10g	五灵脂10g	生蒲黄10g
菟丝子15g	枸杞子15g	女贞子15g	制首乌10g
蒲公英15g	紫石英15g	生甘草3g	炙甘草3g

每月经期连服3剂，月经第9～14天连服6剂。当基础体温升高两天后，改服首乌延寿丹，隔日1剂，服至经期。

制首乌10g	菟丝子10g	炒杜仲10g	川续断10g
女贞子10g	金银藤10g	生地黄10g	黑芝麻10g
旱莲草10g	阿胶珠10g	炒白术10g	炙甘草3g

1989年3月12日二诊。服药后，经前经期症状已无，身无不适，末次月经3月6日。

做输卵管造影（正位片1～2张），报告：子宫位置大小充盈大致正常，双侧输卵管过于细长弯曲，充盈不佳，密度不均，左侧通，右侧不通。

继服上药，加针灸治疗。

1989年3月16日三诊。B超监测排卵检查，左侧卵巢滤泡直径为2.0cm，右侧滤泡直径为1.2cm。因左侧输卵管通畅，今再针灸治疗5次。嘱其于五月中上旬除服药治疗外，可以同床。

1989年6月5日。来信言其经闭37天，晨起泛泛欲呕，经当地医生检查，考虑早孕。

按：本案为输卵管不通，针药并施，复查已有一侧通畅，然其过于细长弯曲，恐卵子输送、精子运行困难而发生宫外孕。经治疗后，孕育有望。

于6月20日B超证实，宫内孕。

十三、子宫内膜异位症不孕

正常情况下，子宫内膜覆盖在子宫体腔面，如某种原因，使子宫内膜在身体其他部位生长，即可成为子宫内膜异位症。

子宫内膜异位症与不孕症有密切关系，有人统计，此病造成不孕症的发生率约占30%～40%。原因不明的不孕症，行腹腔镜检查，发现20%～36%为子宫内膜异位症，此症患者不孕的机会几乎为正常人的20倍。子宫内膜异位症在组织学上虽属良性，但具有恶性肿瘤一样的增生和侵润、转移的特点。当有广泛的盆腔病变时，病人中卵巢的子宫内膜瘤、输卵管伞端、Douglas窝和卵巢的紧密粘连，可使组织严重受累，虽然输卵管仍然开放，这些机械性的异常能妨碍卵子的释放、拾起和运送。轻度或中度子宫内膜异位症没有疤痕时，生育力明显减少，若重度子宫内膜异位症又有疤痕时，其生育能力就可想而知了。虽言如此，引起子宫内膜异位症导致不育症的确切机制尚不十分明了。对本病的治疗，现代医学曾用过口服避孕药造成假孕的方法来治疗，虽然获得良好疗效，但对渴望生育者来说，就不太适用了。近年来，国外用丹那唑治疗此病，仍有些副作用。

中医学对本病的认识，尚无专论，在古代医籍中散在于痛经、经行吐衄、倒经、经前大便出血诸论中。其中仅痛经而言，即使少量病灶有时也会导致剧烈的痛经，使人达到难以忍受的程度。另外，还可引起性交疼痛、月经不调等。本病的病机，多责之肝、肺、肾之郁热、阴虚、气滞、血瘀等。治之之法，虽言辨证施治，实属棘手。仅经前便血，傅青主曾言："若止大肠之血，则愈止而愈多；若击动三焦之气，则更拂乱而不可止。"总之，要思求经旨，演其所知，辨证施治，方可病愈能孕。

肾虚血瘀，痛经不孕案

马某，女，25岁，宁德市某乡农民。1988年6月3日初诊。婚后两年不孕。一般月经周期为25～27天，经行56天，唯量多夹杂大量紫黑血块而下，经期腹痛难忍，尤以左侧痛甚。末次月经5月21日。脉象细涩，舌红苔黄。

5月31日曾在本院妇科检查：子宫正常大小，其左顶上方可触及2.5cm×2.5×cm×1.5cm大小结节，质硬、活动无压痛，右侧附件可触及鸽卵大小囊肿，无压痛，随即做B超检查：提示子宫肌瘤可能，右附件炎性包块，子宫内膜异位，输卵管卵巢囊肿。翌日又做腹腔镜检查，发现双侧卵巢肿大，左侧卵巢直径6cm，内侧有一约直径1.5cm紫蓝色结节；右侧卵巢直径约5cm，表面红色，其右侧输卵管伞端粘附在卵巢上，左侧输卵管伞端陷入膀胱子宫陷窝内。子宫未发现异常。诊断为子宫内膜异位症。

根据临床表现，先用血府逐瘀汤化其瘀血。处方：

赤芍 15g　　白芍 15g　　当归尾 15g　　桃仁泥 10g
草红花 10g　　大生地 10g　　川芎片 10g　　川牛膝 10g
益母草 15g　　制首乌 10g　　枸杞子 15g　　紫石英 30g
炒枳壳 15g　　炙黄芪 30g　　炙甘草 6g　　金银花 15g

山慈菇 15g　　条黄芩 10g

经期服 3 剂，第 10 日起再服 6 剂。外敷妇科万应膏于小腹、腰骶部。观察治疗。

1988 年 9 月 9 日。经调整 3 个周期，痛经明显好转，血块已不多见。基础体温双相不明显，改服衍宗优生汤，服法同前。处方：

赤芍 10g　　白芍 10g　　全当归 15g　　台党参 20g
生山药 15g　　山萸肉 10g　　菟丝子 15g　　枸杞子 15g
仙茅 10g　　淫羊藿 15g　　紫石英 30g　　炒枳壳 15g
王不留行 10g　　炙甘草 6g

1988 年 12 月 10 日。用上方调整 3 个周期，痛经消失，月经规律，基础体温近于正常两个月。宗前方再进。并于每月排卵期来院针刺 3 ～ 5 次。可待机同床。

1989 年 5 月 20 日。月经闭止两个月，B 超证实早孕。

按：本案血凝胞宫，冲任虚损，不去旧血，新血难生，故首选血府逐瘀汤化瘀浊。然基础体温单相，呈无排卵性月经，黄体功能极差。改服衍宗优生汤加针刺治疗半年，排卵性月经痛经已无，月经规律，排卵有时，待机合房，精血相感而有孕育。若从此治疗效果看，血府逐乃活血调经之良方，衍宗优生汤是排卵调经之要剂。